口腔科疾病

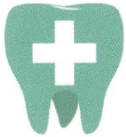 预防与诊断治疗

主 编 黄文博 等

河南大学出版社
HENAN UNIVERSITY PRESS

·郑州·

图书在版编目（CIP）数据

口腔科疾病预防与诊断治疗 / 黄文博等主编． -- 郑州：河南大学出版社，2021.5
ISBN 978-7-5649-4712-5

Ⅰ.①口… Ⅱ.①黄… Ⅲ.①口腔疾病 - 防治 - 高等学校 - 教材 Ⅳ.①R78

中国版本图书馆CIP数据核字（2021）第090614号

责任编辑：聂会佳
责任校对：张雪彩
封面设计：陈盛杰

出版发行：	河南大学出版社
	地址：郑州市郑东新区商务外环中华大厦2401号
	邮编：450046
	电话：0371-86059750（高等教育与职业教育出版分社）
	0371-86059701（营销部）
	网址：hupress.henu.edu.cn
印　刷：	广东虎彩云印刷有限公司
版　次：	2021年5月第1版
印　次：	2021年5月第1次印刷
开　本：	880 mm × 1230 mm　1/16
印　张：	11.5
字　数：	373千字
定　价：	70.00元

（本书如有质量问题，请与河南大学出版社营销部联系调换。）

编 委 会

主　编　黄文博　何凯辉　黄云惠　韩保迪
　　　　　金为旭　侯小丽　黄　擎　张清华

副主编　周　艳　连冰洁　李清泉　王　佳
　　　　　冯　云　叶丽君　吕瑾茹

编　委（按姓氏笔画排序）

　　　　王　佳　北京市垂杨柳医院
　　　　叶丽君　湖北医药学院附属襄阳市第一人民医院
　　　　冯　云　云南省第三人民医院
　　　　吕瑾茹　郑州人民医院
　　　　李清泉　郑州市第二人民医院
　　　　连冰洁　新疆医科大学第一附属医院（附属口腔医院）
　　　　何凯辉　佛山市妇幼保健院
　　　　宋　勇　南京鼓楼医院集团宿迁市人民医院
　　　　　　　　徐州医科大学附属宿迁医院
　　　　张清华　山西省人民医院
　　　　金为旭　香港大学深圳医院
　　　　周　艳　深圳市人民医院
　　　　　　　　（暨南大学第二临床医学院，南方科技大学第一附属医院）
　　　　侯小丽　中国人民解放军联勤保障部队第九八三医院
　　　　徐　戈　深圳大学总医院
　　　　黄　擎　合肥市第二人民医院
　　　　黄云惠　北京大学深圳医院
　　　　黄文博　南阳市中心医院
　　　　韩保迪　兰州大学第二医院

前 言

口腔疾病是人类常见病、多发病。尽管大部分口腔疾患在初始阶段并不引起人们的重视，然而临床处理不当亦可引起较为严重的后果，一方面给患者本人造成额外的伤害，另一方面给后续治疗带来很大困难。因此，对于此类疾病的早期防治非常重要。随着国家经济建设的迅速发展和人们生活水平的提高，人们对口腔保健的需求进一步增加，从而为口腔疾病的发展提供了良好的机遇。同时，口腔医学的发展尤为迅速，新理论、新概念、新知识、新技术、新方法、新材料不断地出现和引进，极大地丰富了口腔治疗学的内容。为适应口腔医学的快速发展，完善急剧增加的口腔诊断治疗学内容，满足口腔临床工作者的实际需求，编者们在总结了自身多年的临床工作经验的基础上，参阅了大量的国内外最新、最权威的文献资料，特编写了此书。

本书内容涵盖了临床常见口腔疾病的诊断与治疗，包括口腔医学的起源与发展、口腔颌面部解剖生理学、口腔功能、口腔疾病的常见症状、口腔颌面部检查、龋病、牙髓病、牙周疾病、口腔黏膜疾病、口腔颌面部损伤性疾病、口腔颌面部感染性疾病以及口腔颌面部肿瘤。全文内容丰富新颖、详略得当，集科学性、先进性、实用性于一身。不失为一部理论与临床实践结合紧密、内容全面丰富、可供各类口腔科医师阅读的参考书。

由于本书由多位专家参与编写，各个章节的衔接和写作风格可能会存在差异，加之医学更新速度太快，虽然在编写过程中力求尽善尽美，但疏漏与不足之处在所难免，恳请广大读者见谅，并给予批评指正，以便我们更好地总结经验，共同进步。

编 者
2021 年 5 月

目 录

第一章 口腔医学的起源与发展 1
　　第一节　国外口腔医学的起源和发展 1
　　第二节　中国口腔医学的起源和发展 4
　　第三节　对口腔健康认识观念的转变 6

第二章 口腔颌面部解剖生理学 8
　　第一节　口腔及颌面部的区域划分 8
　　第二节　口腔颌面部的解剖特点及临床意义 9
　　第三节　颌面部解剖 10
　　第四节　口腔解剖 18
　　第五节　𬌗与颌位 25

第三章 口腔功能 30
　　第一节　下颌运动 30
　　第二节　咀嚼功能 31
　　第三节　唾液功能 34

第四章 口腔疾病的常见症状 36
　　第一节　牙痛 36
　　第二节　牙龈出血 38
　　第三节　牙龈肿大 38
　　第四节　牙齿松动 40
　　第五节　开口困难 41
　　第六节　口干 43
　　第七节　口臭 44
　　第八节　面部疼痛 44

第五章 口腔颌面部检查 50
　　第一节　口腔颌面部常规检查 50
　　第二节　口腔颌面部特殊检查 54
　　第三节　口腔颌面部影像学检查 55
　　第四节　口腔颌面部其他检查方法 57

第六章 龋病 59
　　第一节　龋病病因 59
　　第二节　临床表现 64
　　第三节　临床分类 67
　　第四节　龋病诊断 70

第五节 龋病非手术治疗 74
第六节 充填修复治疗 75
第七节 深龋治疗 84

第七章 牙龈病 87
第一节 菌斑性龈炎 88
第二节 青春期龈炎 93
第三节 妊娠期龈炎 94
第四节 白血病龈病损 96
第五节 药物性牙龈肥大 98

第八章 牙周疾病 101
第一节 牙周疾病概述 101
第二节 白血病龈病损 113
第三节 慢性牙周炎 115
第四节 侵袭性牙周炎 117

第九章 口腔黏膜疾病 122
第一节 复发性阿弗他溃疡 122
第二节 口腔单纯性疱疹 127
第三节 口腔念珠菌病 129
第四节 口腔扁平苔藓 132

第十章 口腔颌面部损伤性疾病 134
第一节 口腔颌面部软组织损伤 134
第二节 牙和牙槽骨损伤 136
第三节 上颌骨骨折 138
第四节 下颌骨骨折 140
第五节 颧骨及颧弓骨折 144
第六节 全面部骨折 145

第十一章 口腔颌面部感染性疾病 147
第一节 面颈部淋巴结炎 147
第二节 智冠周围炎 148
第三节 面部疖痈 150
第四节 口腔颌面部间隙感染 152

第十二章 口腔颌面部肿瘤 160
第一节 口腔颌面部囊肿 160
第二节 颌骨良性肿瘤 166
第三节 血管瘤与脉管畸形 170
第四节 口腔颌面部软组织良性肿瘤及瘤样病变 174

参考文献 179

第一章 口腔医学的起源与发展

人类的进化历史，其实就是一部同各种疾病和伤痛进行斗争、促进健康、追求更加幸福生活的历史。在漫长的历史长河中，各种疾病和伤痛之于人类，一方面带来了沉重的打击，另外一方面却无形中激发了人类的探知欲望，从而不断促进各领域科学技术的发展，口腔医学的发展轨迹亦是如此。在野生动物世界中，牙齿的寿命是决定其寿命的最大因素。野生动物得不到医学进步的恩惠，在弱肉强食的世界里，失去牙齿就将导致失去生命。人与其他动物一样，也是靠食物来维持生命的，所以不难想象，这条法则在古代也是同样严峻存在的，因此，古代人牙齿的好坏，也将直接左右其生命长短。而现代人没有了牙齿，可以吃一些柔软的食物，维持生命是不存在问题的，所以没有多少人意识到，牙齿的健康与生命有着直接的关系。人的牙齿是在适应严峻的生存竞争过程中进化而来的，具有良好的功能，但恒牙丧失后不能再生，现在的人工牙齿也比不上自然牙齿，从这个角度来看，珍惜自生牙齿，无疑有益于生命质量的提高。

第一节 国外口腔医学的起源和发展

口腔医学的发展，从巫医不分的时代，经过对疾病的观察与治疗的实践，不断深入，而达到基于现代生物科学和理工科学的现代口腔医学时代。国外口腔医学发展经历了以下4个阶段。

一、牙匠阶段

随着人类的产生就出现了牙匠。早在公元前6000年，古埃及人已能将"人工牙"种植在人颌骨内。公元前2900年，埃及人首先委派专门的人治疗牙病。早在公元前21世纪，巴比伦人关于牙齿的解剖知识已经很丰富，已有牙列、牙龈、牙根、牙槽等专用名称。古巴比伦人重视漱口，对于牙痛主要是求神，但当时已有人用莨菪与乳香、龙胆、芦荟、薄荷、没药等治疗牙痛和口臭。

公元前2000年，在洪都拉斯发现的化石证明人类已开始使用黄金和宝石作为义齿植入颌骨。公元前1300年，希腊医生爱斯库拉皮厄斯（Aesculapius）首先考虑拔去腐蚀的牙齿。

意大利西北部的伊特拉斯坎人早在公元前700年就开始制作了部分义齿（假牙），牙齿是从死人的口腔里取下来，然后用金造箍条固定在镶牙者口中。而在公元前1000至公元前400年之间，意大利中部的艾秋斯肯创造了近似现代镶牙馆所掌握的牙冠、校牙技术，这缘于该地的首饰工业特别发达，所以他们才能有这种成就。

大约公元前6世纪，古印度医生家秒闻在其著作中有牙科病理篇（共16节），牙科治疗篇（22

节）。他将口腔疾病分为60余种，列举了类似坏血病、牙周膜炎、牙齿松动、牙痛、虫牙等疾病；在治疗方面，有泻血、洗口、刮刺、切开及拔牙等。公元前1世纪罗迦的著作中记载过口腔卫生的工具及使用方法，是将带有收敛和刺激性的木片咬成牙刷形，每天用其刷牙一两次，不伤牙龈，在当时已普遍应用。

公元前4世纪，希伯克拉底（Hippocrates，460—377年）就建议使用羊毛蘸蜂蜜清洁牙齿，然后用莳萝、八角、没药和白酒的混合液漱口。希伯克拉底还写下了有关钳子的第一部书面参考资料，它是最古老的牙科工具，用于拔牙，并最早论述了牙颌颅面畸形。罗马帝国时代，罗马上流社会很注意口腔卫生，普遍使用牙签。公元前，古希腊就使用人牙、动物牙、黄金等材料来做人的义齿。

公元1世纪，罗马医生塞尔苏斯（Celsus）教人用手指推以牙矫正错位牙，可被视为最原始的矫治技术。古代罗马的奴隶主为了牙齿的美观，常唐用一种特殊的工具来清洁口腔，所用工具为一根小的乳香木棒。在古代菲尼基的墓地中，曾发掘出一妇人装有义齿上颌骨，是用金属线将其他人的2个切牙结扎在其牙列上。公元200年，希腊医生Galen对口腔解剖进行分类，他描述了牙神经，并第一次提出牙髓是牙齿的感觉部分。

中世纪著名的阿拉伯医生阿维森纳（公元980—1037年）的名著《医典》中，已经精确记载了牙医解剖生理、使用镊子以及脱落剂拔牙、药物治疗等内容。

公元10世纪，阿拉伯医生阿尔布卡西斯（Albucasis，公元936年—1013年）第一次描述了自己发明的除去牙结石的工具。

在中世纪欧洲的将军掉了牙，于是杀掉奴隶把他的牙种在自己的牙槽骨上。在这个时期，极少有医学专家对口腔健康问题感兴趣，牙科疾病和治疗被隔绝于医学大门之外。尽管有些优秀的内、外科医生有时也替达官贵人看牙病，但在一般情况下，牙科治疗是由理发师和一些非医学人士（牙匠）完成的。

二、从牙匠向牙医学过渡阶段

这一阶段标志是1728年被誉为牙医之父的法国医生福夏尔（Pierre Fauehard，1678—1761年），积累了20多年的牙科治疗经验，出版了世界上第一本牙科专著《外科牙医学》，为口腔医学史上树立了里程碑。这本书详细地阐述了牙齿的解剖生理、胚胎、病理，列举了10三种牙病和口腔病的诊断治疗。他把牙医从外科中独立出来，成为一种独立的职业，并称之为牙外科医师（surgeon-dentist），奠定了近代牙医学的基础。这个时期治牙术开始向牙医学发展。

17世纪，在英国，牙刷是一种昂贵的新型生活用品。在欧洲，牙科是铁匠、理发师和沿街叫卖的小贩从事的附属职业；这种状态一直保持到19世纪末。1685年，Charles Allen出版了英国第一部牙科教科书The Operator for Teeth，1728年，Pierre Fauehard出版Les Chirurgien Dentiste ouTraite des Dent一书；Fauchard被认为是现代牙科学的先驱者。这本书是第一部比较全面的牙科教科书，它首次将牙科看做是一门科学和职业。1733年，伦敦的外科医生P. Dionis提倡每天刷牙，除去所有的食物残渣，但他并没有明确龋病和牙垢的关系。1790年，John Greenwood修改了一个纺纱轮，创造出了用脚作为动力的牙科钻。维也纳的J. J. J. Serre使用螺丝刀拔除牙残根，这项技术在50年后传到美国。1797年，Baltimore医学博士Thomas Bruff申请第一个美国牙科器械的专利，他称之为"垂直牙齿拔出器"，其实就是一个古代牙钳的改良。

三、近代牙医学的快速发展阶段

其标志是以美国Haydan和Harris于1840年在马里兰州创办了第一个牙科学院—巴尔的摩牙科学院（Baltimore College of Dental Surgery）。它教授牙科病理学，实践牙科学、治疗学和牙科解剖学。虽然很成功，但一些牙科医生抱怨其暴露了商业秘密。随着工业革命的开始，制糖业迅速发展，导致牙病的患病率急剧升高，出现了牙医供不应求的现象，世界各国都纷纷成立牙科学院或牙科系。当时的牙医学被称为血和树胶的时代，因为没有保存治疗的方法和条件，一般病牙只能拔除，而出血，拔除后的缺牙区只能以树胶填充，也就是拔牙和镶牙的时期，因而牙科也称为 mechanic surgery，牙科治疗称为 drill and filling surgery，牙科学位称为 DDS（doctor of dentist surgery）。

19世纪的牙科医学，有许多发明创造。1815年，New Orleans La 的 Levi Spear Parmly 提倡用蚕丝制的牙线清洁牙齿邻面，这是近代牙科史上提出使用牙线的第一人。1818年，巴黎的 Auguste Taveau 首次生产出银汞合金充填材料。1819年，Levi Spear Parmly 认为龋病是由嵌塞在牙缝内的食物残渣引起的。他的观点在注意力集中于拔牙和镶牙的时代是非常重要的。1839年，第一个国家级牙科协会—美国牙外科医师协会在纽约成立，促进了本专业的发展，它一直存在到1856年。1840年初，纽约的 John D. Chevalier 开始生产牙科设备，建立了第一个牙科设备供应公司。到19世纪末，大部分牙科医生自己生产使用的工具。1844年，M. L. Rein 建议使用牙刷和牙线进行有规律的口腔卫生维护。后来他建议雇用牙科护士协助牙科医生工作。1844年牙科医生 Wells 用笑气麻醉拔牙（Wells 医生在他的牙医同事为他拔牙时吸入了氧化亚氮），使吸入性麻醉第一次用于牙外科。1846年他的学生 Marton 用乙醚和氯仿麻醉拔牙，从此这2种麻醉药广泛应用于外科手术中。

1846年，以手为动力的牙钻第一次被用于治疗龋齿，并受到大多数牙医的欢迎，以脚为动力的牙钻逐渐被冷落。它类似一个旋紧发条的玩具，一直被应用到1890年。近代工业的发展给牙医学的发展创造了良好的条件。19世纪英国机械工业发达，于是有了脚踏牙钻车。

1859年，美国牙科协会在纽约州 Niagara Fall 成立。1864年，英国的 George Fellows Harrington 为第一个电动机驱动的牙钻申请专利。发动机在一个旋紧的发条驱动下，可以运转2分钟。它可以只用一只手操作，不同于以往的牙钻。1865年，第一套蒸气灭菌设备发明。尽管它在1900年后才被普遍使用，但这项技术的发明刺激了钢质器械的生产。1870年，第一台牙钻使用的电动机发明。虽然以现在的标准看来，它的速度很慢。1871年，依当时的牙科记录记载，金、锡、汞合金被用做牙齿充填材料。1884年，第一次在拔牙时注射可卡因进行局部麻醉。虽然这一方法很快被广泛采用，但牙科医生和内科医生因其毒性和成瘾性而颇有微词。19世纪90年代，一位居住在德国的美国牙医 Willoughby Miller 第一次描述了龋病的微生物基础。1896年，市场上开始出售管装牙膏。

1905年，普鲁卡因在德国合成。它比可卡因的毒性低，而且不具有成瘾性。1907年被引入美国使用。1921年，美国牙科助理员协会在纽约成立。1926年，合翼 X 射线胶片第一次被使用。1940年，第一支压缩空气驱动的牙钻申请专利，它的速度可达60 000转/分钟。但直到20世纪50年代，制造商们才制造出达到这一速度的产品。1945年，Grand Rapids, Mich 开始在饮用水中加氟，这是美国第一个向水源内投放氟化物的城市。1955年，Michael Buonoeore 发明白色复合树脂充填材料。

20世纪发明了电机，乃有了电动牙钻机。到了20世纪下半叶，使口腔医学最为改观的是高速涡轮牙钻机，它的速度达到30万～50万转/秒，提高了效率，也减轻了患者痛苦。

从1840年以后到20世纪中叶的一百多年间，奠定了现代牙医学的基本理论和生物学基础。到20世纪中叶，由于高分子材料的广泛应用，超速涡轮钻机的普及使用和全景 X 射线摄像的推广，使现代牙医学发展到高峰，牙医学作为一个独立的专业已为社会和医学各界广泛认可，可以说没有牙科的独立，就没有口腔医学发展的今天。

四、现代系统口腔医学的快速发展阶段

从20世纪下半叶至今，随着医学自然科学和生物学的发展，逐渐充实了口腔科学的内容，从仅仅医治牙病到治疗口腔疾病，包括黏膜病、关节病；从研究牙器官转变为研究口腔器官、口颌系统。所有这些非常自然地使牙医学向着口腔医学发展。20世纪中叶在苏联以及中国等一些国家将牙医学系正式更名为口腔系，口腔外科正式更名为颌面外科。口腔颌面部一些疾病包括肿瘤、整形、外伤等。在口腔生理学、病理学、免疫学、结构学、生物力学、材料学、激光技术、组织化学、生物医学工程，以及口腔疾病的防治方面，都得到前所未有的发展。

第二节 中国口腔医学的起源和发展

一、中国口腔医学的起源

中国传统医学源远流长，其中有关口腔医学的记载也很早。在公元前14世纪的甲骨文中，就开始出现了诸如"口疾""齿疾""舌疾"等一些口腔疾病的文字记载。公元前1100年，西周《礼记》："鸡初鸣，咸盥漱"，即漱口。公元前500年，汉墓《养生方》："朝夕啄齿不龋"；"鸡鸣时叩齿三十下，长行无齿虫，令人齿坚"；"叩齿百遍，咽唾三次，常数行之，用齿不痛"，即提倡"叩齿"。公元前400年，《黄帝内经》："齿长而垢"。公元25年，《金丹全书》："饮食之毒，积于齿缝"，应早晚洗刷漱口，且晚上比早上重要。唐初，孟洗《食疗本草》：多食砂糖有损牙齿。唐代，孙思邈《备急千金要方》："揩齿及叩齿百遍，为之不绝，不过五日，口齿即牢密"。公元900年，晚唐敦煌壁画有揩齿图。宋代苏东坡《东坡集》："浓茶漱口，烦腻即去"；宋代大文豪陆游，不仅是一位豪放诗人，而且还是一位医学爱好者。他记录了上百个民间药方，甚至写下了一些今天可以称之为"医诗"的作品，为我们留下了宝贵的医学史线索。中国有关义齿最早的记载就存留于陆游的《岁晚幽兴》中："卜冢治棺输我快，染须种牙笑人痴。"更可贵的是，他在诗后还加了自注："近闻有医以补堕齿为业者。"这告诉我们，至少在宋代，中国就有了镶牙技术，但用什么牙来做义齿，诗人并没留下任何线索。辽代，有骨柄植毛牙刷。17世纪，法国才出现马尾植毛牙刷（晚500年）。元代，赵孟《老态》："食肉先寻剔牙签"。元代，罗元益《卫生宝鉴》：提倡早晚刷牙2次。明代，李时珍《本草纲目》："柳枝去风消肿止痛，其嫩枝削为牙杖，剔牙甚妙"。明代，帝王们有楔状缺损，说明已有刷牙习惯。清初时医学分科仍袭元明之制，后来口齿与咽喉复合为一科。由于白喉、猩红热等传染病的流行，喉科得到迅速发展，同时也带动了口齿科的发展。喉科医籍中有许多丰富的口齿科内容，在对口齿病的病因病机的认识上也有其特点。

众所周知，"龋"是影响牙齿健康的重大元凶，"龋"齿不仅疼痛，而且还会引起其他疾病。早期中医应对"龋"齿的办法就是用榆皮、美桂等药物来充填牙齿。在汉墓出土的文献中，记载了这种我国最早的牙齿充填术。到了唐代，人们又发明了银汞合金的牙齿充填。但是，充填术毕竟还是代替不了终将缺损的牙齿。

在口腔医学领域内，我国古代有四大发明：①汉代张仲景（公元2世纪）所著《金匮要略》中记载有用雄黄治疗龋齿，雄黄即硫化砷。这是世界上最早记载用砷剂治疗龋齿的方法，比欧洲早1700年。②唐代苏敬等编撰的《唐本草》（公元659年）中即记载有用银膏补牙，而在欧洲从19世纪才开始使用。③辽代墓中已有植毛牙刷，宋代已有多篇文章讨论牙刷与口腔卫生，而在欧洲直到18世纪才开始使用。④宋代由王怀隐等编著的《太平圣惠方》与《圣济总录》中详细记载牙齿再植的方法，当时称"复安"，而在欧洲到19世纪才有这种手术。

二、中国现代口腔医学的发展

中国口腔医学真正大范围的发展，是从口腔医学专业队伍的建立开始的。近代学院式的口腔医学教育始于19世纪，第一个牙科医学院是1839年美国巴尔的摩牙医学院。我国最早的牙医学院是1917年成立的华西协和医科大学牙医学院，即现在的华西医科大学口腔医学院。值得一提的是，早在1907年，一位来自加拿大多伦多大学的医学生就怀着治病救人的热望扎根在中国。他为创建中国现代口腔医学奉献了全部心血，而他的故事却不为人们熟知，他就是中国现代口腔医学的先驱者之一——林则。1917年，他在华西协和大学赫斐院建立了牙科系，亲任系主任。这是中国第一个牙医学高等学府，对我国现代口腔医学教育产生了深远影响。

新中国成立后，随着科学技术的发展，口腔医学也得到迅速发展，在某些领域已步入国际先进行列，某些专业已接近和达到国际先进水平，并被国际组织和同行承认。

（一）口腔医学临床医疗和预防保健工作

在口腔疾病的防治方面，全国口腔保健网已有较普遍的布局。在各大中城市如北京、上海、南京、天津、西安、成都、重庆、广州等均有设备优良和治疗全面的口腔专科医院或牙病防治所，并设有病床收治口腔颌面外科各种疾病。县级以上的综合性医院也设立口腔专科，很多乡、区卫生院、城市街道医院都开设口腔科门诊为居民及学校学生进行牙病防治工作。在设备齐全的口腔医院，一般都采取分科治疗，下设口腔内科负责治疗龋病、牙髓病、牙周病、口腔黏膜病等；口腔颌面外科（包括美容整形外科）负责治疗口腔颌面部畸形、外伤、感染、肿瘤及颞下颌关节等疾病；口腔正畸科负责主治牙列畸形、错𬌗等；口腔修复科主治缺牙修复。有些口腔医院还开设小儿牙医科负责儿童口腔疾病的防治工作。

1. 口腔内科

在牙体和牙髓病治疗方面如牙髓塑化法治疗牙髓病及根尖周病。用自己设计和生产快速涡轮机做牙体各种同型的制备。在补牙材料的制造方面如高铜银汞合金、复合树脂、生物陶瓷等，已生产质量较高的系列产品，对牙体的美容修复起着重要作用。

在牙周病治疗方面，近年来对牙周手术疗法的改进，各种自体、异体骨制品的植入，各种生物陶瓷修复牙槽骨缺损；调𬌗及正畸等治疗均取得较好的疗效。

在口腔黏膜病的治疗方面，应用局部对症及全身免疫制剂，配合广谱抗生素，对口腔黏膜白色念珠菌感染的治疗；对口腔黏膜病与内科系统有关的综合征及特殊的感染等的综合治疗，均获得较好的疗效。

2. 口腔颌面外科

在口腔医学的分科中，口腔颌面外科发展最快。在北京、上海、成都、西安等地的口腔医院相继成立了口腔麻醉科，使口腔麻醉方法增加了新的内容，如激光穴位拔牙，经鼻腔盲目插管的"三头位"方法解决经鼻盲插的难点等。

在诊断口腔颌面部疾病方面，口腔放射学从单纯的放射诊断学逐渐发展为影像诊断学，如CT、磁共振较广泛应用于诊断颌面部肿瘤及颞下颌关节疾病。口腔介入放射学的发展将数字减影血管造影和一般血管造影技术及血管栓塞技术应用于诊断和治疗口腔颌面部肿瘤。

3. 口腔修复学及口腔正畸学

在口腔修复学中发展了口腔修复生物力学，使口腔修复方法和效果更具有恢复正常咀嚼功能和面容美观的效力。在口腔修复材料中，国产高分子黏结材料应用于儿童龋齿治疗、正畸附件的直接黏结等也有良好的效果。20世纪70年代，我国学者结合国情设计应用一些有效可摘矫治器如"环托式矫治器"固位力和支持力强，将可摘矫治器技术提高到新的水平。20世纪80年代初开始有国产的EB复合树脂、光固化树脂在临床广泛应用。此外，金属烤瓷材料、各类铸造合金材料的研制也取得了丰硕的成果。还引进了功能矫治器提高了疗效和应用范围，采用引进的方丝弓、细丝弓等高效能的固定矫治器并自行生产带环、托槽、釉质黏合剂及钛镍弓丝等器材，临床专业使用者已达60%~70%。传统的牙列不齐和错𬌗的矫治，目前已逐渐应用于成年人的正畸，与颌面正畸外科互相配合，对牙颌正畸矫治及青少年颞下颌关节功能紊乱综合征的治疗，取得了良好效果。

4. 儿童口腔医学

对学龄前儿童大量开展局部氟化物涂擦和窝沟封闭，并试用硅胶、中药制剂防龋。此外，用激光辐照封闭沟隙防龋也取得一定的效果。

5. 口腔预防保健

我国口腔预防保健有较快的发展，北京大学口腔学院研究所被任命为"世界卫生组织预防牙医学科研培训中心"，建立了我国口腔卫生工作与世界卫生组织的联系，与世界卫生组织提出的"2000年人人享有卫生保健"相呼应。该组织与世界卫生组织合作，培养了一批骨干，在建立适合中国国情的城乡口腔保健工作，发挥了积极作用。1983年，我国首次使用世界卫生组织标准在10余万名中小学生中进行全龋病、牙周病流行病学的抽样调查，为我国开展口腔疾病预防工作提供了参考资料。1989年，在北京举办了第二届世界预防口腔医学大会，同年成立了全国牙病防治指导组的顾问组，指导组已制订出2000

年我国口腔卫生保健的规划目标第三次修改稿。1989年9月由全国9个部委联合发起每年9月20日在全国开展"爱牙日"宣传活动。

(二)口腔基础医学科学研究

在基础医学科研方面，不断创造和引进先进技术和实验方法。在口腔生理学，病理学、免疫学、结构学、生物力学、材料学、路学、激光技术、组织化学、生物医学工程等学科中，都取得了许多有较高学术价值的成果，其中的些已达到或超过国际水平。

口腔医学研究所的设立，最早为华西医大口腔医学院于1958年经卫生部批准建立，下设17个研究室，在龋病和牙周病的病因研究取得显著成果。该院于1989年经卫生部批准建立"卫生部口腔生物医学工程重点实验室"，对国内外开放以加强和促进口腔医学研究的发展。此外，北京口腔医学院、西安第四军医大学口腔医学院、上海第二医科大学口腔医学院等也相继成立口腔医学研究所，招收培养硕士、博士研究生，进行各种高科技的专题研究。

我国口腔基础医学研究项目繁多，比较突出的成果在口腔解剖生理学方面，有对正常人面部各器官形态及其间距离的测量数据，有修复颌面部畸形的参考价值。

我国口腔医学的发展虽然已经取得巨大成就，但与世界先进水平相比，和我国的经济文化的发展相比，仍有相当大的差距。20世纪下半叶统计各国牙医人数与人口的比例，北美是1∶（100～1 000）；在美国和日本为1∶2 000，而在我国为1∶10万。目前，我国大部分口腔医学人才倾向到发展速度比较快的大城市就业，口腔医疗资源更是过于集中在上述区域，造成东西部发展不均衡。此外，如果按照每4 000人拥有一位口腔医生来计算，我国13亿人口应有32.5万名口腔医生，但截至2007年，我国大陆注册口腔职业医师数量仅为11.750 8万人，存在很大缺口。我国成年龋齿患者达50%，患牙周病者达80%以上，其患者数是惊人的。我国的口腔医学事业还有巨大的发展空间和潜力，迫切需要培养大批合格的口腔医学人才，同时应加强公立与民营口腔医疗机构的发展，注重社区口腔医疗服务建设，以解决大众对口腔疾病防治的需求。

第三节 对口腔健康认识观念的转变

随着社会经济的发展，人民生活水平的提高、科学技术的进步，对已进入现代文明社会的人，在身心健康、科学文化、思想道德的三大素质方面，也应有相应的要求，尤其是科学文化、思想观念要有新的提高。作为一个现代社会的文明人，在口腔预防保健方面，应该具备新的观念。

一、口腔健康是人类现代文明的重要标志之一

口腔健康状态是反映生命健康质量的一面镜子，世界卫生组织早已把口腔健康作为人体健康的十大标准之一。从社会意义上讲，它还是一个社会文明和进步程度的一种标志。在当今改革开放的社会里，人们之间的交往多，接触更频繁了，口腔健康、整齐洁白的牙齿是人的重要外表形象的一部分，客观上已成为人们的职业选择、配偶选择、工作选择的重要影响因素之一。健康、整齐、洁白的牙齿，既能体现人的自然美，也是讲究现代文明的重要标志。

二、健康的牙齿可以伴终身

在日常生活中，人们在形容一个已过事物时，往往会脱口而出地说："都老掉牙了，不行啦。"好像在人们生活经验中，已达到一致的共识，人老掉牙是必然现象。这的确是一个过时的旧观念，必须破除，应该建立"健康的牙齿可以伴终身"的新观念。随着现代口腔预防医学的发展，人们已可能有效地控制了龋齿、牙周疾病的发生、发展，使千百万人的齿龄与寿龄大致相等，八九十岁的老寿星，仍然可有一口健康的牙齿。因此，要相信科学，转变观念，重视自我口腔卫生保健，从现在做起，从儿童做起，健康的牙齿就能伴终身。

三、投资口腔健康

很长一个时期，对于与牙相关的口腔疾患是处于无可奈何、放任不治的时代，这个时代在当今不发达的地区还有残留。在口腔医学并不发达，经济水平处于发展转型时期，拔掉患牙代之以义齿修复也并不少见，甚至以破坏天然器官的治疗也不少见。随着社会经济的发展，人们生活水平的提高，当解决了温饱需求之后，人们会逐步提出更高层次的文化享受，在城镇较富裕的人群中，已普遍注意智力投资，舍得投资培养独生子女的智力。但是能主动向口腔健康投资还是少数人的行为。一般说来，人们多半是被动地等到有病时，才去求医，花钱治病。这样既花钱，痛苦又大。因此，应该提倡"无病寻医保健康"，主动进行健康投资，采取适当的预防措施，达到健齿、强身的目的。这样做完全符合我国国情、国策。我国卫生事业是政府实行一定福利政策的社会公益事业。卫生事业发展必须与国民经济和社会发展相协调，人民健康保障的福利水平必须与经济发展水平相应适应。政府对发展卫生事业负有重要责任。各级政府要努力增加卫生投入，广泛动员社会各方面筹集发展卫生事业的资金，公民个人也要逐步增加对自身医疗保健的投入。

随着文化和经济水平的提高、社会文明进步，一方面人们的口腔保健意识增强，老百姓看牙病的需求不断提高，从以前仅仅是口腔医疗的需要提升到口腔保健、口腔美容、口腔健康服务等深层次的需要，并充分认识到牙颌面器官的重要性，即尽力保存天然器官，不轻易拔牙，尤其对龋齿、牙髓病和牙周病，尽可能进行保留牙齿的保存治疗；另一方面国民收入增加，越来越多的人有一定的经济能力对自己的牙齿健康以及美观投资。当然，口腔医学发达阶段，是预防牙病使其根本不发生的时代，同时在"预防为主"的前提下，还兼顾容貌美观与功能并重，这也是本书的编写目的之一。

第二章 口腔颌面部解剖生理学

第一节 口腔及颌面部的区域划分

口腔颌面部是口腔与颌面部的统称。上起发际,下至下颌骨下缘或达舌骨水平,两侧至下颌支后缘或颞骨乳突之间的区域通常称为颜面部。以经过眉间点、鼻下点的两个水平线为界,可将颜面部分为三等分(图2-1),即上1/3、中1/3和下1/3。颜面部的中1/3和下1/3两部分组成颌面部,上1/3区域称为颅面部,即颌面部是以颌骨为主要骨性支撑的区域,而颅面部则是以颅骨(额骨)为主要骨性支撑的区域。现代口腔医学,尤其是口腔颌面外科学的研究已扩展到上至颅底、下至颈部的区域,但不涉及此区域内的眼、耳、鼻、咽等组织器官。

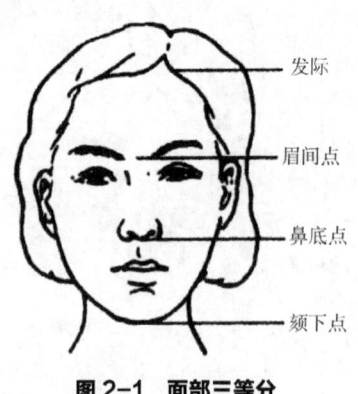

图2-1 面部三等分

口腔位于颌面部区域内,是指由牙齿、颌骨及唇、颊、腭、舌、口底、唾液腺等组织器官组成的多功能性器官。口腔为上消化道的起始端,其内牙齿的主要功能为咀嚼食物;唇的主要功能为吮吸;舌的主要功能为运送食物及辅助食物吞咽;唾液腺的功能则是分泌大量唾液,以润滑口腔黏膜和食物,并通过其中的淀粉酶对食物进行初步糖化作用。进食时,舌、颊、唇协调运动,将食物与唾液充分拌匀,送入上下牙间便于咀嚼,并通过咀嚼把食物研细、拌匀以利于吞咽。舌体上有多种感受器,其中味觉感受器可感受酸、甜、苦、辣、咸等味觉,其他感受器可分辨冷热、机械刺激等。唇、舌、牙、腭、颊的协调运动对完成发音和提高语言的清晰度起到很大作用;在鼻腔堵塞时,可通过口腔经咽喉进行呼吸。

口腔颌面部的解剖区域可分为颌面区、眶区、眶下区、颧面区、鼻区、唇区、颏区、颊区、腮腺咬肌区、颞区(图2-2)。

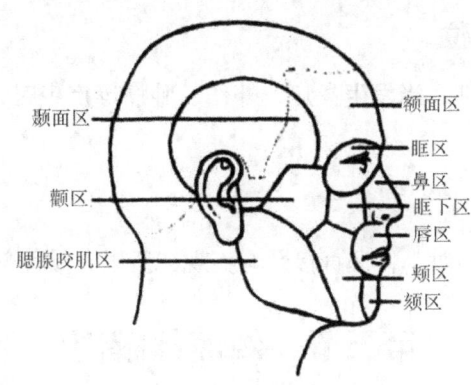

图 2-2 口腔颌面部解剖分区

第二节 口腔颌面部的解剖特点及临床意义

口腔颌面部部位的特殊性及其解剖特点赋予其特别的临床意义。

一、位置显露

口腔颌面部位置外露，容易受外伤，这是其缺点；但罹患疾病后，容易早期发现，获得及时治疗，则是其优点。

二、血供丰富

口腔颌面部血管丰富，使其组织器官具有较强的抗感染能力，外伤或手术后伤口愈合也较快；但因其血供丰富，组织疏松，受伤后出血多，局部组织肿胀明显。

三、解剖结构复杂

口腔颌面部解剖结构复杂，有面神经、三叉神经、唾液腺及其导管等组织和器官，这些组织和器官损伤后可能导致面瘫、麻木及涎瘘等并发症的发生。

四、自然皮肤皮纹

颌面部皮肤向不同方向形成自然的皮肤皱纹，简称皮纹（图 2-3）。皮纹的方向随年龄增加而有所变化。颌面部手术的切口设计应沿皮纹方向，并选择较隐蔽的区域做切口，使术后伤口愈合瘢痕相对不明显。

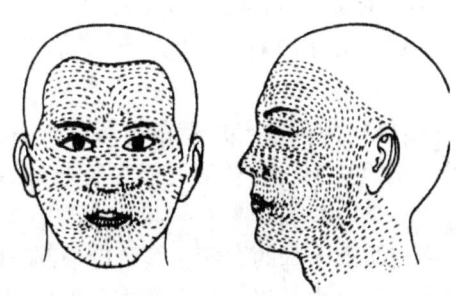

图 2-3 颌面部皮肤皱纹

五、颌面部疾患影响形态及功能

口腔颌面部常因先天性或后天性的疾患，如唇、腭裂或烧伤后瘢痕，导致颌面部形态异常，乃至颜面畸形和功能障碍。

六、疾患易波及毗邻部位

口腔颌面部与颅脑及咽喉毗邻，当发生炎症、外伤、肿瘤等疾患时，容易波及颅内和咽喉部，以及相邻的眼、耳、鼻等器官。

七、结构

由于颌面部结构复杂，面积相对小，又直接影响美观，所以，颌面部手术难度相对大。

第三节 颌面部解剖

一、颌骨

（一）上颌骨

上颌骨为面部中份最大的骨组织。由左右两侧形态结构对称、不规则的2块骨骼构成，并于腭中缝处连接成一体。上颌骨由一体、四突构成，其中一体即上颌骨体，四突即额突、颧突、牙槽突和腭突。上颌骨与鼻骨、额骨、筛骨、泪骨、犁骨、下鼻甲、颧骨、腭骨、蝶骨等邻近骨器官相接，构成眶底、鼻底和口腔顶部（图2-4，图2-5）。

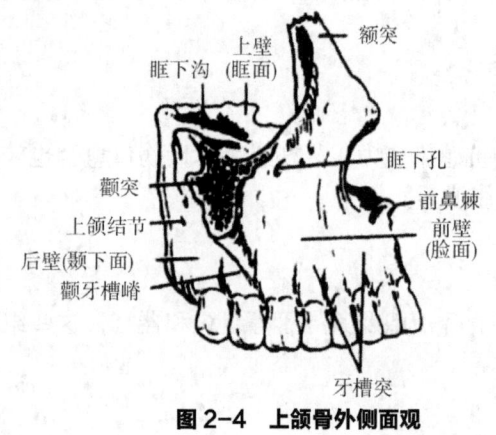

图2-4 上颌骨外侧面观

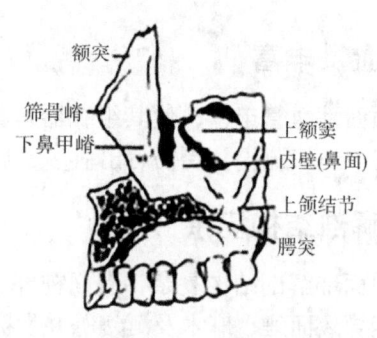

图2-5 上颌骨内侧面观

1. 上颌骨体

上颌骨体分为四壁一腔，为前、后、上、内四壁和上颌窦腔构成的形态不规则骨体。

前壁：又称脸面，上方以眶下缘与上壁（眼眶下壁）相接，在眶下缘中心下方0.6～1 cm处有眶下孔，眶下神经血管从此通过。在眶下孔下方有尖牙根向外隆起形成之骨突，称尖牙嵴。嵴的内侧、切牙的上方有一骨凹，称切牙凹；嵴的外侧、眶下孔下方有一深凹，称尖牙窝，此处骨质很薄，常经此凿骨进入上颌窦内施行手术。

后壁：又称颞下面，常以颧牙槽嵴作为前壁与后壁的分界线，其后方骨质微凸，呈结节状，称上颌结节。上颌结节上方有2～3个小骨孔，有上牙槽后神经血管通过。颧牙槽嵴和上颌结节是上牙槽后神经阻滞麻醉的重要标志。

上壁：又称眶面，呈三角形，构成眼眶下壁的大部，其后份中部有眶下沟，向前、内、下通眶下管，开口于眶下孔。上牙槽前、中神经由眶下管内分出，经上颌窦前外侧壁分布到前牙和前磨牙。

内壁：又称鼻面，参与构成鼻腔外侧壁，内有三角形的上颌窦裂孔，在中鼻道通向鼻腔。上颌窦裂孔后方有向前下方的沟与蝶骨翼突和腭骨垂直部相接，共同构成翼腭管。翼腭管长约3.1 cm，管内有腭降动脉和腭神经通过。临床上可以通过翼腭管施行上颌神经阻滞麻醉。

上颌窦：呈锥形空腔，底向内、尖向外伸入颧突，底部有上颌窦开口。上颌窦壁即骨体的四壁骨质皆薄，内面衬以上颌窦黏膜。上颌窦底与上颌后牙根尖紧密相连，有时仅隔以上颌窦黏膜，故当上颌前磨牙及磨牙根尖感染时，炎症易于穿破上颌窦黏膜，导致牙源性上颌窦炎；在拔除上颌前磨牙和磨牙断根时，应注意勿将断根推入上颌窦内。

2. 上颌骨突

上颌骨突包括额突、颧突、牙槽突和腭突。

额突：位于上颌骨体的内上方，与额骨、鼻骨、泪骨相连。

颧突：位于上颌骨体的外上方，与颧骨相连，向下至第一磨牙形成颧牙槽嵴。

牙槽突：位于上颌骨体的下方，与上颌窦前、后壁紧密相连，左右两侧在正中线相连形成弓形。每侧牙槽突上有7～8个牙槽窝容纳牙根。前牙及前磨牙区牙槽突的唇、颊侧骨板薄而多孔，有利于麻醉药物渗入骨松质内，达到局部浸润麻醉的目的。由于唇颊侧骨质疏松，拔牙时向唇颊侧方向用力摇动则阻力较小。

腭突：指在牙槽突内侧伸出的水平骨板，后份接腭骨的水平板，两侧在正中线相连组成硬腭，将鼻腔与口腔隔开。硬腭前份有切牙孔（腭前孔），有鼻腭神经血管通过。后份有腭大孔（腭后孔），有腭前神经血管通过。腭大孔后方还有1～2个腭小孔，腭中、后神经由此通过。

3. 上颌骨的解剖特点及其临床意义

支柱式结构及其临床意义：上颌骨与多数邻骨相连，且骨体中央为一空腔，因而形成支柱式结构。当遭受外力打击时，力量可通过多数邻骨传导分散，不致发生骨折；若打击力量过重，则上颌骨和邻骨均可发生骨折，甚至合并颅底骨折并导致颅脑损伤。由于上颌骨无强大肌肉附着，骨折后较少受到肌肉的牵引而移位，故骨折段的移位与所受外力的大小、方向有关。上颌骨骨质疏松，血运丰富，骨折后愈合较快，一旦骨折应及时复位，以免发生错位愈合。发生化脓性感染时，疏松的骨质有利于脓液穿破骨质而达到引流的目的，因此上颌骨较少发生颌骨骨髓炎。

解剖薄弱部位及其临床意义：上颌骨具有骨质疏密、厚薄不一，连接骨缝多，牙槽窝的深浅、大小不一致等特点，从而构成解剖结构上的一些薄弱环节或部位，这些薄弱环节是骨折常发生的部位。上颌骨的主要薄弱环节表现为三条薄弱线。①第一薄弱线：从梨状孔下部平行牙槽突底经上颌结节至蝶骨翼突。当骨折沿此薄弱线发生时称上颌骨Le Fort Ⅰ型骨折，骨折线称为上颌骨Le Fort Ⅰ型骨折线。②第二薄弱线：通过鼻骨、泪骨、颧骨下方至蝶骨翼突。当骨折沿此薄弱线发生时称上颌骨Le Fort Ⅱ型骨折，骨折线称为上颌骨Le Fort Ⅱ型骨折线。③第三薄弱线：通过鼻骨、泪骨、眶底、颧骨上方至蝶骨翼突。当骨折沿此薄弱线发生时称上颌骨Le Fort Ⅲ型骨折，骨折线称为上颌骨Le Fort Ⅲ型骨折线。

（二）下颌骨

下颌骨是颌面部唯一可以活动而且最坚实的骨骼，在正中线处两侧联合呈马蹄形，分为下颌体与下颌支两部分（图2-6，图2-7）。

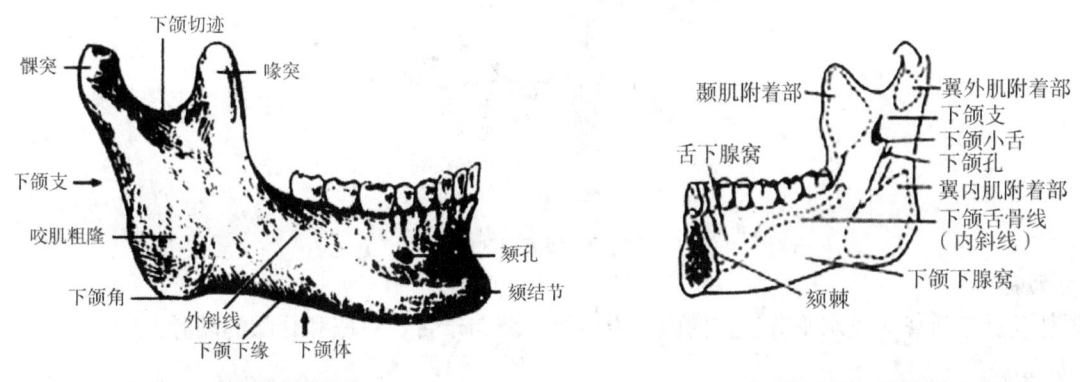

图2-6 下颌骨外侧面观　　　　　　图2-7 下颌骨内侧面观

1. 下颌体

下颌体分为上、下缘和内、外面，在两侧下颌体的正中处联合，外有颏结节，内有颏棘。下颌体上缘为牙槽骨，有牙槽窝容纳牙根。前牙区牙槽骨板较后牙区疏松，而后牙区颊侧牙槽骨板较舌侧厚。下颌体下缘骨质致密而厚，正中两旁稍内处有二腹肌窝，为二腹肌前腹起端附着处。下颌体外面相当于前磨牙区上、下缘之间，有颏孔开口向后上方，神经、血管经此穿出。自颏孔区向后上方与下颌支前缘相连续的线形突起称外斜线，有面部表情肌附着。下颌体内面从颏棘斜向上方的线形突起称下颌舌骨线，为下颌舌骨肌起端附着处，而颏棘上有颏舌肌和颏舌骨肌附着。在下颌舌骨线前上份有舌下腺窝，为舌下腺所在处；后下份有下颌下腺窝，为下颌下腺所在处。

2. 下颌支

下颌支为左右垂直部分，上方有2个骨突，前者称喙突，呈扁平三角形，有颞肌和咬肌附着；后者称髁突，与颞骨关节窝构成颞下颌关节。髁突是下颌骨的主要生长中心。髁突下方缩窄处称髁突颈，有翼外肌附着。两骨突之间的凹陷切迹称下颌切迹或乙状切迹，有咬肌血管、神经通过。乙状切迹为经颞下途径进行圆孔和卵圆孔注射麻醉的重要标志。下颌支外侧面较粗糙，有咬肌附着。内侧面中央有一呈漏斗状的骨孔，称下颌孔，为下牙槽神经、血管进入下颌管的入口；孔前内侧有一小的尖形骨突，称下颌小舌，为蝶下颌韧带附着之处。内侧面下份近下颌角区骨面粗糙，有翼内肌附着。下颌角是下颌支后缘与下缘相交的部分，有茎突下颌韧带附着。

3. 下颌骨的解剖特点及其临床意义

（1）解剖薄弱部位 下颌骨的髁突颈、正中联合、颏孔区、下颌角等为下颌骨的骨质薄弱部位，当遭遇外力时，这些部位常发生骨折。

（2）血液供应较差且骨皮质致密 下颌骨的血液供应较上颌骨差，且周围有强大致密的肌肉和筋膜包绕，当炎症化脓时不易得到引流，所以骨髓炎的发生较上颌骨为多。下颌骨骨折愈合较上颌骨骨折愈合慢。

二、血管

（一）动脉

颌面部血液供应特别丰富，主要来自颈外动脉的分支，有舌动脉、面动脉、上颌动脉和颞浅动脉等（图2-8）。各分支间和两侧动脉间均通过末梢血管网而彼此吻合，故伤后出血多。压迫止血时，必须压迫供应动脉的近心端，才能起到暂时止血的作用。

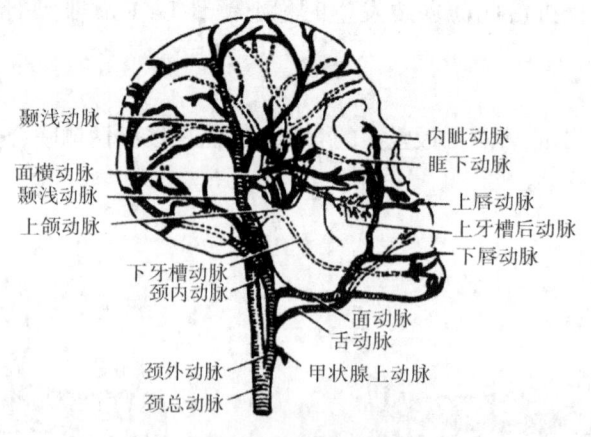

图2-8 颌面部动脉

1. 舌动脉

自颈外动脉平舌骨大角水平分出，向内上方走行，分布于舌、口底和牙龈的动脉。

2. 面动脉

面动脉又称颌外动脉，为面部软组织的主要动脉。在舌动脉稍上方，自颈外动脉分出，向内上方走行，然后绕下颌下腺体及下颌下缘，由咬肌前缘向内前方走行，分布于唇、颏、颊和内眦等部面颊部软组织。出血时，可于咬肌前缘下颌骨下缘压迫此血管止血。

3. 上颌动脉

上颌动脉位置较深，位于下颌骨髁突颈部内侧。自颈外动脉分出，向内前方走行至颞下窝，分布于上、下颌骨和咀嚼肌。

4. 颞浅动脉

颞浅动脉为颈外动脉的终末支，在腮腺组织内分出面横动脉，分布于耳前部、颧部和颊部。颞浅动脉分布于额、颞部头皮，在颧弓上方皮下可扪及动脉搏动，可在此压迫动脉止血。颌面部恶性肿瘤需动脉内灌注化疗药物时，可经此动脉逆行插管进行治疗。

（二）静脉

颌面部静脉系统较复杂且有变异，常分为深、浅两个静脉网。浅静脉网由面静脉和下颌后静脉组成，深静脉网主要为翼静脉丛面部静脉的特点是静脉瓣较少，当肌收缩或受挤压时，易使血液倒流。故颌面部的感染，特别是由鼻根至两侧口角三角区的感染，若处理不当，易逆行传入颅内，引起海绵窦血栓性静脉炎等严重并发症（图2-9）。

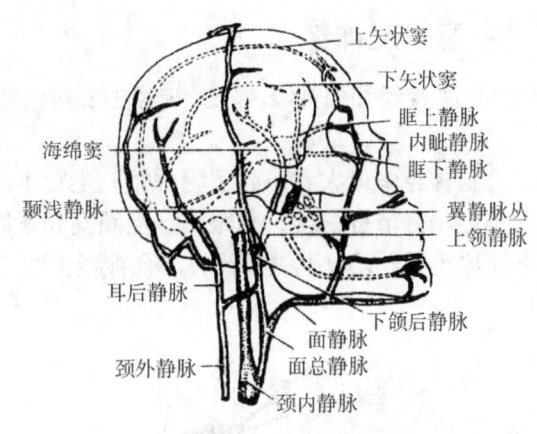

图2-9 颌面部静脉

1. 面静脉

面静脉又称面前静脉，起于额静脉和眶上静脉汇成的内眦静脉，沿鼻旁口角外到咬肌前下角，在颊部有面深静脉与翼静脉丛相通；由咬肌前下角向下穿颈深筋膜，越下颌下腺浅面，在下颌角附近与下颌后静脉前支汇成面总静脉，横过颈外动脉浅面，最后汇入颈内静脉面静脉可经内眦静脉和翼静脉丛通向颅内海绵窦。

2. 下颌后静脉

下颌后静脉又称面后静脉，由颞浅静脉和上颌静脉汇合而成，沿颈外动脉外侧方，向下走行至下颌角平面，分为前、后两支。前支与面静脉汇合成面总静脉；后支与耳后静脉汇合成颈外静脉。颈外静脉在胸锁乳突肌浅面下行，在锁骨上凹处穿入深面，汇入锁骨下静脉。

3. 翼静脉丛

翼静脉丛位于颞下窝，大部分在翼外肌的浅面，少部分在颞肌和翼内、外肌之间。在行上颌结节麻醉时，有时可刺破形成血肿。它收纳颌骨、咀嚼肌、鼻内和腮腺等处的静脉血液，经上颌静脉汇入下颌后静脉。翼静脉丛可通过卵圆孔和破裂孔等与海绵窦相通。

三、淋巴组织

颌面部的淋巴组织极其丰富，淋巴管成网状结构，收纳淋巴液，汇入淋巴结，构成颌面部的重要防御系统。正常情况下，淋巴结小而柔软，不易扪及，当炎症或肿瘤转移时，相应淋巴结就会发生肿大，故有重要临床意义。

颌面部常见且较重要的淋巴结有腮腺淋巴结、颌上淋巴结、下颌下淋巴结、颏下淋巴结和位于颈部的颈浅和颈深淋巴结（图2-10）。

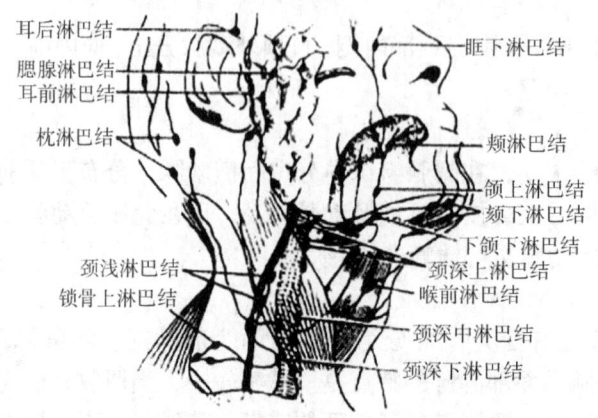

图 2-10 颌面部淋巴分布

四、神经口腔颌面部的主要支配神经

口腔颌面部的主要支配神经是三叉神经和面神经。三叉神经主要司感觉，面神经主要司运动。

（一）三叉神经

三叉神经是第 5 对脑神经，为脑神经中最大者，起于脑桥嵴，主管颌面部的感觉和咀嚼肌的运动。其感觉神经根较大，自颅内三叉神经半月节分三支，即眼支、上颌支和下颌支出颅；运动神经根较小，在感觉根的下方横过神经节与下颌神经混合，故下颌神经属混合神经（图 2-11）。

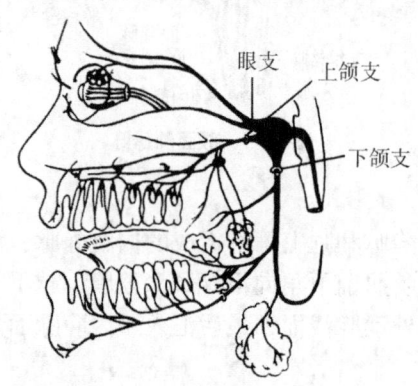

图 2-11 三叉神经及主要分支

（1）眼神经由眶上裂出颅，分布于眼球和额部。

（2）上颌神经由圆孔出颅，向前越过翼腭窝达眶下裂，再经眶下沟入眶下管，最后出眶下孔分为睑、鼻、唇三个末支，分布于下睑、鼻侧和上唇的皮肤和黏膜。

蝶腭神经及蝶腭神经节：上颌神经在翼腭窝内分出小支进入蝶腭神经节，再由此节发出 4 个分支。①鼻腭神经：穿过蝶腭孔进入鼻腔，沿鼻中隔向前下方进入切牙管，自口内切牙孔穿出，分布于两侧上颌切牙、尖牙唇侧的黏骨膜和牙龈，并与腭前神经在尖牙腭侧交叉。②腭前神经：为最大的一个分支，经翼腭管下降出腭大孔，在腭部向前分布于磨牙、前磨牙区的黏骨膜和牙龈，并与鼻腭神经在尖牙区交叉。③腭中神经和腭后神经：经翼腭管下降出腭小孔，分布于软腭、腭垂和扁桃体。

上牙槽神经：为上颌神经的分支，根据其走行及部位分为上牙槽前、中、后神经。①上牙槽后神经：上颌神经由翼腭窝前行，在近上颌结节后壁处发出数小支，有的分布于上颌磨牙颊侧黏膜及牙根；有的进入上颌结节牙槽孔，在上颌骨体内沿上颌窦后壁下行，分布于上颌窦黏膜、上颌第二磨牙，并在上颌第一磨牙颊侧近中根与上牙槽中神经交叉。②上牙槽中神经：在上颌神经刚入眶下管处发出，沿上颌窦外侧壁下行，分布于上颌前磨牙、第一磨牙颊侧近中根及牙槽骨、颊侧牙龈和上颌窦黏膜，并与上牙槽前、后神经交叉。③上牙槽前神经：由眶下神经出眶下孔之前发出，沿上颌窦前壁进入牙槽骨，分布于上颌切牙、尖牙、牙槽骨和唇侧牙龈，并与上牙槽中神经和对侧上牙槽前神经交叉。

（3）下颌神经：为颅内三叉神经半月节发出的最大分支，属混合神经，含有感觉和运动神经纤维。下颌神经自卵圆孔出颅后，在颞下窝分为前、后两股。前股较小，除颊神经为感觉神经外，其余均为支配咀嚼肌运动的神经；后股较大，主要为感觉神经，有耳颞神经、下牙槽神经和舌神经。与口腔颌面部麻醉密切相关的分支有以下3支。

下牙槽神经：自下颌神经后股发出，居翼外肌深面，循蝶下颌韧带与下颌支之间下行，由下颌孔进入下颌管，发出细小分支至同侧下颌全部牙和牙槽骨，并在中线与对侧下牙槽神经交叉。下牙槽神经在下颌管内相当于前磨牙区发出分支，出颏孔后称为颏神经，分布于第二前磨牙前面的牙龈、下唇、颊黏膜和皮肤，在下唇和颏部正中与对侧颏神经分支相交叉。

舌神经：自下颌神经后股发出，在翼内肌与下颌支之间循下牙槽神经前内方下行，达下颌第三磨牙骨板的右侧，进入口底向前，分布于舌前2/3、下颌舌侧牙龈和口底黏膜。

颊神经：为下颌神经前股分支中唯一的感觉神经，经翼外肌二头之间，沿下颌支前缘顺颞肌腱纤维向下，平下颌第三磨牙𬌗面穿出颞肌鞘，分布于下颌磨牙颊侧牙龈、颊部后份黏膜和皮肤。

以上神经分支在翼下颌间隙内，颊神经位于前外侧，舌神经居中，下牙槽神经居后。

（二）面神经

面神经为第7对脑神经，主要是运动神经，伴有味觉和分泌神经纤维。面神经出茎乳孔后，进入腮腺内分为五支，即颞支、颧支、颊支、下颌缘支和颈支，这些分支支配面部表情肌的活动。面神经损伤可能导致眼睑闭合不全、口角偏斜等面部畸形。

面神经总干进入腮腺实质内，在腮腺深、浅两叶之间前行经颈外动脉和下颌后静脉外侧，行走1~1.5 cm后分叉。面神经主干的分叉形式多样，每个人的分支也不完全相同。面神经分支及终支间的吻合情况可归为八种（图2-12）。根据国人统计资料，主干分叉类型可分为两干、三干、四干、五干及干线型。其中两干型多见，占80%；三干型占12%；四干型占5%；干线型占2%；五干型最少，占1%。

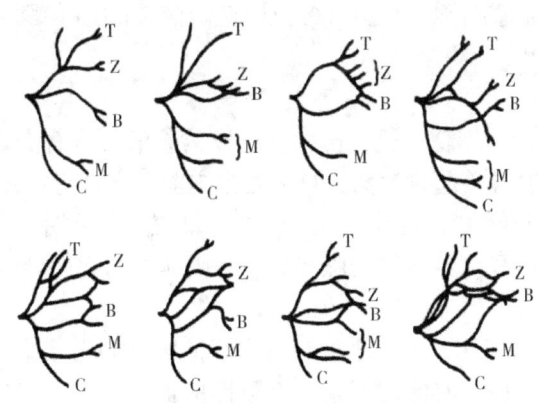

T：颞支。Z：颧支。B：颊支。M：下颌缘支。C：颈支

图2-12 面神经八种分支类型

1. 颞支

颞支出腮腺上缘，越过颧弓向上，主要分布于额肌。

2. 颧支

颧支由腮腺前上缘穿出后，越过颧骨，主要分布于上、下眼轮匝肌。当其受损后，可出现眼睑不能闭合。

3. 颊支

颊支自腮腺前缘、腮腺导管上下穿出，可有上、下颊支，主要分布于颊肌、提上唇肌、笑肌和口轮匝肌等。当其受损后，鼻唇沟变得平坦，且不能鼓腮。

4. 下颌缘支

下颌缘支由腮腺前下方穿出，像下前行于颈阔肌深面。在下颌角处位置较低，然后向上前行，越过面动脉和面静脉像前上方，分布于下唇诸肌。当其受损后，可出现该侧下唇瘫痪，表现为口角歪斜。

5. 颈支

颈支由腮腺下缘穿出，分布于颈阔肌。

五、唾液腺

口腔颌面部的唾液腺组织由左右对称的三对大唾液腺，即腮腺、下颌下腺和舌下腺以及遍布于唇、颊、腭、舌等处黏膜下的小黏液腺构成，各有导管开口于口腔。唾液腺分泌的唾液为无色、黏稠的液体，具有润湿口腔、软化食物的作用。

（一）腮腺

腮腺是三对大唾液腺中最大的一对唾液腺，位于两侧耳垂前下方和下颌后窝内，其分泌液主要为浆液。腮腺外形成楔状，浅面为皮肤及皮下脂肪覆盖；深面与咬肌、下颌支及咽侧壁相邻；后面紧贴胸锁乳突肌、茎突和二腹肌后腹；上极达颧弓，居外耳道和颞下颌关节之间；下极达下颌角下缘。

腮腺实质内有面神经分支穿过，在面神经浅面的腮腺组织称浅部（叶），位于耳前下方咬肌浅面；在神经深面者称深部（叶），可经下颌后窝突向咽旁间隙。

腮腺被致密的腮腺咬肌筋膜包裹，并被来自颈深筋膜浅层的腮腺鞘分成小叶，筋膜鞘在上方和深面咽旁区多不完整。由于这些解剖特点，脓肿易穿破并向筋膜薄弱的区域扩散。故当腮腺感染化脓时，脓肿多分散，且疼痛较剧烈。

腮腺导管由腮腺浅叶前缘发出，在颧弓下约 1.5 cm 处穿出腮腺鞘。导管在腮腺咬肌筋膜浅面向前走行，与颧弓平行，其上方有面神经上颊支和面横动脉，下方有面神经下颊支伴行，故腮腺导管常用来作为寻找面神经颊支的解剖标志。导管横过咬肌外侧后在咬肌前缘几乎以直角转向内，绕过颊脂垫穿颊肌，约成 45°角向前，在颊肌与颊黏膜之间走行一段后，开口于上颌第二磨牙牙冠颊面相对应的颊黏膜上。导管口处的黏膜隆起，称为腮腺乳头。开口部位的导管是最狭窄处，导管穿过颊肌的部位也较狭窄，故易有结石潴留。手术时可以从腮腺导管口注入 1%亚甲蓝溶液 2 mL，使腮腺组织染成蓝色，以便腮腺组织与面神经及其四周组织相区别。

（二）下颌下腺

下颌下腺位于下颌下三角内，形似核桃，分泌液主要为浆液，含有少量黏液。下颌下腺深层延长部经下颌舌骨肌后缘进入口内，其导管起自深面，自下后方向前上方走行，开口于舌系带两旁的舌下肉阜。管长而弯曲，唾液在导管中运行缓慢。同时，由于导管开口较大，牙垢或异物容易进入导管，常成为钙盐沉积的中心。因此，下颌下腺导管结石较腮腺多见，常因涎石堵塞而导致下颌下腺炎症。

（三）舌下腺

舌下腺位于口底舌下舌系带两侧，为最小的一对大唾液腺。分泌液主要为黏液，含有少量浆液。其小导管甚多，有的直接开口于口底，有的与下颌下腺导管相通。

六、蜂窝组织间隙极其连通

口腔颌面颈部蜂窝组织间隙系指位于筋膜间、筋膜与肌肉间、肌肉与骨膜间以及骨膜与骨膜之间的潜在间隙。各间隙均为蜂窝组织所充满，并有血管、神经等穿行，某些间隙还含有唾液腺及淋巴结。蜂窝组织伴随血管神经束从一个间隙进入另一个间隙，使相邻的间隙彼此连通。间隙感染时，可局限于一个间隙，也可循上述途径破坏邻近的组织，由近及远波及一个或数个间隙，有时还可向下侵及纵隔，甚至向上进入颅内。因此，了解口腔颌面颈部蜂窝组织间隙的部位、内容及其互相连通的关系，是正确诊断和治疗间隙感染的基础。

（一）眶下间隙

眶下间隙位于眼眶前部的下方，上界眶下缘，下界上颌骨牙槽突，内界鼻侧缘，外以颧大肌为界。

以尖牙窝为中心的上颌骨前壁形成眶下间隙的底,浅面有面部表情肌覆盖。该间隙内有蜂窝组织及出入眶下孔的眶下神经、血管,有时还有眶下淋巴结。

眶下间隙邻近上颌前牙和前磨牙、鼻侧部及上唇,上述部位的化脓性炎症可侵及眶下间隙。该间隙向后通颊间隙,并有面静脉及面动脉经过,面静脉连接内眦静脉,经眼静脉与海绵窦相通,炎症可循此蔓延。

(二)颊间隙

颊间隙位于颊肌与咬肌之间,略呈倒立的锥形,前界咬肌前缘,后界下颌支前缘及颞肌前缘。间隙内有颊神经、颊动脉、面深静脉及脂肪组织。颊间隙与翼颌间隙、咬肌间隙、眶下间隙、颞下间隙及颞间隙等处的脂肪组织相连,成为感染相互扩散的途径。颊间隙与磨牙邻近,磨牙根尖的炎症可侵入颊间隙。

(三)咬肌间隙

咬肌间隙又称咬肌下间隙或咬肌下颌间隙,位于咬肌与下颌支之间,前邻磨牙后区,后界腮腺。此间隙感染多来自下颌第三磨牙冠周炎。咬肌间隙与翼颌、颊、颞及颞下诸间隙相连通。

(四)翼颌间隙

翼颌间隙又称翼下颌间隙,位于下颌支与翼内肌之间。前为颞肌及颊肌,借颊肌与口腔分隔,后为腮腺,上界翼外肌下缘,下以翼内肌附着于下颌支处。该间隙的额切面呈一底朝上、尖向下的三角形。间隙内主要有舌神经、下牙槽神经及下牙槽动、静脉通过。间隙内的蜂窝组织向上与颞下间隙及颞间隙连通,向前通颊间隙,向下与舌下、下颌下间隙相通,向后与咽旁间隙连通,向外通咬肌间隙。翼颌间隙还可经颅底血管神经通入颅内。

(五)颞下间隙

颞下间隙位于翼颌间隙的上方。前界上颌骨的后面,后界腮腺深叶,内界蝶骨翼外板,外界下颌支上份及颧弓,上界蝶骨大翼的颞下面和颞下嵴,下以翼外肌下缘平面为界。此间隙在解剖上有两个特点。

1. 颞下间隙处于颌面深部诸间隙的中央。

2. 间隙中有翼丛、上颌动脉及其分支和上、下颌神经的分支通过。间隙中的蜂窝组织伴随上述血管神经伸入邻近诸间隙,使颞下间隙与颞间隙、翼颌间隙、颊间隙、翼腭间隙及咽旁间隙相通,并借眶下裂与眶内、经卵圆孔和棘孔与颅腔连通,借翼丛与海绵窦相通。因此颞下间隙的感染很少单独存在,常与相邻间隙的感染同时存在。

(六)颞间隙

颞间隙位于颞区,借颧弓和颞下嵴的平面与颞下间隙分界。颞间隙可分为两部,即颞浅间隙和颞深间隙。颞浅间隙位于颞深筋膜与颞肌之间,颞深间隙位于颞肌与颞窝之间。

颞间隙的解剖结构特点为:①颞深筋膜致密;②颞肌坚厚;③颞窝骨质以颞鳞处最薄,其内、外骨板间之板障很少。因此,颞部脓肿形成后难以自行穿破,脓液积存于颞鳞表面过久,压迫骨皮质,使其坏死,发生骨髓炎,感染由此可直接向颅内或通过邻近脑膜的血管蔓延,导致脑膜炎、脑脓肿等并发症。颞间隙与颊、咬肌、翼颌及颞下诸间隙相通。

(七)腮腺间隙

腮腺间隙位于腮腺鞘内,该间隙为腮腺及通行于腺体内的血管、神经及淋巴结所充满。腮腺间隙内侧面未封闭,直接通咽旁前间隙和翼颌间隙。

(八)咽旁间隙

咽旁间隙又称咽侧间隙、翼咽或咽翼间隙等。它位于翼内肌、腮腺深叶与咽侧壁之间,呈倒立的锥体形,上达颅底,下至舌骨平面。前界翼下颌韧带,后界椎前筋膜的外侧份。舌骨舌肌将它与下颌下腺及其鞘分开。咽旁间隙由茎突及茎突诸肌分为前后两部:前部称咽旁前间隙(或称茎突前间隙),后部称咽旁后间隙(或称茎突后间隙)。

1. 咽旁前间隙

咽旁前间隙较小,内含蜂窝组织,隔咽上缩肌与腭扁桃体相邻。腭扁桃体周围脓肿可向外直接穿破咽侧壁,进入咽旁前间隙。

2. 咽旁后间隙

咽旁后间隙较大，内有颈内动、静脉及Ⅸ~Ⅻ对脑神经和颈深上淋巴结，手术时应避免伤及上述重要血管、神经。

咽旁间隙与翼颌、颞下、舌下、下颌下、腮腺和咽后诸间隙相通，血管、神经束上通颅内，下经内脏旁间隙等连通纵隔，成为炎症蔓延的途径。

（九）翼腭间隙

翼腭间隙又称翼腭窝，位于眶尖的下方，颞下窝的内侧，为一伸长的三角形间隙。前界上颌骨体，后界蝶骨翼突，上为蝶骨大翼，内以腭骨垂直板为界。翼腭间隙内主要有上颌神经、蝶腭神经节、上颌动脉的第三段及其分支。翼腭间隙向前经眶下裂通眼眶，向内经蝶腭孔通鼻腔，向外经翼上颌裂连通颞下间隙，向下经翼腭管通口腔，向后上经圆孔通颅腔。

（十）舌下间隙

舌下间隙呈马蹄铁形，上界口底黏膜，下界下颌舌骨肌及舌骨舌肌，前外侧为下颌舌骨线以上的下颌骨体内侧面骨壁，后界止于舌根。舌下间隙被颏舌肌及颏舌骨肌平分为左右对称的两部分，二者在舌系带深面相交通。舌下间隙内有舌下腺、下颌下腺深部及其导管、舌神经、舌下神经及舌下动静脉等。舌下间隙向后通下颌下间隙及颏舌肌间间隙，往后上通翼颌间隙，向后内通咽旁间隙。由于下颌前牙及第一前磨牙的根尖位于下颌舌骨线的上方，因此，上述诸牙的牙源性感染若破坏了下颌骨的舌侧骨板，则进入舌下间隙。

（十一）舌深部间隙

舌深部间隙指位于舌根部舌外肌之间的间隙，包括颏舌肌间间隙和颏舌肌-舌骨舌肌间间隙。

1. 颏舌肌间间隙

颏舌肌间间隙位于左右颏舌肌之间。该间隙正中矢状剖面呈扇形，额状剖面呈长条形，内含蜂窝组织。该间隙上界舌中隔，下界颏舌骨肌，向前通舌下间隙。

2. 颏舌肌-舌骨舌肌间间隙

该间隙位于颏舌肌与舌骨舌肌之间，左右各一，间隙内除蜂窝组织外，还有舌动脉通行。该间隙向前通舌下间隙。

第四节 口腔解剖

口腔前壁为唇，经口裂通向外界，后方为口咽。牙槽骨及上下牙列将口腔分为两部分：牙列与唇、颊之间为口腔前庭，牙列以内为固有口腔。

一、口腔前庭

口腔前庭为位于唇、颊与牙列、牙龈及牙槽骨、牙弓之间的蹄铁形潜在腔隙，在张口时和固有口腔相通；在上下牙咬紧时，通过在其后部经翼下颌皱襞与最后磨牙远中面之间的空隙与固有口腔相通。口唇与颊部内面都衬有黏膜，中间为肌肉，外面为皮肤。口唇与颊黏膜移行于上下颌骨的牙槽突上，形成牙龈。

二、固有口腔

固有口腔亦称口腔本部，上方以软、硬腭为界，下方以口底为界，前方和两侧以上下牙齿和牙龈为界，后方与口咽相邻。固有口腔内大部分空间为舌所占据。

三、口腔的主要组织器官

（一）唇

唇构成口腔的前壁，分为上唇和下唇。上、下唇脱离接触时构成的通道称口裂，两侧联合处形成口角。唇组织结构由皮肤（外层）、肌肉（中层）和黏膜（内层）组成。

1. 皮肤

唇部皮肤较厚，与肌层附着紧密。唇部皮肤有丰富的汗腺、皮脂腺及毛囊，为疖、痈好发部位。

2. 肌层

肌层主要为扁平成环状或椭圆状的口轮匝肌。手术或外伤时应将其对位缝合，以免形成较宽的瘢痕或隐裂。

3. 黏膜下层和唇腺

黏膜下层主要由疏松结缔组织和较多纤细的弹力纤维组成。上、下唇动脉在平唇红缘处形成冠状的动脉环，距黏膜近而隔皮肤较远，以手指可触及搏动。唇部手术时可以夹住此处暂时止血。此外还有许多小黏液腺，导管阻塞时容易形成黏液囊肿。

4. 黏膜

黏膜上皮层较厚，略呈透明，有黏液腺开口，排出黏液。

（二）颊

颊位于面部两侧，形成口腔前庭的外侧壁。上界颧骨下缘，下界下颌骨下缘，后界咬肌前缘，前界唇面沟。颊的全层厚度为 1～3 cm，其厚度的大小直接影响面容丰满与否。颊的组织结构由外向内如下所述。

1. 皮肤

颊部皮肤较薄。

2. 皮下组织

皮下组织为疏松的结缔组织，其内含有数目不等的脂肪。在颊肌表面和颊、咬二肌之间有一团菲薄筋膜包裹的脂肪，称颊脂垫。其尖称颊脂垫尖，为下牙槽神经阻滞麻醉的重要标志。

3. 颊筋膜

颊筋膜位于皮下组织的深面，覆盖于颊肌表面，在颊肌和向后的咽肌之间形成了翼下颌韧带。

4. 颊肌

颊肌起自翼下颌韧带及其上下颌骨的比邻部分，腮腺导管穿过该肌。

5. 黏膜下层

黏膜下层含有黏液腺。

6. 黏膜

在上颌第二磨牙所对应的颊黏膜上有腮腺导管的开口。在颊黏膜偏后的区域，有时可见黏膜下有颗粒状黄色斑点，称为皮脂腺迷路或迷脂症。

（三）腭

腭分为前 2/3 的硬腭及后 1/3 的软腭两部分：硬腭在腭前部有骨质部分，软腭在腭后部有肌肉可活动部分。软腭后缘正中突出部为悬雍垂。腭参与发音、言语及吞咽等活动。腭表面有如下标志。

1. 腭中缝

腭黏膜的正中线上有一很明显的黏膜缝，叫腭中缝。

2. 切牙乳头

切牙乳头为位于两中切牙后面、腭中缝上的黏膜突起，其内为切牙孔，鼻腭神经、血管由此穿出向两侧分布于硬腭前 1/3。切牙乳头是鼻腭神经局部麻醉的表面标志。

3. 硬腭皱襞

硬腭皱襞位于切牙乳头两旁，为多条不规则的波浪形软组织横嵴。儿童或者青壮年时期比较明显，随着年龄增长而逐渐平缓。硬腭皱襞有辅助发音的功能。

4. 腭大孔

腭大孔位于硬腭后缘前方约 0.5 cm 处，上颌第三磨牙腭侧，约相当于腭中缝至龈缘之外、中 1/3 处。此处黏膜稍凹陷，其深面为腭大孔，腭前神经及腭大血管经此孔向前分布于硬腭后 2/3。此凹陷为腭大孔麻醉的表面标志。

5. 上颌硬区

上颌硬区在上颌硬腭中央部分，黏膜薄且缺乏弹性。在硬区前部有时可出现不同程度的骨质隆起，称上颌隆突。

6. 腭小凹

腭小凹为位于软、硬腭交界处腭中缝两旁的小孔，是腭部许多小唾液腺的开口。有些人没有腭小凹。

（四）舌

舌分为舌体和舌根两部分。前2/3为舌体，活动度大；后1/3为舌根，活动度小，参与咽前壁的构成。其前端为舌尖，上面为舌背，下面为舌腹。舌背黏膜粗糙，与舌肌紧密相连。舌体和舌根之间以人字形沟为界。界沟的中点后面有一凹陷，为甲状舌管遗留下来的残迹，称为舌盲孔。

舌是由横纹肌组成的肌性器官。肌纤维呈纵横、上下等方向排列，因此舌能进行前伸、后缩、卷曲等多方向运动。舌前2/3遍布乳头，分下列四种：丝状乳头数目最多，但体积甚小，呈天鹅绒状，布于舌体上面，可感受一般感觉。菌状乳头数目较少，色红，分散于丝状乳头之间而稍大，有味蕾，司味觉。轮廓乳头一般为7~9个，体积最大，排列于界沟前方，乳头周围有深沟环绕，沟内有味蕾，司味觉。叶状乳头为5~8条并列皱襞，位于舌侧缘后部，含味蕾，司味觉。舌的感觉神经：舌体部为舌神经，舌根部为舌咽神经。舌的运动为舌下神经所支配。舌的味觉神经为面神经的鼓索支，该支加入到舌神经，分布于舌背黏膜。

（五）口底

口底又称舌腹面或舌下面。黏膜薄而光滑，在中线处形成舌系带。舌系带过短或附丽过前时，常造成语言、咀嚼障碍，需手术治疗。舌系带两侧各有一条黏膜皱襞，称舌下肉阜，为颌下腺导管和部分舌下腺导管的开口。

（六）牙列或牙弓

上、下颌牙分别在上、下颌牙槽骨上排列成连续的弓形，构成上、下牙列或牙弓。按照构成牙列的牙齿不同，分为恒牙列、乳牙列和混合牙列三种。恒牙列全部由恒牙组成，一般为尖圆型、椭圆型或方圆型。乳牙列全部由乳牙组成，形态近似半圆形。混合牙列中既有恒牙也有乳牙。

四、牙体解剖生理

牙齿是咀嚼器官的主要组织部分，同时也与发音和面貌外形有密切的关系。

（一）牙的分类、牙列及咬合关系

牙根据功能及形态分为切牙、尖牙、前磨牙和磨牙。根据牙齿所在部位可把牙分为前牙和后牙，前牙包括切牙和尖牙，后牙包括前磨牙和磨牙。上下颌牙分别在上下颌牙槽骨上排列成连续的弓形，构成上、下颌牙弓或牙列。上下牙齿互相接触关系，称为咬合关系。

（二）牙的类别

人一生中有两副牙齿，幼儿时期长出的一副称乳牙，6~18岁先后长出的一副称恒牙。乳牙20个，恒牙28~32个（图2-13）。根据牙的形态特点和功能特性，恒牙分为中切牙、侧切牙、尖牙、第一前磨牙、第二前磨牙、第一磨牙、第二磨牙、第三磨牙，乳牙分为乳中切牙、乳侧切牙、乳尖牙、第一乳磨牙、第二乳磨牙。

幼儿6个月左右开始萌出乳牙，2~3岁时，乳牙全部萌出。6岁前后开始长出恒牙，逐渐替换乳牙，12~13岁时，乳牙替换完毕，恒牙共长出28个。一般17岁后开始长出第三磨牙（又称智齿）。由于人类第三磨牙有退化趋势，所以，也有的人终生不长智齿，或萌出数目不全，因此成人恒牙数目可以是28~32个。乳牙一般比恒牙小，形态上乳磨牙颈部宽而咬合面略小，恒磨牙咬合面宽而颈部略小，乳切牙冠部一般比恒切牙冠部短小且窄。在乳恒牙交换时间，应注意两者的鉴别，避免误诊。

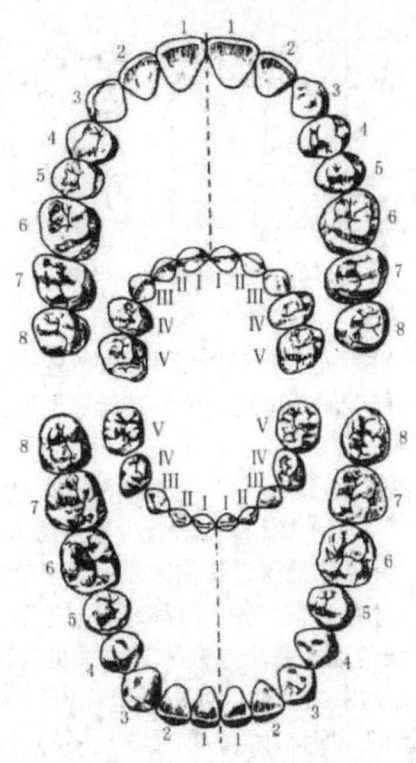

图 2-13 乳牙和恒牙

（三）牙位记录方法

1. 常用部位记录法（或称坐标法）

以"+"符号将上下牙弓分为四区，符号的水平线用以区分上下，垂直线用以区分左右，即 $\frac{A|B}{C|D}$ 以阿拉伯数字 1 至 8 分别代表恒牙的中切牙至第三磨牙，以罗马数字 Ⅰ 至 Ⅴ 分别代表乳牙的中切牙至第二磨牙。如右上颌第一恒磨牙书写为 $\underline{6}$ 或 6A，左上颌第一乳磨牙书写为 $\underline{Ⅳ}$ 或 Ⅳ B。

2. 国际牙科联合会（FDI）记录法（即 FDI 法）

每一个牙齿都用两位数字来表示，第一位数字代表象限，第二位数字代表牙齿的名称。恒牙的象限编号为 1 到 4，从右上象限为 1 开始，顺时针依次为 2、3、4 象限。而乳牙的象限编号为 5 到 8，顺时针依次为 5、6、7、8 象限。1 代表恒牙右上区，2 代表恒牙左上区，3 代表恒牙左下区，4 代表恒牙右下区；5 代表乳牙右上区，6 代表乳牙左上区，7 代表乳牙左下区，8 代表乳牙右下区。恒牙的编号为 1 到 8，乳牙的编号为 1 到 5，以从中线向后为序。

恒牙牙式：

18	17	16	15	14	13	12	11	21	22	23	24	25	26	27	28
48	47	46	45	44	43	42	41	31	32	33	34	35	36	37	38

乳牙牙式：

55	54	53	52	51	61	62	63	64	65
85	84	83	82	81	71	72	73	74	75

例如：上颌左侧第一恒磨牙记录为 26，下颌右侧恒中切牙记录为 41；上颌左侧第一乳磨牙记录为 64，下颌右侧乳侧切牙记录为 82。检查者在指明牙位时，应先读出代表象限的数字，然后读出代表牙位的数字。上颌左侧第一恒磨牙应读"2、6"，而不读"26"。

（四）牙齿的表面特征

从外部观察，牙体由牙冠、牙根及牙颈三部分组成（图 2-14）。

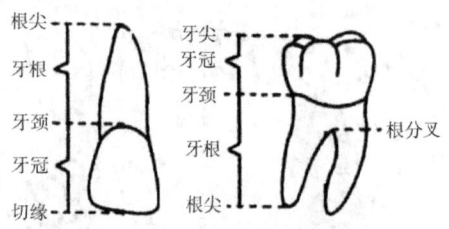

图 2-14 牙齿的表面解剖名称

1. 牙冠

牙体外层由牙釉质覆盖的部分，也就是在口腔内能见到的部分称牙冠。牙冠是发挥咀嚼功能的主要部分。牙冠的外形随其功能而异，功能较弱而单纯的牙，其牙冠外形也比较简单；功能较强而复杂的牙，其牙冠外形也比较复杂。

临床上为了实际工作需要，有临床牙冠和解剖牙冠的叫法。以牙颈为界、表面覆盖釉质的部分称为解剖牙冠；而临床牙冠是指显露于口腔内的牙体部分。青少年牙龈未萎缩，牙颈部未暴露，其临床牙冠小于解剖牙冠；中老年人牙龈萎缩，牙颈部暴露，其临床牙冠大于解剖牙冠。

牙冠有五个面，还有窝、沟、点隙等标志。各个面都有一定名称。

（1）近中面和远中面：以正中线为准，每个牙冠靠近中线的一面称近中面，远离中线的一面称远中面。每个牙均有一个近中面和一个远中面。近、远中面统称为邻接面。

（2）颊面和唇面：后牙靠近颊部的一面称颊面，前牙靠近唇部的一面称唇面。

（3）舌面和腭面：前牙或后牙靠近舌侧的一面称舌面，上颌牙的舌面接近腭，故亦称腭面。

（4）咬合面或切缘：上下后牙相对咬合的一面称咬合面，前牙没有咬合面但有切缘。

（5）牙尖：牙冠上突出成尖的部分称牙尖。

（6）窝：牙冠上不规则的凹陷称为窝。前牙舌有舌窝，后牙舌面有三角窝和中央窝。

（7）沟：牙面上细长的线形凹陷部分称为沟，如颊沟、舌沟等。发育沟的汇合处如釉质钙化不全则成为沟裂，为龋病的好发部位。

（8）点隙：为沟末端的凹陷或发育沟的汇合处。有时此处釉质钙化不全，则成为点隙裂，为龋病的好发部位。

每个后牙的牙冠都有五个面：即近中面、远中面、颊面、舌（腭）面和咬合面。每个前牙的牙冠都有四个面（近中面、远中面、唇面、舌或腭面）和一个切缘。

2. 牙颈

牙冠和牙根交界处叫牙颈部。因其呈弧形曲线，故又称颈线或颈缘。

3. 牙根

在牙体外层由牙骨质覆盖的部分称牙根，是牙体的支持部分。其形态与数目随功能而有所不同：前牙用于切割和撕裂食物，功能较弱而单纯，故为单根；前磨牙用于捣碎食物，功能较为复杂，故为 1~2 根；磨牙用于磨细食物，功能强大而复杂，多为 2~3 个根。每一牙根的尖端称为根尖，每个根尖都有通过牙髓血管、神经的小孔，称为根尖孔。在正常情况下，牙根整个包埋于牙槽骨中。

（五）牙齿组织结构

牙齿由牙釉质、牙本质、牙骨质和牙髓四部分组成（图 2-15）。

1. 牙釉质

牙釉质覆盖在牙冠表面，是人体中最硬的组织，硬度达 340 KHN（洛氏硬度值）。呈乳白色或淡黄色，半透明，有光泽，能耐受强大的咀嚼力。牙釉质是一种钙化组织，其中无机盐约占 96%，主要是含钙、磷离子的磷灰石晶体，还有少量其他磷酸盐晶体；有机物和水共占 4% 左右。在组织学上牙釉质是由无数密集的釉柱和少量柱间质组合而成。

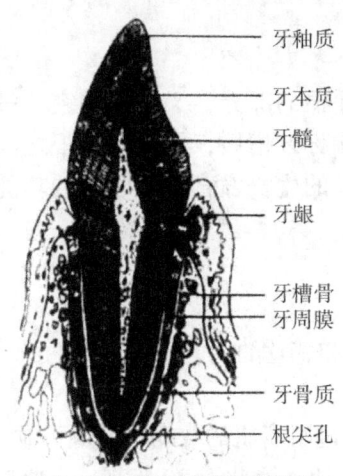

图 2-15 牙齿及其周围组织

2. 牙本质

牙本质是构成牙齿的主体部分。牙本质钙化程度和硬度比牙釉质低，比骨组织稍高，平均为 68 KHN（洛氏硬度值）。色淡黄，不透明。含无机盐类约 70%，主要为羟磷灰石、磷酸钙等；有机物约占 30%，主要是胶原蛋白。

在组织学上牙本质是由矿化的基质和牙本质小管组成，牙本质小管中有来自造牙本质细胞的细胞突，借此进行营养代谢。牙本质小管中有神经末梢，是痛觉感受器，对各种理化刺激的反应都表现为痛觉。

3. 牙骨质

牙骨质是包绕在牙根表面的一薄层骨样组织。色淡黄，含无机盐 55% 左右，构成和硬度与骨组织相似，但无哈弗氏管。其营养主要来自牙周膜，并借牙周膜纤维与牙槽骨紧密相接。受牙根部炎症的激发，牙骨质可以发生吸收或增生，甚或与周围骨组织呈骨性粘连。

4. 牙髓

牙髓是位于牙髓腔内部的疏松结缔组织，其四周被牙本质所包围。牙髓腔的外形与牙体形态大致相似：牙冠部髓腔较大，称髓室；牙根部髓腔较细小，称根管；根尖部有小孔，称根尖孔。

牙髓组织主要包含成牙本质细胞、牙髓细胞、神经、血管、淋巴和结缔组织。成牙本质细胞排列在牙髓外周，其作用是形成牙本质。当牙冠某一部位有龋或其他病损时，可在相应的髓腔内壁形成一层牙本质，称为修复性牙本质，以补偿该部的牙冠厚度，此为牙髓的保护性反应。

近代观点认为，从胚胎学、组织学及生理学等方面考虑，牙本质和牙髓之间有着极为密切的关系，可将其视为一个组织或器官，合称为牙髓—牙本质复合体。

五、牙周组织的解剖结构

牙周组织包括牙龈、牙周膜、牙槽骨三部分（图 2-15），是牙的支持组织。其主要功能是保护和支持牙齿，使其固定于牙槽窝内，承受咀嚼力量。

（一）牙龈

牙龈是包围和覆盖在牙颈部和牙槽嵴的黏膜组织，呈粉红色，坚韧而有弹性。牙龈未与牙颈部附着的部分称游离龈，游离龈边缘称为龈缘，龈缘正常情况下呈月牙形。龈缘与牙颈之间的空隙称龈沟。正常龈沟深度为 0.5～3 mm，平均 1.8 mm，龈沟超过 3 mm 时则被认为是病理性的，称牙周袋。两邻牙之间突起的牙龈称龈乳头，在炎症或食物嵌塞时，龈乳头可发生肿胀或破坏消失。附着龈在游离龈的根方，紧密贴附在牙槽骨表面。其表面有橘皮状的凹陷小点，称为点彩，当牙龈有炎症水肿时点彩可消失。

（二）牙周膜

牙周膜由致密结缔组织构成，环绕牙根，位于牙根和牙槽骨之间。其宽度为 0.15～0.387 mm，在根中 1/3 最薄。牙周膜由纤维、细胞、基质、神经、血管、淋巴等组成，大量纤维排列成束，一端埋于牙骨质内，另一端则埋于牙槽窝骨壁里，使牙齿固定于牙槽窝内，并能抵抗和调节牙所承受的咀嚼压力，具有悬韧带的作用，又称牙周韧带。

（三）牙槽骨

牙槽骨是上下颌骨包绕和支持牙根的部分，又称牙槽突。骨质较疏松且富于弹性。牙根所在的骨窝称牙槽窝，牙槽窝在冠方的游离端称牙槽嵴，牙根和牙根之间的骨板称牙槽间隔。牙槽骨和牙周膜都有支持和固定牙齿的作用。牙槽骨的生长发育有赖于牙的功能性刺激，如果牙齿脱落，牙槽骨也就随之萎缩。

六、口腔的功能

口腔主要具有咀嚼、吞咽、语言和感觉的功能。

（一）咀嚼功能

咀嚼是在神经系统的支配下，通过咀嚼肌的收缩，使颞下颌关节、下颌骨、牙齿及牙周组织产生节律性运动。由于上述各部关系极为密切，因此近30年来，已将咀嚼肌、颞下颌关节、颌骨、牙齿、牙周组织及与其有关的神经、血管视为发挥咀嚼功能的统一整体，简称咀嚼系统。

（二）吞咽功能

吞咽为复杂的反射活动，它将食物团从口腔经咽、食管输入胃内。吞咽包括一连串按顺序发生的环节，每一环节由一系列的活动过程组成，前一环节的活动又可引起后一环节的活动。吞咽过程极为迅速，从吞咽开始到食物到达贲门所需的时间与食物的性状、人体的体位有关。液体食物需 3~4 s；糊状食物约需 5 s；固体食物较慢，需 6~8 s，通常不超过 15 s。身体倒立时，固体食物从口腔到胃的时间较正常者长，而正常范围内的体位改变对吞咽时间无明显的影响。

吞咽过程分为三期：第一期为食物团块由口腔至咽，第二期为食物团块由咽至食管上段，第三期为食物团块由食管下行至胃。

（三）语言功能

语言是人与人之间用来交流信息的一种符号化工具，而语言功能必须通过口腔及口腔内的组织器官参与才能实现。口腔的部分残缺或畸形必然导致语言功能的障碍，如牙列缺损、牙列缺失、唇腭裂等均会造成不同程度的语言困难。

（四）感觉功能

口腔是人体多种感觉较为集中的部位，除具有痛觉、温度觉、触觉、压觉外，还有特殊的酸、甜、苦、咸等味觉功能。味觉是由味觉感受器—味蕾实现的。味蕾主要分布在轮廓乳头、菌状乳头和叶状乳头内，软腭、咽和会厌等黏膜上也有少量分布。舌不同部位对各种味觉的反应不同，舌尖对甜味敏感，舌侧对酸味敏感，舌根对苦味敏感，全舌均对咸味敏感。

（五）唾液的功能

唾液是由三对大的唾液腺（腮腺、颌下腺、舌下腺）和众多的小唾液腺（唇腺、舌腺、腭腺、颊腺等）所分泌的混合液的总称，具有以下功能。

1. 消化作用

唾液内含有淀粉酶，能将食物中的淀粉分解成糊精，进而水解成麦芽糖。

2. 溶酶作用

唾液将固体食物溶解，使味蕾能感觉到食物的味道。

3. 保护和润滑作用

唾液的黏蛋白吸附在口腔黏膜表面，形成一层薄膜，这层薄膜既可以保护黏膜组织对抗脱水，阻止外源性刺激物进入黏膜，又可以使口腔黏膜保持润滑，使唇、颊、舌能自由活动，有助于咀嚼、吞咽等活动顺利进行。

4. 清洁作用

唾液能机械性地冲洗口腔黏膜和牙齿，将附着在其上的食物碎屑及细菌冲掉，从而起到清洁作用。患有口干症的患者由于唾液分泌量减少，可以在短时间内出现多数牙同时龋坏。

5. 杀菌和抗菌作用

唾液中含有多种物质，如溶菌酶、乳铁蛋白、分泌型免疫球蛋白 A 等，能对口腔中的多种细菌起到杀菌和抗菌作用，增强抗龋能力。

6. 稀释和缓冲作用

当刺激性强的物质进入口腔时，唾液分泌立即增加，以稀释其浓度；对过冷过热的刺激也可以借此缓冲，保护黏膜；唾液中还含有较高浓度的碳酸氢盐，起中和酸的作用。

7. 黏附与固位作用

唾液本身具有黏着力，可以将食物粘成团便于吞咽；唾液在义齿基托和黏膜之间形成一层薄膜，对全口义齿的固位起到非常重要的作用，口干症的患者全口义齿固位力往往很差。

8. 缩短凝血时间

血液与唾液混合后，凝血时间缩短。混合的比例与缩短的时间有关，血液与唾液之比为 1∶2 时，凝血时间缩短最多。

9. 排泄作用

血液中的异常或过量成分可以通过唾液排出，如汞、铅等重金属和病毒等。

10. 再矿化作用

唾液中的无机盐可以促使牙齿表面重新矿化。

第五节　𬌗与颌位

上下颌牙发生咬合接触的现象称为𬌗颌位指下颌骨相对上颌骨或颅骨的位置，由于下颌骨可以运动，可产生不同的颌位，其中容易重复又有临床意义的颌位有三种：正中𬌗位（牙尖交错位）、正中关系（下颌后退接触位）和息止颌位（下颌姿势位）。

一、𬌗的发育和发育阶段

（一）𬌗的发育

咬合正常不仅有赖于牙齿正常的发育和萌出到位，还有赖于颌骨及其牙槽骨以及整个面颅的正常发育，且与机体的整个发育状况密切相关，受遗传、先天、代谢、营养、内分泌以及局部环境等诸多因素的影响。所以𬌗的发育是机体及其与外界诸多因素共同作用的一个复杂过程。正常𬌗的发育有赖于面部各组肌肉间的动力平衡，即作用于牙弓的向前与向后、向内与向外的力相互平衡。正常的动力平衡是建立正常𬌗关系的基础。

1. 前后向动力平衡

（1）使下颌向前的动力。

①主要来自颞肌、咬肌和翼内肌等升颌肌提下颌向前上的作用，从而对牙列产生向前的推动力，其作用主要可通过以下两种机制实现：a. 闭口咬合时，下颌从后下向前上运动，咬合力给上牙弓施加一个向前上的作用力。b. 上、下颌牙牙冠略向近中倾斜，咬合时牙的远中受力大于近中，这种咬合力对牙体有推向近中的作用，因而正常时牙齿基本上是向近中倾斜的。

②舌肌的作用，上、下颌骨后部生长较前部旺盛的颌骨生长特点，也对牙列产生向前的推动力。

（2）使下颌向后、向内的动力。主要来自唇、颊肌，其力量加载在上、下颌前牙，通过邻接点而传至牙弓内各牙，一方面抵抗牙弓向前的推力，使牙弓不至于过度向前发育，形成上颌和（或）下颌前突，同时又促进了同颌的牙齿保持紧密接触、相互支持。

前后向动力平衡具有重要意义，如果牙齿缺失，动力平衡被破坏，位于缺牙远中的邻牙因近中支持丧失，在向前的推动力作用下将向近中移动或倾斜，而位于缺牙近中的邻牙也会因缺少远中支持，在向后方向的动力作用下向远中移动或倾斜。

2. 内外的动力平衡

上、下牙弓内侧有舌体，外侧有颊肌，内外方向的动力相平衡。另外，前、后向的动力平衡，一方面可促进上、下颌骨适当向前发育；另一方面亦可促使牙弓向侧方发育。在正常的内、外向动力作用下，牙弓得以正常发育，不至于过宽或过狭。

3. 上下的动力平衡

上、下牙弓密切而稳定的咬合接触关系，使得牙齿在各种生长发育动力作用下，得以保持正常的萌出高度，如果缺少对颌牙，则牙齿将过度萌出，直至遇到萌出阻力为止；如果因间隙过小，牙萌出受阻，萌出时阻力大于萌出力，则该牙将低位萌出或阻生。

（二）殆的发育阶段

殆的发育大致经历从无牙殆、乳牙殆、替牙殆到恒牙殆4个阶段。①无牙殆：新生儿至生后约半年内口腔内没有牙，因而也没有殆关系。②乳牙殆：从生后6个月到2岁半期间，乳牙陆续萌出后便逐渐建立了乳牙咬合关系，完整地乳牙殆存在于2岁半至6岁期间。③替牙殆：从6岁之后，恒牙开始萌出，至12岁左右，乳牙相继被恒牙替换，因此在大约6岁到12岁前后，口腔内同时有乳牙和恒牙存在，为混合牙列期。④12岁开始，口腔内乳牙全部被恒牙所替换，恒牙殆基本建成，直到第三磨牙萌出，完成建殆过程。现代人第三磨牙先天缺失、萌出障碍等异常的发生率也很高，因此一般第二磨牙萌出并建立了咬合关系后，即可认为恒牙殆建殆完成。

1. 乳牙殆特征

完整的乳牙殆存在于2岁半至6岁左右第一颗恒牙萌出之前。乳牙殆在口腔内存留的时期，正是儿童生长发育非常旺盛的时期。一方面，摄取、粉碎食物，满足生长发育的营养需要；另一方面，在咀嚼食物过程中，咀嚼力对颌骨的生长发育也构成一种重要的生理刺激，因此保护乳牙、保持乳牙列的健康非常重要。

乳牙在颌骨上的位置较垂直，无明显近远中及颊舌向倾斜度，无明显殆曲线。由于4岁以后颌骨发育速度明显加快，牙槽骨迅速增大，乳牙殆4岁前后特征略有不同。

（1）4岁以前乳牙殆特征：①乳牙在颌骨上的位置较正，没有明显的近远中向或唇（颊）舌向倾斜。②殆曲线不明显。③上下颌第二乳磨牙的远中面彼此相齐，成一垂直平面，称为齐平末端。④由于乳切牙的牙长轴接近垂直，无明显唇舌向倾斜，使乳牙殆的覆殆较深，覆盖较小。

（2）4~6岁期间乳牙殆特征：①随着颌骨的长大，牙排列逐渐不紧密，切牙区及尖牙区出现间隙，其中上颌尖牙近中和下颌尖牙远中的间隙称为灵长类间隙。②牙的切缘及殆面产生显著的磨耗。③上下颌第二乳磨牙的远中面不在同一个平面，下颌第二乳磨牙移至上颌第二乳磨牙的近中。④随着下颌支的发育，暂时性深覆殆可有所减小。

2. 替牙殆特征

此期口腔内既有乳牙又有恒牙，殆关系变化较大。在替牙殆期间，常有暂时性错殆表现，此类错殆在儿童的发育过程中，常可自行调整为正常殆，因此无须矫正。这些暂时性错殆主要表现为以下几种类型。

（1）上唇系带位置过低：在乳牙初萌时，上唇系带常位于两中切牙之间，此为暂时现象，随着面部和颌骨的发育，牙根的生长，上唇系带可逐渐退缩到正常位置。

（2）上中切牙间隙：上颌的左右中切牙牙冠偏向远中，在两者之间形成一明显的间隙。这多是因为尚未萌出的上颌侧切牙在牙槽骨内挤压了中切牙的牙根，迫使之向近中移动所造成的。待侧切牙萌出后，一方面其对中切牙牙根的挤压作用减弱或消失；另一方面侧切牙萌出过程中对中切牙的牙冠产生挤压作用，迫使之向近中移动，这样上中切牙间隙便会逐渐消失，中切牙位置转为正常。

（3）上切牙牙冠偏远中：因颌弓暂时增长不足，上颌中切牙、侧切牙的牙根分别受到来自未萌出的侧切牙、尖牙牙冠向近中的挤压力，使得牙冠向远中偏斜。待侧切牙、尖牙相继萌出，同时牙槽骨又有所增长之后，各切牙的牙体长轴可恢复正常。

（4）暂时性远中殆：上下颌第一恒磨牙在建殆的初期阶段，为偏远中关系。由于下颌乳切牙、乳尖牙的近远中总宽度小于下颌恒切牙、恒尖牙的近远中总宽度，而其差数较上颌乳切牙、乳尖牙与上颌恒切牙、恒尖牙的差数小。下颌乳磨牙的近远中总宽度大于下颌前磨牙的近远中总宽度，而其差数比上颌乳磨牙与上颌前磨牙的差数大。因此，在替牙期间，下颌第一恒磨牙向近中移动的距离较上颌第一恒磨牙多。这样，便能使上、下颌第一恒磨牙建立中性殆关系。

（5）暂时性拥挤：恒切牙初萌时，可能呈一定的拥挤状态。以后随着颌骨的发育、替换乳牙的恒牙比例差异以及牙齿的倾斜等因素作用的结果，恒牙弓增大，为恒牙调整位置、建立良好咬合对应关系，提供了有利的条件。

（6）暂时性深覆殆：有时上颌恒切牙较先萌出，以后与下颌恒切牙形成深覆殆关系。这种现象可能是暂时性的，待后牙咬合高度增长了，切牙的深覆殆现象可以自行消失。

总之，替牙殆期胎的变化很大，需细心观察，慎重诊断，对于能够自行调整的暂时性错殆，不需要治疗。

3. 恒牙期间的殆特征

所有替换乳牙的恒牙以及第一磨牙都在替牙期间建立咬合接触关系。第二恒磨牙约在12岁左右萌出，其所占位置间隙大部分由面前2/3向前方增长、小部分由面后1/3向后方增长而获得。第三恒磨牙多在17岁以后萌出，其萌出位置的获得与第二恒磨牙相同。但是现代人第三磨牙常常因萌出空间不足而阻生。

二、正中殆与正中殆位

正中殆与正中殆位又名牙尖交错殆，是指上下牙颌牙尖相互交错，殆面最广泛密切的咬合接触关系，属于牙对牙的关系。

（一）正中殆的特点

1. 中线对正

上下牙列的中线相一致，并与面部的中线、上唇唇系带和人中一致。

2. 一牙对二牙

除了下颌中切牙及上颌第三磨牙外，每个牙均与对颌的两个牙形成咬合接触。上下牙的这种对位关系的意义在于：可使殆面广泛地接触而有利于咀嚼功能，又因为是一牙对二牙的牙交错咬合接触，可以分散殆力，又可以避免个别牙负担过重；不会因为个别牙的缺失，而导致无对颌牙咬合接触的现象发生，并在短时间内不至于发生牙齿移位现象。

3. 上下颌第一磨牙的对位关系

第一磨牙的殆关系是牙尖交错殆的重要标志。临床上根据上下颌第一磨牙的对位关系分为三种关系。

（1）中性殆：上颌第一磨牙的近中颊尖对着下颌第一磨牙的颊沟。

（2）远中殆：上颌第一磨牙的近中颊尖对着下颌第一磨牙颊沟的近中，也称为安氏Ⅱ类错殆。

（3）近中殆：上颌第一磨牙的近中颊尖对着下颌第一磨牙颊沟的远中，也称为安氏Ⅲ类错殆。

4. 上下颌尖牙的对位关系

在正中殆时，上颌尖牙牙尖的近中舌斜面与下颌尖牙牙尖的远中唇斜面相对。

5. 上下牙列间存在覆殆覆盖关系

由于上牙列比下牙列宽大，因而在牙尖交错殆时上牙列盖过下牙列。上颌牙列盖过下颌牙列的水平距离，称为覆盖；上颌牙列盖过下颌牙列的垂直距离，称为覆殆在临床上，不特别说明的话，覆殆、覆盖一般指前牙。

（1）覆盖及分度：在正中殆时，以上颌切牙切缘到下颌切牙切缘水平距离来分度，水平距离在3 mm以内为正常覆盖，大于3 mm则为深覆盖。①Ⅰ度深覆盖：水平距离在3～5 mm。②Ⅱ度深覆盖：水平距离在5～7 mm。③Ⅲ度深覆盖：水平距离大于7 mm。覆盖过大影响下颌功能运动的范围，可造成前牙的切咬困难，过小可阻碍下颌的前伸运动及限制下颌的左右侧方运动。

（2）覆殆及分度：在正中殆时，以上颌前牙盖过下颌前牙唇面多少来分度，取决于下前牙咬在上前牙舌面部位而定，下前牙咬在上前牙舌面切1/3以内为正常覆殆，超过者为深覆殆①Ⅰ度深覆殆：下前牙咬在上前牙舌面中 1/3 以内。②Ⅱ度深覆殆：下前牙咬在上前牙舌面颈 1/3 以内。③Ⅲ度深覆殆：下前牙咬在上前牙舌面颈 1/3 以上达牙龈者。

发育异常或其他原因，可以形成不同的覆殆覆盖类型。①反殆：在正中殆时，下颌前牙切缘突于上颌前牙的唇面，或下颌后牙的颊尖突于上颌后牙的颊侧。②对刃殆：在正中殆时，上下颌前牙彼此以切嵴相对或下颌后牙以颊尖相对。③另外还有浅覆殆、深覆殆、锁殆上颌前突、下颌后缩等类型。

正常的覆殆和覆盖不仅与唇、颊及面部相协调，使容貌和谐美观，并且与发音、呼吸、咀嚼功能都有关系。其主要生理意义有：一是上牙列大于下牙列，便于下颌进行咀嚼运动时，保持殆接触关系，从而有利于提高咀嚼效能。二是由于上牙列的切缘与颊尖覆盖着下牙列的切缘与颊尖，使唇、颊侧软组织得到保护，不致被咬伤，同时，由于下颌牙列的舌尖反覆盖着上颌牙的舌尖，这样又可保护舌的边缘，不被咬伤。

（3）切道和切道斜道与覆殆覆盖关系：切道是指在咀嚼运动过程中，下颌前伸到上下颌切牙切缘相对后返回到牙尖交错殆的过程中，下颌切牙切缘所运行的轨迹；切道斜度是指切道与殆平面相交所成的角度。切道斜度的大小受上下颌切牙间存在的覆殆、覆盖程度的影响。一般来说，覆盖越大切道斜度反而变小，覆殆越深则切道斜度越大。所以，切道斜度与覆盖呈反变关系，与覆殆呈正变关系。

（二）正中殆位

1. 定义

正中殆位又名牙尖交错位，是指上下颌牙列最广泛密切接触，牙尖相互交错接触时下颌骨的位置，即牙尖交错殆时的下颌骨位置，属于牙对牙关系，因此它又名牙位。由于它是依牙尖交错殆而存在，因此该颌位不稳定，随牙尖交错殆的变化而改变。

2. 正常尖牙交错位的特点

（1）牙尖交错位时，上下颌牙列的中线与颌面部中线一致，与上下唇系带一致。

（2）颞下颌关节的对称性运动（张、闭口运动）表现为下颌运动在正中不偏左不偏右髁突的位置位于关节凹的中部，前后间隙大致相等，左右两侧髁突相互平衡。

（3）达到正常的牙尖交错位，要求两侧咀嚼肌的张力均等。

（4）牙尖交错位时的殆关系殆面接触广泛。牙尖交错位依据牙尖交错殆而定位，并随着牙尖交错殆的变化而变化，随牙尖交错殆的丧失而丧失。

三、正中关系

1. 定义

正中关系又名下颌后退接触位、韧带位，是指在适当的垂直距离，下颌骨不偏左、不偏右，适居正中，髁状突位于下颌窝的最后位，附着于下颌骨的肌肉和韧带均处于自然状态。它是一种既稳定又可重复的位置，是一种功能性的最后位，如果迫使下颌再后退则会感到颞下颌关节紧张而不适。

从牙尖交错位开始，在保持牙接触的情况下，下颌还可对称性向后下移动约 1 mm 左右，此时后牙牙尖斜面部分接触，前牙不接触，髁突位于下颌窝的最后位，此时的位置即为下颌后退接触位。获得和维持该位置的动力通过颞肌和舌骨上肌群收缩实现，向后移动的幅度由颞下颌韧带决定。

2. 下颌后退接触位的意义

（1）下颌后退接触位是生理位，人在吞咽和咀嚼硬物时下颌常到达此位。

（2）人群中绝大多数为"二位"，即大多数人下颌后退接触位能自如地直向前行 1 mm 至正中殆位，在滑动的过程中无殆障碍，称为长正中，该特点为正中殆位功能位留有缓冲的余地，是口颌系统生物力学的优越之处。

（3）下颌后退接触位属于韧带位，为物理性定位，重复性好，不依牙的存在而存在。当依牙尖交错殆而存在的牙尖交错位丧失或失去明确定位标志，可以利用下颌后退接触位作为获得牙尖交错位的参考位。

四、下颌息止位

1. 定义

下颌息止位又名下颌姿势位、息止颌位，是指当人头部呈直立姿势或身体坐正时，两眼平视前方，口腔在不咀嚼、不说话、不吞咽时，下颌处于休息状态时的位置，下颌姿势位时升颌肌仍在发挥作用，以维持下颌姿势位的平衡，故这一位置又称为肌位。

2. 息止𬌗间隙

下颌姿势位时，头部直立，上下牙列自然分开，无任何𬌗接触关系。从后向前保持一个由小到大的楔形间隙，称为息止𬌗间隙，在前牙上下切牙切缘间的𬌗间隙为 1～4mm。

3. 垂直距离

通常指在下颌姿势位时面下 1/3 的高度，临床以鼻底到颏下点的距离表示。垂直距离在恢复咬合的治疗中十分重要，临床上常以面中 1/3 距离或眼外眦到口角的距离做参考，以恢复正常的垂直距离。在正常的垂直距离情况下，颌面部诸肌张力适度、表情自然，可发挥最大的咀嚼功能。

4. 下颌姿势位的意义

（1）下颌在此位置时，无牙齿接触，避免非咀嚼性牙磨耗，减轻牙周及颞下颌关节的负荷，口颌肌比较放松，这对维持口颌系统的健康十分重要。

（2）下颌姿势位主要靠升颌肌与下颌骨重力平衡来维持，在正常条件下，该位置相对稳定，且不以牙的存在为先决条件。因此可通过此位置作为恢复牙尖交错位的重要参考颌位。下颌从此位置自然上咬到咬合接触位置，正常情况下，下颌骨位置即为牙尖交错位。

五、下颌三个基本颌位的关系（图 2-16）

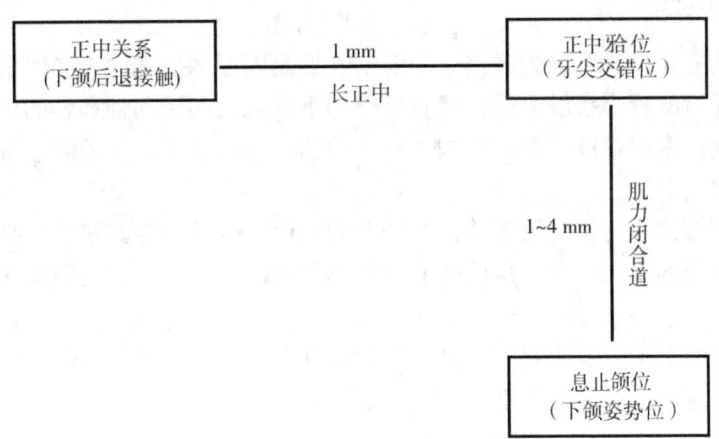

图 2-16　三个基本颌位的关系

第三章 口腔功能

第一节 下颌运动

下颌运动是完成口腔功能的重要组成部分。其运动形式可归纳为开闭、前后和侧向三种基本运动。下颌运动是通过髁突的转动和滑动，牙齿的咬合以及神经、肌肉的参与来完成的。

一、控制下颌运动的因素

控制下颌运动的主要因素有4个，可分为两类，即解剖性控制因素和生理性控制因素。解剖性控制因素，即双侧颞下颌关节及牙齿的咬合接触关系；前者可作为下颌运动的转动轴和轴的滑动，机械性地限定其运动范围。生理性控制因素即神经、肌肉结构。在下颌的各种运动中，如咀嚼、吞咽、言语、歌唱等，肌肉功能是不可缺少的。

在控制因素中，双侧颞下颌关节是相对固定的，无法改变，而咬合接触能够修改，甚至重建。通过修改𬌗面，可以改变加在牙周膜的应力分布，从而改变本体感受的传入信号，间接地调节神经、肌肉的反应。

总之，在下颌运动的控制因素中，双侧颞下颌关节是无法直接使之改变的，但𬌗可在一定范围内进行调整，通过神经、肌肉系统的反应，达到改变的目的。

二、下颌运动的形式

（一）开闭运动

正常情况下，开闭运动是双侧关节、肌肉对称性的运动，运动型呈"↑、↓"。

开颌运动由双侧翼外肌下头收缩，使牙齿脱离锁结，下颌下降约2 cm，髁突仅作转动，产生小开颌运动。当翼外肌下头和降颌肌继续收缩，使下颌继续下降至最大开颌时，双侧髁突产生前下滑行运动达关节结节顶，双板区的弹力纤维可被拉长0.7～1.0 cm。最大开颌运动由二腹肌强烈收缩，牵引下颌向后下方，使髁突停止在关节结节处仅作转动，此时韧带被拉紧限制髁突的过度移动。

闭颌运动由双侧颞肌、咬肌和翼内肌同时收缩，牵引髁突循开颌运动原轨迹作相反方向运动，使下颌回到牙尖交错位，髁突回到关节窝中。

（二）前、后运动

前、后运动是双侧关节对称性的滑行运动。

从牙尖交错𬌗开始，双侧翼外肌下头同时收缩，使牙齿脱离锁结。同时牵引髁突沿关节结节后斜面向前下滑行，如前牙深覆殆则先作小开颌运动后才能前伸，故前伸运动有滑动也有转动，以前者为主。

后退运动时，翼外肌松弛，双侧颞肌中后份纤维收缩，牵引髁突循原轨迹作反向运动回到关节窝后位。

（三）侧方运动

是非对称性运动，即一侧转动另一侧滑动。

如下颌向右侧运动，首先双侧翼外肌下头同时收缩，使下颌下降少许，牙齿脱离牙尖交错殆锁结关系，此时左侧翼外肌下头、翼内肌及右侧咬肌、颞肌同时收缩引起左髁突沿关节结节后斜面向前、下、内滑行运动，右侧作转动。下颌向左侧运动与右侧运动相同，方向相反。

第二节 咀嚼功能

一、咀嚼运动

（一）咀嚼运动的意义

1. 粉碎食物

通过咀嚼能粉碎食物，有利于唾液充分润湿粉碎后的食物，混合成大小合适的食团，便于吞咽。

2. 促进发育和消化功能

在咀嚼过程中，由于咀嚼肌的功能性收缩和下颌运动，对牙颌、面、颅底的软硬组织予以功能性刺激，促进其血液循环及淋巴回流，增强代谢，使咀嚼系统获得正常发育和维护健康。咀嚼并能反射地引起胃、胰、肝、胆囊等分泌消化液，有助于机体对食物的消化和吸收。

3. 增强味觉

咀嚼使唾液与食物充分混合，则可溶出食物中的有味物质，扩散至味觉感受器。同时咀嚼挥发了食物中的某些挥发性物质（如香味等），有利于味觉。

4. 自洁作用

咀嚼使食物与牙齿发生摩擦，并能加强唾液分泌，清除和冲洗附着于牙齿及口腔的食物残渣。通过咀嚼易于发现混于食物中误入口腔的异物而去除之。

5. 满足食欲

有精神上和心理上的效应。

（二）咀嚼运动的作用

一般可归纳为对食物的切割、压碎和磨细3个基本阶段。

1. 切割

切割是通过前牙前伸咬合进行的。下颌由牙尖交错殆或下颌姿势位的向下、向前伸，继则上升至上、下颌切牙相对，切咬食物。在穿透食物后，上、下颌切牙对刃，然后下颌切牙的切嵴，沿上颌切牙的舌面向后上方向回归至牙尖交错位。其中，前伸过程是准备运动，由对刃滑行回归至牙尖交错殆才是发挥功能的阶段。此运动的幅度一般约2 mm，但与前牙覆殆覆盖的程度有关。

2. 压碎和磨细

压碎和磨细是通过后牙殆运循环进行的。压碎和磨细是两个不能截然分开的阶段，均由后牙进行。压碎是指垂直方向将食物捣碎。磨细则需伴有下颌的侧方运动。循环始于下颌由牙尖交错位向下向外（向工作侧），继则上升，使工作侧上、下颌后牙的同名牙尖彼此相对。然后下颌后牙颊尖的颊斜面。沿上颌后牙颊尖的舌斜面向舌侧滑行，返回牙尖交错位。下颌后牙颊尖舌斜面从中央窝沿上后牙舌尖颊斜面向舌侧继续滑行，约至其一半处而分离。这段滑行过程有研磨食物的作用。下颌后牙颊尖与下颌后牙舌尖分离后，再向颊侧重复上述咀嚼运动。如此周而复始，称为后牙的殆运循环。

二、咀嚼周期

咀嚼运动虽是复杂的综合性运动，但有一定的程序和重复性。咀嚼食物时，下颌运动自上、下颌牙齿的咬合接触至分离，经再闭合至咬合接触为一个周期。这一周期的运动途径称为咀嚼周期，它由几个时相组成，也可借各种仪器描记。

（一）咀嚼周期正常的特征

（1）轨迹图具有似滴泪水的形态。

（2）自牙尖交错位开口时，运动速度较快。

（3）近最大开口位时运动速度缓慢，但闭口运动时，速度又加快。

（4）闭口运动将近咬合接触时，运动速度缓慢，近牙尖交错时运动速度急速减缓，在 0.1 秒以内自每秒数厘米至每秒零厘米。咀嚼运动的速度在整个开口和闭口运动之间，左侧方和右侧方运动之间，大体上差别不大。

（5）牙齿咬合接触时，下颌运动瞬息停止，咀嚼周期终止于牙尖交错位。咀嚼周期的速度若缓慢，则牙尖交错位时牙齿接触的时间就长，一个咀嚼周期所需时间由咀嚼食物的性质而定，一般平均约 0.875 秒，其中咬合接触时间平均约 0.2 秒，牙尖交错牙齿接触时间为 0.1 ~ 0.15 秒。

（二）咀嚼周期异常型

（1）牙齿咬合接触时下颌运动无明显的瞬息停止。

（2）咀嚼周期的形态不稳定。

（3）咀嚼周期的速度变化甚大。

（4）咀嚼周期的运动没有节律。

三、咀嚼运动中的生物力及生物杠杆

（一）咀嚼运动中的生物力

1. 咀嚼力

咀嚼力为咀嚼肌所能发挥的最大力，也称咀嚼肌力。其力量的大小，一般与肌肉在生理状态下的横截面积成正比。

2. 殆力

殆力咀嚼时，咀嚼肌仅发挥部分力量，一般不发挥其全力而留有潜力，故牙齿实际所承受的咀嚼力量，称为殆或咀嚼压力。殆力的大小，因人而异。同一个体，因其年龄、健康状况及牙周膜的耐受阈大小而有所不同。殆力与咀嚼力的大小密切相关。

3. 最大力

最大力为牙周膜的最大耐受力。咀嚼力较殆力大得多，若牙周组织承受的殆力超过其耐受阈时，感受器（特别是触、痛觉感受器）感受刺激，传入中枢，产生疼痛，从而反射性地使咀嚼肌收缩力减弱，起调节作用。

正常人的殆力平均为 22.4 ~ 68.3 kg，一般情况下日常食物所需的殆力范围为 3 ~ 30 kg，而绝大多数为 10 ~ 23 kg。由此可见，正常牙周支持组织有一定的储备力量。

殆力大小的顺序：第一磨牙＞第二磨牙＞第三磨牙＞第二前磨牙＞第一前磨牙＞尖牙＞中切牙＞侧切牙。其中第一、第二磨牙差别有时不明显，也有第二磨牙＞第一磨牙者。上述次序不受性别、年龄的影响。

殆力为生物力，其大小与性别、年龄、牙齿的类别、位置、牙尖形态、牙轴方向、颌间距离、牙周组织、咀嚼肌、颌骨、咬合的状态及所咀嚼食物的性状等均有关。各种殆力测定仪虽能测得一定殆力，但与实际殆力可能尚有差距。因殆计的咬头置于牙齿上，其受力方向不易与牙齿长轴一致，咬头本身与咀嚼的食物也有差异。

（二）咀嚼运动中的生物杠杆

人体器官的解剖、生理特点都是相互依存，互相影响的。在咀嚼运动中，下颌有转动和滑动，涉及额状面、矢状面和水平面，较为复杂。根据生物力学的机械杠杆原理分析如下。

1. 切咬运动

切咬食物时，前牙切咬食物为重点（W），颞下颌关节为支点，提下颌肌群以咬肌和颞肌为主要动力点（F），构成第Ⅲ类杠杆，则阻力臂（d1）较动力臂（d2）长，机械效能较低。因此，越向前区咀嚼食物，牙齿承受的咀嚼力就越小，这有利于维护狭小的单根前牙和其牙周组织的健康。

2. 侧方咀嚼运动

一般为左侧或右侧的单侧型咀嚼，此时非工作侧髁突虽向工作侧移动，但仍为翼外肌、颞肌、舌骨上、下肌群所稳定，并作为支点。工作侧的升颌肌主要以咬肌与翼内肌收缩为力点，研磨食物处为重点，构成第Ⅱ类杠杆。此时动力臂（d2）较阻力臂（d1）长，可使机械效能增加。当研磨食物的后阶段下段接近正中时，则同时可存在第Ⅱ类杠杆和第Ⅲ类杠杆作用。

四、咀嚼效率与有关因素

咀嚼效率是指机体在一定时间内，将一定量食物嚼碎的能力，是咀嚼作用的实际效果。效率的高低对机体的消化程度有一定的影响。

（一）咀嚼效率的测定

1. 重量法

测定的方法是计算在单位时间内嚼碎一定量食物所做工作的百分率。其方法是给被试者花生米 4 g，咀嚼 20 秒，然后全部吐在盛器内，并漱净口内咀嚼物残渣，过筛（筛孔径为 2.0 mm），将未过筛的残渣烤干。若称其重量为 0.5 g，其咀嚼效率按公式计算为：

$$\frac{总量-余量}{总量} \times 100\% = \frac{4+0.5}{4} \times 100\% = 87.5\%$$

2. 吸光度法

吸光度法主要利用分光光度计，测定咀嚼后试物在水中悬浊液的浓度，于可见光波段的吸光度读数，而获得相应的咀嚼效率。此法较简便，且迅速。

3. 比色法

20 世纪 80 年代以来国外广泛应用光谱比色法。液的吸附作用，将咀嚼后的试物放入苋菜红溶液中。1983 年，瑞典有学者利用试物对生物染料苋菜红溶通过测定即可获得咀嚼效率的大小。嚼得越细的试物，吸附该染料越多，则溶液浓度越低。

其他有以牙齿的数量或咀嚼面积的大小来测定的，尚有测定咀嚼后食物的消化状态等方法，但因精确度不高或所用材料的限制，一般不采用。

（二）影响咀嚼效率的因素

（1）牙齿的功能性接触面积：上、下颌牙齿的功能性接触面积大小与咀嚼效率高低有密切关系，接触面积越大，咀嚼效率越高。对颌牙的𬌗关系，牙齿的形态、大小、数目、排列等不正常，牙体、牙列的缺损均可导致咀嚼效率的降低。

（2）牙齿支持组织：由于局部或全身的疾患，使牙齿支持组织受到损害，牙周组织的耐受力降低而影响咀嚼效率。

（3）颞下颌关节疾病：影响下颌运动及咀嚼肌的作用，导致不能充分发挥咀嚼功能。

（4）口腔内软硬组织的缺损，手术或创伤等后遗症，均可影响咀嚼功能。

（5）其他年老体弱、过度疲劳、精神紧张和不良咀嚼习惯等，均可影响咀嚼功能。

五、咀嚼与牙齿磨耗

(一)磨耗与磨损

磨耗是指在咀嚼过程中,由于牙面与牙面之间,或牙面与食物之间的摩擦,使牙齿硬组织自然消耗的生理现象。牙齿的磨耗随着年龄增长而逐渐明显,多发生在牙齿𬌗面、切嵴及邻面。𬌗面磨耗以上、下颌磨牙的功能尖(支持尖)为多,切嵴以下前牙切嵴磨耗较多。因牙齿具有生理性的活动度,在长期咀嚼压力的作用下,相邻牙相互摩擦而致邻面磨耗。

磨损指牙齿表面与外物机械摩擦而产生的牙体组织损耗,如刷牙引起牙冠唇、颊面或颈部等处的非生理性损耗。

(二)磨耗的生理意义

均衡而适度的磨耗具有下列生理意义:①上、下颌牙在建𬌗初期可能出现少数早接触点,通过磨耗消除早接触点,使𬌗面广泛接触。②随着年龄的增长,牙周组织对外力的抵抗力逐渐减弱,磨耗使牙尖高度降低,可减少咀嚼时牙周组织所受的侧向压力。③高龄者,牙周组织发生老年性退缩,临床牙冠增长,牙冠磨耗可减少临床牙冠的长度,保持根冠比例协调,从而不致由于杠杆作用而使牙周组织负担过重。④全牙列邻面持续地磨耗,可代偿牙弓持续地向前移动,使前牙不至于因后牙的推动而拥挤。

牙齿磨耗的程度与食物的性质、牙体组织的结构、咀嚼习惯和𬌗力的强弱有关。多食粗硬食物、紧咬牙、夜磨牙、牙体发育不良和𬌗关系紊乱等,都可使牙齿过多、过快或不均匀地磨耗,而形成各种病理现象。若由于某些因素引起咀嚼运动受限制或侧方运动幅度较小,可使颊舌尖的磨耗程度不均或过多,如上、下颌牙的功能尖磨耗过多,可形成反横𬌗曲线,易引起牙周组织的创伤和牙体组织的折裂。后牙𬌗面磨耗,前牙切嵴未能相应地磨耗,结果形成严重的深覆𬌗。下颌前牙切嵴沿上颌前牙舌面向后上滑行,致使髁突后移,颞下颌关节受到创伤。邻面磨耗可使原来的点状接触变成面接触,容易造成食物嵌塞、邻面龋及牙周病。

第三节 唾液功能

一、唾液的性质和成分

口腔内的混合唾液为泡沫状、无味、稍混浊、微呈乳黄色的黏稠液体,比重较水稍大,在 1~1.009 之间。新鲜的唾液略呈酸性,其 pH 值与所含的碳酸氢钠和二氧化碳的浓度有关。pH 范围为 6.0~7.9,平均为 6.75,但可因不同的个体和分泌时间而异。如谈话、睡眠或晨起床时呈弱酸性,就餐后可出现碱性。唾液的渗透压随分泌率的变化而有所不同。分泌率低,其渗透压也低,约为 50 mmol/L。在最大分泌率时,渗透压可接近血浆,达 300 mmol/L。唾液中电解质成分也随分泌率的变化而变化。刚从腺泡中分泌出来的唾液(原分泌液)含有唾液酶的离子成分与血浆没多大区别为等渗。但当经过唾液腺导管时,由于导管上皮细胞对电解质的吸收不同,而使唾液的离子成分发生显著的改变。

在混合唾液中主要为水,约占 99.4%,固体物质约占 0.6%(其中有机物约占 0.4%,无机物约占(0.2%)。有机物主要为黏蛋白,还有球蛋白、氨基酸、尿酸和唾液淀粉酶、麦芽糖酶、溶菌酶等。无机物有钠、钾、钙、氧化物、碳酸氢盐和无机碳酸盐等。

二、唾液的作用

唾液不仅对消化有很大作用,且与口腔的很多功能均有密切关系。

(一)消化作用

唾液内的淀粉酶能分解食物中的淀粉成麦芽糖。

(二)溶媒作用

使食物的有味物质先溶解于唾液,然后弥散与味蕾接触而产生味觉,兴奋食欲,相应地增加唾液的分泌。

（三）润滑作用

唾液内的黏液素可保持口腔组织的润滑柔软，使咀嚼、吞咽、言语等功能顺利进行。

（四）冲洗作用

唾液是流动的，流量较大，流速较快，使口腔内的食物残渣、细菌、脱落上皮等得以清洗，对预防感染及龋齿具有重要作用。

（五）中和作用

唾液中所含的有机、无机物质可引起中和作用，如黏多糖能中和少量的酸和碱，重碳酸盐可中和酸类等，使口内常保持中性、弱碱性或弱酸性，以免损伤口腔组织。

（六）稀释和缓冲作用

若刺激性很强的物质进入口内，唾液分泌立即增多，以稀释其浓度。过冷、过热的温度等刺激也可借以缓冲，以保护口腔组织。

（七）杀菌和抗菌作用

唾液中溶菌酶可作用于某些细菌的细胞壁，有杀菌作用。

此外，唾液中含变酶，能使某些病原菌成为非病原菌；唾液小体也具有吞噬作用；氨盐和硫氰酸盐也有抑菌作用。唾液中含有 SIgA，可减少变形链球菌集于牙面，因此，对龋病有免疫作用。

（八）黏附的固位作用

唾液具有吸附性，能紧紧地黏附于食物和其他颗粒上，使颗粒粘成团，便于吞咽；并可在黏膜表面扩展成薄膜，有利于修复体固位。

（九）缩短凝血时间

血液与唾液混合后，则凝血时间缩短，其缩短程度与混合之比例有关。血液与唾液之比为 1：2 时，凝血时间缩短最多。

（十）排泄作用

血液中的异常或过量成分，常可通过唾液排出，如过量的汞、铅等重金属元素及碘也主要从唾液中排出。在肾功能弱而少尿时的部分尿素、糖尿病患者血液中过多的葡萄糖，有时血液中的病毒等，也常可由唾液中排出。

（十一）其他作用

唾液中的唾液腺素和腮腺素有很多作用：①维持下颌下腺与腮腺的正常分泌活动。②能调节钙的代谢，促进骨和牙齿硬组织发育等作用。

由于唾液腺素的这些作用，近来许多学者认为唾液腺不仅是外分泌腺，也是内分泌腺。

第四章 口腔疾病的常见症状

第一节 牙痛

牙痛是口腔科临床上最常见的症状，也是患者就医的主要原因。可由牙齿本身的疾病、牙周组织及颌骨的某些疾病，甚至神经疾患和某些全身疾病所引起。对以牙痛为主诉的患者，必须先仔细询问病史，如疼痛起始时间及可能的原因、病程长短及变化情况、既往治疗史及疗效等。必要时还应询问工作性质、饮食习惯、有无不良习惯（如夜磨牙和咬硬物等）、全身健康状况及家族史等。关于牙痛本身，应询问牙痛的部位、性质、程度和发作时间。疼痛是尖锐剧烈的还是钝痛、酸痛；是自发痛还是激发痛、咬合时痛，自发痛是阵发的或是持续不断；有无夜间痛；疼痛部位是局限的或放散的，能否明确指出痛牙等。根据症状可得出一至数种初步印象，便于做进一步检查。应记住，疼痛是一种主观症状，由于不同个体对疼痛的敏感性和耐受性有所不同，而且有些其他部位的疾病也可表现为牵涉性牙痛。因此，对患者的主观症状应与客观检查所见、全身情况及实验室和放射学检查等结果结合起来分析，以做出正确的诊断。

一、引起牙痛的原因

（1）牙齿本身的疾病，如深龋、牙髓充血、各型急性牙髓炎、慢性牙髓炎、逆行性牙髓炎，由龋齿、外伤、化学药品等引起的急性根尖周炎，牙槽脓肿，微裂，牙根折裂，髓石，牙本质过敏，流电作用等。

（2）牙周组织的疾病，如牙周脓肿、急性龈乳头炎、冠周炎、坏死性溃疡性龈炎、干槽症等。

（3）牙齿附近组织的疾病所引起的牵涉痛，急性化脓性上颌窦炎和急性化脓性颌骨骨髓炎时，由于神经末梢受到炎症的侵犯，使该神经所支配的牙齿发生牵涉性痛。颌骨内或上颌窦内的肿物、埋伏牙等可压迫附近的牙根发生吸收，如有继发感染，可出现牙髓炎导致疼痛。急性化脓性中耳炎、咀嚼肌群的痉挛等均可出现牵涉性牙痛。

（4）神经系统疾病，如三叉神经痛患者常以牙痛为主诉。颞下窝肿物在早期可出现三叉神经第三支分布区的疼痛，翼腭窝肿物的早期由于压迫蝶腭神经节，可出现三叉神经第二支分布区的疼痛。

（5）全身疾患，有些全身疾患，如流感、癔症、神经衰弱、月经期和绝经期等可诉有牙痛。高空飞行时，牙髓内压力增高，可引起航空性牙痛。有的心绞痛患者可反射性地引起牙痛。

二、诊断步骤

（一）问清病史及症状特点

1. 尖锐自发痛

最常见的为急性牙髓炎（浆液性、化脓性、坏疽性）、急性根尖周炎（浆液性、化脓性）。其他，如急性牙周脓肿、髓石、冠周炎、急性龈乳头炎、三叉神经痛、急性上颌窦炎等。

2. 自发钝痛

自发钝痛常见为慢性龈乳头炎，创伤𬌗等。在机体抵抗力降低时，如疲劳、感冒、月经期等，可有轻度自发钝痛、胀痛。坏死性龈炎时牙齿可有撑离感和咬合痛。

3. 激发痛

牙本质过敏和Ⅱ～Ⅲ龋齿或楔状缺损等，牙髓尚未受侵犯或仅有牙髓充血时，无自发痛，仅在敏感处或病损处遇到物理、化学刺激时才发生疼痛，刺激去除后疼痛即消失。慢性牙髓炎一般无自发痛而主要表现为激发痛，但当刺激去除后疼痛仍持续一至数分钟。咬合创伤引起牙髓充血时也可有对冷、热刺激敏感。

4. 咬合痛

牙隐裂和牙根纵裂时，常表现为某一牙尖受力而产生水平分力时引起尖锐的疼痛。牙外伤、急性根尖周炎、急性牙周脓肿等均有明显的咬合痛和叩痛、牙齿挺出感。口腔内不同金属修复体之间产生的流电作用也可使患牙在轻咬时疼痛或与金属器械相接触时发生短暂的电击样刺痛。

以上疼痛除急性牙髓炎患者常不能自行明确定位外，一般都能明确指出痛牙。急性牙髓炎的疼痛常沿三叉神经向同侧对颌或同颌其他牙齿放散，但不会越过中线放散到对侧牙。

（二）根据问诊所得的初步印象，做进一步检查，以确定患牙

1. 牙体疾病

牙体疾病最常见为龋齿。应注意邻面龋、潜在龋、隐蔽部位的龋齿、充填物下方的继发龋等。此外，如牙隐裂、牙根纵裂、畸形中央尖、楔状缺损、重度磨损、未垫底的深龋充填体、外伤露髓牙、牙冠变色或陈旧的牙冠折断等，均可为病源牙。

叩诊对识别患牙有一定帮助。急性根尖周炎和急性牙周脓肿时有明显叩痛，患牙松动。慢性牙髓炎、急性全部性牙髓炎和慢性根尖周炎、边缘性牙周膜炎、创伤性根周膜炎等，均可有轻至中度叩痛。存在多个可疑病源牙时，叩诊反应常能有助于确定患牙。

2. 牙周及附近组织疾病

急性龈乳头炎时可见牙间乳头红肿、触痛，多有食物嵌塞、异物刺激等局部因素。冠周炎多见于下颌第三磨牙阻生，远中及颊舌侧龈瓣红肿，可溢脓。牙周脓肿和逆行性牙髓炎时可探到深牙周袋，后者袋深接近根尖，牙齿大多松动。干槽症可见拔牙窝内有污秽坏死物，骨面暴露，腐臭，触之疼痛。反复急性发作的慢性根尖周炎可在牙龈或面部发现窦道。

急性牙槽脓肿、牙周脓肿、冠周炎等，炎症范围扩大时，牙龈及龈颊沟处肿胀变平，可有波动。面部可出现副性水肿，局部淋巴结肿大、压痛。若治疗不及时，可发展为蜂窝织炎、颌骨骨髓炎等。上颌窦炎引起的牙痛，常伴有前壁的压痛和脓性鼻涕、头痛等。上颌窦肿瘤局部多有膨隆，可有血性鼻涕、多个牙齿松动等。

（三）辅助检查

1. 牙髓活力测验

根据对冷、热温度的反应，以及刺激除去后疼痛持续的时间，可以帮助诊断和确定患牙。也可用电流强度测试来判断牙髓的活力和反应性。

2. X线检查

X线检查可帮助发现隐蔽部位的龋齿。髓石在没有揭开髓室顶之前，只能凭X线片发现。慢性根尖周炎可见根尖周围有不同类型和大小的透射区。颌骨内或上颌窦内肿物、埋伏牙、牙根纵裂等也需靠X线检查来确诊。

第二节　牙龈出血

牙龈出血是口腔中常见的症状，出血部位可以是全口牙龈或局限于部分牙齿。多数患者是在牙龈受到机械刺激（如刷牙、剔牙、食物嵌塞、进食硬物、吮吸等）时流血，一般能自行停止；另有一些情况，在无刺激时即自动流血，出血量多，且无自限性。

一、牙龈的慢性炎症和炎症性增生

这是牙龈出血的最常见原因，如慢性龈缘炎、牙周炎、牙间乳头炎和牙龈增生等。牙龈缘及龈乳头红肿、松软，甚至增生。一般在受局部机械刺激时引起出血，量不多，能自行停止。将局部刺激物（如牙石、牙垢、嵌塞的食物、不良修复体等）除去后，炎症很快消退，出血亦即停止。

二、妊娠期龈炎和妊娠瘤

妊娠期龈炎和妊娠瘤常开始于妊娠的第3~4个月。牙龈红肿、松软、极易出血。分娩后，妊娠期龈炎多能消退到妊娠前水平，而妊娠瘤常需手术切除。有的人在慢性牙龈炎的基础上，于月经前或月经期可有牙龈出血，可能与牙龈毛细血管受性激素影响而扩张、脆性改变等有关。长期口服激素性避孕药者，也容易有牙龈出血和慢性炎症。

三、坏死性溃疡性牙龈炎

坏死性溃疡性牙龈炎为梭形杆菌、口腔螺旋体和中间普氏菌等的混合感染。主要特征为牙间乳头顶端的坏死性溃疡，腐臭，牙龈流血和疼痛，夜间睡眠时亦可有牙龈流血，就诊时亦可见牙间隙处或口角处有少量血迹。本病的发生常与口腔卫生不良、精神紧张或过度疲劳、吸烟等因素有关。

四、血液病

在遇到牙龈有广泛的自动出血，量多或不易止住时，应考虑有无全身因素，并及时做血液学检查和到内科诊治。较常见引起牙龈和口腔黏膜出血的血液病，有急性白血病、血友病、血小板减少性紫癜、再生障碍性贫血、粒细胞减少症等。

五、肿瘤

有些生长在牙龈上的肿瘤，如血管瘤、血管瘤型牙龈瘤、早期牙龈癌等也较易出血。其他较少见的，如发生在牙龈上的网织细胞肉瘤，早期常以牙龈出血为主诉，临床上很容易误诊为牙龈炎。有些转移瘤，如绒毛膜上皮癌等，也可引起牙龈大出血。

六、某些全身疾病

如肝硬化、脾功能亢进、肾炎后期、系统性红斑狼疮等，由于凝血功能低下或严重贫血，均可能出现牙龈出血症状。伤寒的前驱症状有时有鼻出血和牙龈出血。在应用某些抗凝血药物或非甾体类抗炎药，如水杨酸、肝素等治疗冠心病和血栓时，易有出血倾向。苯中毒时也可有牙龈被动出血或自动出血。

第三节　牙龈肿大

牙龈肿大是诸多牙龈病的一个常见临床表现。

一、病史要点

（1）牙龈肿胀的病程，是突发还是逐渐发展。
（2）有无刷牙出血、食物嵌塞及口呼吸习惯。

(3) 是否服用苯妥英钠、硝苯地平、环孢素等药物。
(4) 家族中有无牙龈肿大者。
(5) 已婚妇女的妊娠情况。

二、检查要点

(1) 牙龈肿胀的范围，牙龈质地、颜色。
(2) 有无牙列不齐、开唇露齿及口呼吸、舔龈等不良习惯。
(3) 详细检查牙周情况。
(4) 必要时做组织病理检查。

三、鉴别诊断

1. 慢性炎症性肿大

因长期局部刺激引起，如牙石、牙列拥挤、冠修复体边缘过长、口呼吸及舔龈习惯等。本型病程缓慢，无症状，开始龈乳头和（或）龈缘轻度隆起，逐步地增生似救生圈套在牙齿周围。口呼吸引起的牙龈肿大与邻近未暴露的正常牙龈有明显的分界线。

2. 急性炎症性肿大

急性炎症性肿大常见于急性牙龈脓肿、急性牙周脓肿及急性龈乳头炎。

3. 药物性牙龈肿大

该类患者有明显的服药史，如苯妥英钠、环孢素、硝苯地平均可引起牙龈增生。增生的牙龈呈实质性，质地坚实，淡粉红色，仅发生于有牙区，停药后增生的龈组织可逐步消退。

4. 遗传性牙龈纤维瘤病

遗传性牙龈纤维瘤病是一种原因不明的少发病，多有家族史。病变波及牙龈、龈乳头及附着龈，且上、下颌的颊舌面都可广泛受侵，与苯妥英钠引起的牙龈增生不同。肿大的牙龈颜色正常，质地硬似皮革。重者可将牙齿完全盖住，牙齿移位，颌骨变形。表面光滑或呈小结节样。

5. 青春期牙龈肿大

青春期牙龈肿大见于青春期患者，发病部位有局部刺激因素，但炎症和增生反应较明显，虽经治疗不易痊愈，而且易复发。青春期过后经治疗能较快缓解。临床表现同一般慢性炎症性肿大，即牙龈充血水肿，松软光亮，牙间乳头呈球状突起。

6. 妊娠期牙龈肿大

正处于妊娠期的妇女，牙龈鲜红色或暗紫色，松软光亮，极易出血。单个或多个牙间乳头肥大增生，重者形成有蒂或无蒂的瘤状物，应诊断为妊娠期牙龈肿大。

7. 白血病牙龈肿大

牙龈色暗紫或苍白，表面光亮，外形呈不规则的结节状，龈缘处可有坏死的假膜。牙龈自动出血或激惹出血，不易止住。常伴有牙齿松动，全身乏力，低热及相应部位的淋巴结肿大。血象检查有助诊断。

8. 化脓性肉芽肿牙龈肿大

化脓性肉芽肿牙龈肿大可以呈扁平无蒂的肿大或有蒂的瘤状物，色鲜红或暗红，质地柔软。病损表面有溃疡和脓性分泌物，如果病损时间长可转变为较硬的纤维上皮性乳头状瘤。组织病理检查为慢性炎症细胞浸润的肉芽组织。

9. 浆细胞肉芽肿

牙龈肿大，鲜红色，且松软易碎，极易出血，表面呈分叶状，质地如同肉芽组织。应结合组织病理检查，主要在结缔组织内有大量浸润的浆细胞，或表现为有大量血管和炎症细胞浸润的肉芽肿。

10. 牙龈良性及恶性肿瘤

牙龈良性及恶性肿瘤包括血管瘤、乳头状瘤、牙龈癌等，可结合组织病理检查加以区别。

第四节 牙齿松动

正常情况下，牙齿只有极轻微的生理性动度。这种动度几乎不可觉察，且随不同牙位和一天内的不同时间而变动。一般在晨起时动度最大，这是因为夜间睡眠时，牙齿无𬌗接触，略从牙槽窝内挺出所致。醒后，由于咀嚼和吞咽时的𬌗接触将牙齿略压入牙槽窝内，致使牙齿的动度渐减小。这种24小时内动度的变化，在牙周健康的牙齿不甚明显，而在有𬌗习惯，如磨牙症、紧咬牙者较明显。妇女在月经期和妊娠期内牙齿的生理动度也增加。牙根吸收接近替牙期的乳牙也表现牙齿松动。引起牙齿病理性松动的主要原因如下。

一、牙周炎

牙周炎是使牙齿松动乃至脱落的最主要疾病。牙周袋的形成以及长期存在的慢性炎症，使牙槽骨吸收，结缔组织附着不断丧失，继而使牙齿逐渐松动、移位，终致脱落。

二、𬌗创伤

牙周炎导致支持组织的破坏和牙齿移位，形成继发性𬌗创伤，使牙齿更加松动。单纯的（原发性）𬌗创伤，也可引起牙槽嵴顶的垂直吸收和牙周膜增宽，临床上出现牙齿松动。这种松动在𬌗创伤除去后，可以恢复正常。正畸治疗过程中，受力的牙槽骨发生吸收和改建，此时牙齿松动度明显增大，并发生移位；停止加力后，牙齿即可恢复稳固。

三、牙外伤

牙外伤最多见于前牙。根据撞击力的大小，使牙齿发生松动或折断。折断发生在牙冠时，牙齿一般不松动；根部折断时，常出现松动，折断部位越近牙颈部，则牙齿松动越重，预后也差。有的医师企图用橡皮圈不恰当地消除初萌的上颌恒中切牙之间的间隙，常使橡皮圈渐渐滑入龈缘以下，造成深牙周袋和牙槽骨吸收，牙齿极度松动和疼痛。患儿和家长常误以为橡皮圈已脱落，实际它已深陷入牙龈内，应仔细搜寻并取出橡皮圈。此种病例疗效一般均差，常导致拔牙。

四、根尖周炎

急性根尖周炎时，牙齿突然松动，有伸长感，不敢对咬合，叩痛（++）~（+++）。至牙槽脓肿阶段，根尖部和龈颊沟红肿、波动。这种主要由龋齿等引起的牙髓和根尖感染，在急性期过后，牙多能恢复稳固。

慢性根尖周炎，在根尖病变范围较小时，一般牙不太松动。当根尖病变较大或向根侧发展，破坏较多的牙周膜时，牙可出现松动。一般无明显自觉症状，仅有咬合不适感或反复肿胀史，有的根尖部可有瘘管。牙髓无活力。根尖病变的范围和性质可用X线检查来确诊。

五、颌骨骨髓炎

成人的颌骨骨髓炎多是继牙源性感染而发生，多见于下颌骨。急性期全身中毒症状明显，如高热、寒战、头痛，白细胞增至（10~20）×10^9/L等。局部表现为广泛的蜂窝织炎。患侧下唇麻木，多个牙齿迅速松动，且有叩痛。这是由于牙周膜及周围骨髓腔内的炎症浸润。一旦颌骨内的化脓病变经口腔黏膜或面部皮肤破溃，或经手术切开、拔牙而得到引流，则病程转入亚急性或慢性期。除病源牙必须拔除外，邻近的松动牙常能恢复稳固。

六、颌骨内肿物

颌骨内的良性肿物或囊肿由于缓慢生长，压迫牙齿移位或牙根吸收，致使牙齿逐渐松动。恶性肿瘤则使颌骨广泛破坏，在短时间内即可使多个牙齿松动、移位。较常见的，如上颌窦癌，多在早期出现上颌数个磨牙松动和疼痛。若此时轻易拔牙，则可见拔牙窝内有多量软组织，短期内肿瘤即由拔牙窝中长出，似菜花状。所以，在无牙周病且无明显炎症的情况下，若有一或数个牙齿异常松动者，应提高警惕，进行 X 线检查，以便早期发现颌骨中的肿物。

七、其他

有些牙龈疾病伴有轻度的边缘性牙周膜炎时，也可出现轻度的牙齿松动，如坏死性龈炎、维生素 C 缺乏、龈乳头炎等。但松动程度较轻，治愈后牙齿多能恢复稳固。发生于颌骨的组织细胞增生症，为原因不明的、累及单核-吞噬细胞系统的、以组织细胞增生为主要病理学表现的疾病。当发生于颌骨时，可沿牙槽突破坏骨质，牙龈呈不规则的肉芽样增生，牙齿松动并疼痛；拔牙后伤口往往愈合不良。X 线表现为溶骨性病变，牙槽骨破坏，病变区牙齿呈现"漂浮征"。本病多见于 10 岁以内的男童，好发于下颌骨。其他一些全身疾患，如 Down 综合征等的患儿，常有严重的牙周炎症和破坏，造成牙齿松动、脱落。牙周手术后的短期内，术区牙齿也会松动，数周内会恢复原来动度。

第五节 开口困难

开口困难是指由于各种原因造成根本不能开口或开口甚小者。造成开口困难的原因很多，可分为感染性、瘢痕性、关节性、外伤性、肿瘤源性和精神、神经性等。

一、感染所致的开口困难

1. 下颌智齿冠周炎

下颌智齿冠周炎可以直接累及咬肌和翼内肌，引起肌肉痉挛，造成开口困难。

2. 颌面部深在间隙感染

颞下窝和翼下颌间隙感染刺激翼肌群痉挛造成开口困难。感染的来源常常是上、下磨牙感染扩散或在注射上颌结节、翼下颌传导麻醉时将感染带入。因感染在深部，早期在颜面部无明显红肿症状，不易发现。所以在有上、下磨牙感染或拔牙史，低热，开口困难，并在该间隙的相应部位（如上颌结节后方、翼下颌韧带处）有明显红肿和压痛者应考虑本病。

3. 化脓性下颌关节炎

化脓性下颌关节炎多数在下颌关节附近有化脓性病灶，如中耳炎、外耳道炎等，继之引起下颌关节疼痛，开口困难。检查时可见关节区有红肿，压痛明显，尤其不能上、下牙对殆，稍用力即可引起关节区剧痛。颞下颌关节侧位 X 线片可见关节间隙增宽。

4. 破伤风

破伤风由破伤风杆菌引起的一种以肌肉阵发性痉挛和紧张性收缩为特征的急性特异性感染，由于初期症状可表现为开口困难而来口腔科就诊。一般有外伤史。痉挛通常从咀嚼肌开始，先是咀嚼肌少许紧张，继之出现强直性痉挛呈开口困难状，同时还因表情肌的紧缩使面部表情很特殊，形成"苦笑面容"。当颈部、背部肌肉收缩，则形成背弓反张。其他，如咬肌下、下颌下、颊部蜂窝织炎，急性化脓性腮腺炎等，均可发生开口困难，体征表浅，容易诊断。

二、瘢痕所致的开口困难

1. 颌间瘢痕挛缩

常常由坏疽性口炎后在上、下颌间形成大量瘢痕，将上、下颌紧拉在一起而不能开口。一般有口腔颌面部溃烂史，颊侧口腔前庭处能触到索条状瘢痕区，有时还伴有唇颊组织的缺损。

2. 放射性瘢痕

鼻咽部、腮腺区、颞下窝等恶性肿物经大量放射治疗后，在关节周围有大量放射性瘢痕造成开口困难。开口困难的症状是逐渐发展起来的，以致到几乎完全不能开口。照射区皮肤均有慢性放射反应，如皮肤薄而透明，毛细血管扩张，并可见到深棕色的斑点状色素沉着。

3. 烧伤后瘢痕

烧伤后瘢痕由各种物理、化学因素所致，口颊部深部烧伤后，逐渐形成大量增生的挛缩瘢痕造成开口困难。

三、颞下颌关节疾患所致的开口困难

1. 关节强直

一般由关节区化脓感染或外伤后关节腔内血肿机化逐渐形成关节融合。关节强直常发病于儿童，逐渐出现开口困难以致最后完全不能开口呈开口困难状。关节强直侧下颌骨发育短小，面部丰满呈圆形；而健侧下颌骨发育较长，面部反而显塌陷狭长。颞下颌关节侧位 X 线片可见患侧关节间隙消失，髁突和关节凹融合成致密团块。少数可由类风湿颞下颌关节炎造成，其特点为常累及两侧并伴有指关节或脊柱关节的类风湿关节炎，因此，同时可查到手指成梭形强直畸形或脊柱呈竹节样强直畸形。

2. 颞下颌关节盘脱出

急性脱臼后或长期颞下颌关节紊乱病后可使关节盘脱出，脱出的关节盘在髁突运动中成为机械障碍物，甚至可嵌顿在髁突和关节结节之间致不能开口，呈开口困难状。

四、外伤所致的开口困难

1. 颧弓、颧骨骨折

颧弓、颧骨为面侧部突出处，容易被伤及。最常见为呈 M 形颧弓双骨折，骨折片下陷妨碍喙突活动造成开口困难；颧骨体骨折后向下向后移位，可使上颌骨和颧骨之间的间隙消失，妨碍下颌骨活动造成开口困难。

2. 下颌髁突骨折

下颌髁突颈部是下颌骨结构中的薄弱区，当颏部和下颌体部受到外伤后容易在髁突颈部骨折而造成开口困难。此外，由于局部创伤引起的骨化性咬肌炎也可造成开口困难。新生儿开口困难除破伤风外应考虑由于难产使用高位产钳损伤颞下颌关节所致。

五、肿瘤所致的开口困难

关节区深部肿物可以引起开口困难，因为肿物在深部不易被查出，常误诊为一般颞下颌关节紊乱病而进行理疗。因此，有开口困难而同时存在有脑神经症状者应考虑是否有以下部位的肿物。

1. 颞下窝综合征

颞下窝综合征为原发于颞下窝肿物引起的一种综合征。因肿物侵犯翼肌、颞肌，故常有开口困难。早期有三叉神经第三支分布区持续性疼痛，继之出现下唇麻木，口角皮肤、颊黏膜异常感或麻木感。肿瘤长大时可在上颌后部口腔前庭处触到。

2. 翼腭窝综合征

翼腭窝综合征为原发于翼腭窝肿瘤引起的一种综合征，因肿瘤侵犯翼肌可引起开口困难外，最早出现三叉神经第二支分布区持续性疼痛和麻木，以后可影响眼眶累及视神经。

3. 上颌窦后部癌

肿瘤破坏上颌窦后壁，侵犯翼肌群，可以出现开口困难，并有三叉神经第二支分布区的持续性疼痛和麻木，鼻腔有脓血性分泌物，上颌侧位体层 X 线片见上颌窦后壁骨质破坏。

4. 鼻咽癌

鼻咽癌侵犯咽侧壁，破坏翼板，可影响翼肌群，出现开口困难，并常伴有剧烈头痛、鼻塞、鼻出血、耳鸣、听力障碍及颈部肿块等症状。

六、肌痉挛、神经精神疾患

1. 癔症性开口困难

癔症性开口困难如与全身其他肌痉挛或抽搐症状伴发，则诊断比较容易；但如只出现开口困难症状，则诊断比较困难。此病多发生于女性青年，既往有癔症史，有独特的性格特征。一般在发病前有精神因素，然后突然发生开口困难。用语言暗示或间接暗示（用其他治疗法结合语言暗示），常能解除症状。

2. 颞下颌关节紊乱

咀嚼肌群痉挛型—一般由翼外肌痉挛经不适当的治疗或在全身因素影响下（如过度疲劳、精神刺激）引起。主要临床表现为开口困难，X线片关节像正常。用肌肉松弛剂能立即开口，药物作用过后又开口困难。一般病期较长。

3. 咬肌挛缩

常因精神受刺激后突然发生开口困难，有时查不出诱因。一般发生在一侧咬肌，触时咬肌明显变硬，用钟式听诊器检查有嘶嘶的肌杂音。用2%普鲁卡因溶液封闭肌肉和咬肌神经时，变硬的肌肉可恢复正常，肌杂音可消失或减轻，开口困难症状亦缓解。咬肌挛缩有时可伴有颞肌挛缩。

第六节 口干

正常人一昼夜的唾液分泌量为 600 ~ 1 500 mL，使口腔黏膜保持湿润而不感口干。口干可由于各种原因所致的唾液分泌量减少而引起，但也有唾液分泌正常而自觉口干者。

一、唾液腺疾患

由于各种原因造成唾液腺破坏或萎缩均可引起口干症，如鼻咽部肿瘤经放射治疗后两侧腮腺萎缩，唾液分泌减少。干燥综合征是一种自身免疫性疾病，以眼干、口干为主，还伴有肝脾大、多发性关节炎、吞咽困难等症状。患者常有一项或多项自身抗体水平增高以及丙种球蛋白增高等。本病患者在无刺激时或用酸性药物、咀嚼石蜡等刺激时，均可见唾液分泌量明显减少。

二、神经、精神因素

由于情绪、精神因素的影响，有些神经衰弱患者常自觉口干，但多为暂时性的。检查患者口腔黏膜无明显的干燥，无刺激时唾液量减少，但用石蜡等刺激后唾液量并不减少。

三、更年期综合征

更年期综合征发生在女性更年期。除有一般症状外，常伴有口干、萎缩性舌炎、口腔黏膜糜烂、灼痛和刺痛等症状。

四、营养障碍

核黄素缺乏可出现口干、唇炎、口角炎、舌炎和阴囊炎等症状，有的还可出现咽部、鼻腔干燥，咽下困难等。

五、局部因素

由于腺样体增殖或前牙严重开颌等造成习惯性口呼吸者常有口干症状，尤以晨起时明显。检查唾液，无刺激时以及用酸性药物刺激后分泌量均正常。此外，口干症也可由其他系统病引起，如糖尿病、脱水、高热后，以及使用阿托品类药物后等。

第七节 口臭

口臭是指口腔呼出气体中的令人不快的气味，是某些口腔、鼻咽部和全身性疾病的一个较常见症状，可以由多方面因素引起。

一、生理因素

晨起时常出现短时的口臭，刷牙后即可消除。可由某些食物（蒜、洋葱等）和饮料（乙醇性）经过代谢后产生一些臭味物质经肺从口腔呼出所引起。某些全身应用的药物也可引起口臭，如亚硝酸戊脂、硝酸异山梨酯等。

二、病理因素

（一）口腔疾病

口腔呼出气体中的挥发性硫化物可导致口臭，其中90%的成分为甲基硫醇和硫化氢。临床上最常见的口臭原因是舌苔和牙周病变处的主要致病菌，如牙龈卟啉单胞菌、齿垢密螺旋体、福赛坦菌和中间普氏菌等的代谢产物。此外，牙周袋内的脓液和坏死组织、舌苔内潴留的食物残屑、脱落上皮细胞等也可引起口臭。在没有牙周炎的患者，舌苔则是口臭的主要来源，尤其与舌背的后1/3处舌苔的厚度和面积有关。用牙刷刷舌背或用刮舌板清除舌苔可显著减轻或消除口臭。

软垢、嵌塞于牙间隙和龋洞内的食物发酵腐败，也会引起口臭。有些坏死性病变，如坏死性溃疡性龈（口）炎、嗜伊红肉芽肿、恶性肉芽肿和癌瘤等，拔牙创伤的感染（干槽症）等，都有极显著的腐败性臭味。如果经过治疗彻底消除了口腔局部因素，口臭仍不消失，则应寻找其他部位的疾病。

（二）鼻咽部疾病

慢性咽（喉）炎、化脓性上颌窦炎、萎缩性鼻炎、小儿鼻内异物、滤泡性扁桃体炎等均能发出臭味。

（三）消化道、呼吸道及其他全身性疾病

如消化不良、肝硬化、支气管扩张继发肺部感染、肺脓肿、先天性气管食管瘘等。糖尿病患者口中可有烂苹果气味，严重肾衰竭者口中可有氨味或尿味。此外，某些金属（如铅、汞）和有机物中毒时，可有异常气味。

（四）神经和精神异常

有些患者自觉口臭而实际并没有口臭，是存在心理性疾患，如口臭恐惧症等，或者由于某些神经疾患导致嗅觉或味觉障碍而产生。用鼻闻法、仪器测量法（气相色谱仪等）可直接检测口臭程度和挥发性硫化物的水平。

第八节 面部疼痛

面部疼痛是口腔科常见的症状，不少患者因此而就诊。有的诊断及治疗都较容易，有的相当困难。不论是何种疼痛，都必须查清引起的原因。由牙齿引起的疼痛，查出病因是较为容易的，已见前述；但牵涉性痛和投射性痛的原因，却很难发现。颞下颌关节紊乱病引起的疼痛也常导致诊断进入迷途，因为它们很类似一些其他问题引起的疼痛。

诊断困难的另一因素，是患者对疼痛的叙述。这种叙述常是不准确的，但又与诊断有关联。患者对疼痛的反应决定于两种因素，一是患者的痛阈；一是患者对疼痛的敏感性。两者在每一患者都不相同，例如后者就会因患者的全身健康状态的变化及其他暂时性因素而时时改变。

所谓的投射性痛，是指疼痛传导途径的某一部位受到刺激，疼痛可能在此神经的周缘分布区发生。

颅内肿瘤引起的面部疼痛即是一例。这类病变可能压迫三叉神经传导的中枢部分而引起其周缘支分布区的疼痛。投射性痛必须与牵涉性痛鉴别。所谓的牵涉性痛是疼痛发生部位与致痛部位远离的疼痛。在口腔科领域内，牵涉性痛最常见的例子可能是下牙病变引起的上牙疼痛。疼痛的冲动发生于有病变的牙齿，如果用局部麻醉方法阻断其传导，牵涉性痛即不发生。即是说，阻断三叉神经的下颌支，可以解除三叉神经上颌支分布区的疼痛。这也是诊断疑有牵涉性痛的一种有效方法。投射性痛的发生机制是很清楚的，但牵涉性痛却仍不十分清楚。提出过从有病部位传导的冲动有"传导交叉"而引起中枢"误解"的看法，但争议仍大。

面部和口腔组织的感觉神经为三叉神经、舌咽神经和颈丛的分支。三叉神经的各分支分布明确，少有重叠现象。但三叉神经和颈丛皮肤支之间，常有重叠分布。三叉、面和舌咽神经，以及由自主神经系统而来的分支，特别是与血管有关的交感神经之间，有复杂的彼此交通。交感神经对传送深部的冲动有一定作用，并已证明刺激上颈交感神经节可以引起这一类疼痛。面深部结构的疼痛冲动也可由面神经的本体感受纤维传导。但对这些传导途径在临床上的意义，争论颇大。与口腔有关的结构非常复杂，其神经之间的联系也颇为复杂。口腔组织及其深部，绝大多数为三叉神经分布。虽然其表面分布相当明确而少重叠，但对其深部的情况了解甚少。故诊断错误是难免的。

可以把面部疼痛大致分为4种类型。

（1）由口腔、面部及紧密相关部分的可查出病变引起的疼痛，例如牙痛、上颌窦炎引起的疼痛，颞下颌关节紊乱病引起的疼痛等。

（2）原因不明的面部疼痛：包括三叉神经痛，所谓的非典型性面痛等。

（3）由于感觉传导途径中的病变投射到面部的疼痛，即投射痛，例如肿瘤压迫三叉神经而引起的继发性神经痛是一例子，尽管罕见。偏头痛也可列为此类，因其为颅内血管变化引起。

（4）由身体其他部位引起的面部疼痛，即牵涉性痛，例如心绞痛可引起左下颌部的疼痛。

这种分类法仅是为诊断方便而作的，实际上，严格区分有时是很困难的。

对疼痛的客观诊断是极为困难的，因为疼痛本身不能产生可查出的体征，需依靠患者的描述。而患者的描述又受患者的个人因素影响，如患者对疼痛的经验、敏感性、文化程度等。疼痛的程度无法用客观的方法检测，故对疼痛的反应是"正常的"或"异常的"，也无法区别。对疼痛的诊断应分两步进行。首先应除外由于牙齿及其支持组织，以及与其紧密相关组织的病变所引起的疼痛，例如由上颌窦或颞下颌关节紊乱病所引起的。如果全面而仔细的检查不能发现异常，才能考虑其他的可能性。诊断时，应注意仔细询问病史，包括起病快慢、发作持续时间、有无间歇期、疼痛部位、疼痛性质、疼痛发作时间、疼痛程度、伴随症状、诱发、加重及缓解因素，家族史等。应进行全面、仔细的体格检查及神经系统检查，并根据需要做实验室检查。

一、神经痛

可以将神经痛看作是局限于一个感觉神经分布区的疼痛，其性质是阵发性的和严重的。神经痛有不少分类，但最重要的是应将其分为原发性的和继发性的。原发性神经痛指的是有疼痛而查不到引起原因者，但并不意味没有病理性改变，也许是直到目前还未发现而已。这种神经痛中最常见的是三叉神经痛，舌咽神经痛也不少见。

（一）三叉神经痛

由于其疼痛的特殊性，三叉神经痛的研究已有多年历史，但至今对其本质仍不明了。虽然疼痛通常是一症状而非疾病，但由于缺乏其他有关症状及对病因的基础知识，现只能认为疼痛是疾病本身。

三叉神经痛多发生于中老年，女性较多。疼痛几乎都发生于一侧，限于三叉神经之一支，以后可能扩展至二支或全部三支。疼痛剧烈，刀刺样，开始持续时间很短，几秒钟即消失，以后逐渐增加，延续数分钟甚至数十分钟。有"扳机点"存在是此病的特点之一。在两次发作之间，可以无痛或仅有钝痛感觉。可有自然缓解期，数周或数月不等，但永久缓解极罕见。

在疾病的初发期，疼痛的特点不明显，此时患者常认为是牙痛，而所指出有疼痛的牙却为健康牙；

有时常误诊而拔除该牙。拔除后疼痛依然存在，患者又指疼痛来源于邻牙而要求拔除。对此情况应加以注意，进行全面检查并考虑三叉神经痛的可能性。相反，其他问题，如未萌出的牙等，可以引起类似三叉神经痛的症状。检查如发现这一类可能性，应加以处理。此病多发生于40岁以后，如为40岁以下者，应做仔细的神经学检查，以除外其他的可能性，如多发性硬化等。有人主张，卡马西平（痛痉宁）本身不是止痛药，但对三叉神经痛有特异性疗效，可以用对此药的疗效反应作为诊断的方法之一。

（二）舌咽神经痛

舌咽神经痛的情况与三叉神经痛颇相似，但远较其少见。疼痛的性质相似，单侧，发生于口咽部，有时可放射至耳部。吞咽可引起疼痛发作。也可有"扳机点"存在。用表面麻醉喷于此区能解除疼痛发生。卡马西平亦可用以辅助诊断。

二、继发性神经痛

面部和头部疼痛可以是很多颅内和颅外病变的症状之一。面部疼痛可由于肿瘤压迫或浸润三叉神经节或其周缘支而产生。原发性或继发性颅内肿瘤、鼻咽部肿瘤、动脉瘤、脑上皮样囊肿等，是文献报道中最常引起面部疼痛的病变；颅脑损伤后所遗留的病变也是引起面部疼痛的原因之一；疼痛多不是仅有的症状，但可能最早发生。如有侵犯其他脑神经症状，以及有麻木或感觉异常的存在，应立即想到继发性神经痛的可能性。

畸形性骨炎（佩吉特病，Paget病）如累及颅底，可使卵圆孔狭窄而压迫三叉神经，产生疼痛症状；疼痛也可由于整个颅骨的畸形，使三叉神经感觉根在越过岩部时受压而产生。疼痛常似三叉神经痛，但多有其他症状，如听神经受压而发生的耳聋、颈椎改变而引起的颈丛感觉神经分布区的疼痛等。上颌或颧骨骨折遗留的眶下孔周围的创伤后纤维化，也可压迫神经而发生疼痛。继发性神经痛在与原发性者鉴别时，关键在于可以查出引起的原因，故仔细而全面的检查是必需的。

三、带状疱疹后神经痛

面部带状疱疹发生前、中或后，均可有疼痛。开始时，可能为发病部位严重的烧灼样痛，以后出现水疱。带状疱疹的疼痛相当剧烈。病后，受累神经可出现瘢痕，引起神经痛样疼痛，持续时间长，严重，对治疗反应差。老年人患带状疱疹者特别易出现疱疹后神经痛，并有感觉过敏或感觉异常症状。

四、偏头痛

偏头痛或偏头痛样神经痛（丛集性头痛）有时也就诊于口腔门诊。偏头痛基本上发生于头部，但有时也影响面部，通常是上颌部，故在鉴别诊断时应注意其可能性。典型的偏头痛在发作前（先兆期或颅内动脉收缩期）可有幻觉（如见闪光或某种颜色）或眩晕、心烦意乱、感觉异常、颜面变色等，症状与脑缺血有关，历时10～30分钟或几小时。随即出现疼痛发作，由于动脉扩张引起搏动性头痛，常伴有恶心、呕吐、面色苍白、畏光等自主神经症状。疼痛持续2～3小时，患者入睡，醒后疼痛消失，故睡眠能缓解偏头痛。麦角胺能缓解发作。

还有一种类似偏头痛的所谓急性偏头痛性神经痛，其病因似偏头痛，患者多为更年期的男性。疼痛为阵发性，通常持续30分钟，发作之间间歇时间不等。疼痛多位于眼后，扩延至上颌及颞部。患侧有流泪、结膜充血、鼻黏膜充血及流涕。常在夜间发作（三叉神经痛则少有在夜间发作者）。疼痛的发作为一连串的密集头痛发作，往往集中于一周内，随后有间歇期，达数周至数年，故又名丛集性头痛。少见的梅–罗综合征也可有偏头痛样疼痛。患者有唇部肿胀，有时伴有一过性或复发性面神经衰弱现象和颞部疼痛。有的患者舌有深裂，颊黏膜有肉芽肿样病变，似克罗恩病。以上诸病均对治疗偏头痛的药物反应良好。

五、非典型性面痛

非典型性面痛一词用以描述一种少见的疼痛情况，疼痛的分布无解剖规律可循，疼痛的性质不清，找不到与病理改变有关的证据。疼痛多为双侧，分布广泛，患者可描述疼痛从面部的某一部分放射至身体他部。疼痛多被描述为严重的连续性钝痛。有的患者有明显的精神性因素，对治疗的反应差，有的甚至越治情况越坏。

本病有多种类型，Mumford 将其分为3类。第一类为由于诊断技术问题而未完全了解的情况；第二类为将情况扩大的患者，这些患者对其面部和口腔有超过通常应有的特别注意。这些患者显得有些特殊并易被激惹，但仍属正常范围。他们常从一个医师转到另一个，以试图得到一个满意的诊断；第3类患者的症状，从生理学上或解剖学上都不能解释，但很易被认为有精神方面的因素。这类患者的疼痛部位常广泛，疼痛的主诉稀奇古怪。对这一类疾病，首先应作仔细而全面的检查，以除外可能引起疼痛的病变。

六、颞部疼痛

颞动脉炎和耳颞综合征可以引起颞部疼痛。二病虽少见，但也有就诊于口腔门诊者，应在诊断上注意。颞动脉炎属结缔组织性疾病，多见于50岁以上的女性。疼痛局限于颞部和额部，皆为颞浅动脉所分布的区域。早期有发热，颞动脉处红肿、热感及压痛，动脉可增厚甚至搏动消失。患者可伴有食欲不振、消化不良、体重减轻、出汗及肌痛等症状。疼痛为严重的钝痛，搏动性，偶为阵发性。平卧时增剧，头低位时更为强烈，仰头或压迫颈总动脉可缓解。在疼痛发作的间歇期，受累部对触痛非常敏感。有全身不适，弥散性肌肉和关节疼痛，也可有视力退化。基本病因为全身性动脉的炎症，早期可表现于颞浅动脉。疼痛亦可发生于牙、耳、下颌或颈部，故认为动脉炎还波及（如上颌动脉、面动脉等）其他分支。如不及时治疗，可能引起视神经的不可逆性损害。

诊断主要依靠临床检查，受累动脉扩大并疼痛。血沉明显加速。活组织检查常必要。耳颞综合征为耳颞神经因腮腺疾患受激惹而引起。腮腺疾患可为炎症、肿瘤或创伤（包括外科创伤）。疼痛发生于耳颞神经分布的部位，常为烧灼样痛。进食时伴有该部多汗及发红。间歇期受累部皮肤可有麻木或感觉异常。

七、牵涉性痛

此处所指为由远处而来在面部出现疼痛的情况，少见。冠状动脉血供不足时，疼痛可牵涉左侧下颌部，同时并有该病的其他症状。但也有报告左下颌部疼痛为患者的第一个主诉者，以后才发生了心肌梗死的其他症状。

八、由肌肉紊乱而引起的疼痛

疼痛由肌肉的病理性改变或功能紊乱引起，包括一组疾病，在文献中相当紊乱，但至少有6种：①肌炎；②肌痉挛；③肌筋膜疼痛综合征；④纤维肌痛；⑤肌挛缩；⑥由结缔组织病引起的肌痛。

肌痉挛是肌肉突然的不随意的收缩，伴随疼痛及运动障碍。疼痛常持续数分钟至数日，运动逐渐恢复，疼痛亦渐轻。引起的原因常为过去较弱的肌肉发生过度伸张或收缩或正常肌肉的急性过度使用。由于姿势关系而产生的肌疲劳或衰弱、肌筋膜疼痛综合征、保护有关的创伤、慢性（长期）使用等，均是发病的诱因。当肌肉随意收缩时，如举重、进食、拔第三磨牙、打呵欠等，肌痉挛皆可发生。如成为慢性，可能产生纤维化或瘢痕，引起肌挛缩。

肌炎是整个肌肉的急性炎症，症状为疼痛、对压痛极敏感、肿胀、运动障碍并疼痛。如未治疗，可使肌肉产生骨化。血沉加快。表面皮肤可肿胀及充血。引起肌炎的原因为局部感染、创伤、蜂窝织炎、对肌肉本身或其邻近的激惹等。肌肉持续过度负荷也是引起原因之一。

肌痉挛时，以低浓度（0.5%）普鲁卡因溶液注射于局部可以缓解；但在肌炎时，任何注射皆不能耐受，且无益，应注意。

纤维肌痛罕见，为一综合征，又名肌筋膜炎或肌纤维炎，特征与肌筋膜疼痛综合征基本相同。但本病可发生于身体各负重肌肉，而后者发生于局部，如颌骨、颈部或下腰部。故本病的压痛点在身体各部均有。

结缔组织病，如红斑狼疮、硬皮病、舍格伦（Siabgren）综合征、动脉炎、类风湿关节炎等，也可累及肌肉而产生疼痛。特征为肌肉或关节滑膜有慢性炎症、压痛及疼痛。通过临床及实验室检查，诊断应不困难。肌筋膜疼痛综合征（myofascial pain syndrome，MPS），又名肌筋膜痛、肌筋膜疼痛功能紊乱综合征等，是最常见的慢性肌痛，其诊断标准有以下几点。

（1）骨骼肌、肌腱或韧带有呈硬条状的压痛区，即扳机点。

（2）疼痛自扳机点牵涉至他处，发生牵涉痛的部位相当恒定，见表4-1。

表4-1 肌筋膜扳机点及面部疼痛部位

疼痛部位	扳机点位置	疼痛部位	扳机点位置
颞下颌关节	咬肌深部	颏部	胸锁乳突肌
	颞肌中部	牙根	咬肌浅部
	颞肌深部		翼内肌
	颞肌外侧部	上切牙	颞肌前部
	翼内肌	上尖牙	颞肌中部
	二腹肌	上前磨牙	颞肌中部
耳部	咬肌深部		咬肌浅部
	翼外肌	上磨牙	颞肌后部
	胸锁乳突肌	下磨牙	斜方肌
	咬肌浅部		胸锁乳突肌
	斜方肌	下切牙	咬肌浅部
	二腹肌		二腹肌前部
	翼内肌	口腔、舌、硬腭	翼内肌
颊部	胸锁乳突肌		二腹肌
	咬肌浅部	上颌窦	翼外肌

（3）刺激活动的扳机点所产生的牵涉性痛可反复引出：所谓活动的扳机点是指该区对触诊高度敏感并引起牵涉性痛。潜在性扳机点一词则用以指该区亦敏感，但刺激时不产生牵涉性痛。

九、炎症性疼痛

炎症包括窦腔炎症、牙髓炎、根尖炎、各种间隙感染等。其中上颌窦炎疼痛部位主要在上颌部。因分泌物于夜间积滞，故疼痛在晨起时较重。起床后分泌物排出，疼痛缓解。弯腰低头时由于压力改变，可加重疼痛；抬头时好转。上颌窦前壁处有压痛，有流涕、鼻塞等症状，上颌窦穿刺可吸出脓液。各种间隙感染和牙源性疼痛详见其他章节。

十、颈椎病

颈椎病可以直接引起头及面部疼痛，但更常见的是引起肌肉的紊乱而产生直接的疼痛或牵涉性痛。

颈椎病包括椎间盘、椎体骨关节及韧带等的疾患。常可产生头痛，有时为其唯一表现。头痛多在枕颈部，有时扩散至额部及颞部，或影响两侧，或在一侧，多为钝痛。疲劳、紧张、看书、颈部活动等使之加重。肩臂部疼痛、麻木、活动受限、X线片所见等有助于诊断。

十一、颌骨疼痛

骨膜有丰富的感觉神经，对压力、张力等机械性刺激敏感，可产生相当剧烈的疼痛。颌骨疼痛与面部疼痛甚易混淆，在鉴别诊断时应注意。引起颌骨疼痛的原因很多，炎症，如急性化脓性骨髓炎、骨膜炎等，炎症章中已有叙述。颌骨的一些骨病在临床上亦有骨痛表现，其较常见者有甲状旁腺功能亢进、老年性骨质疏松、骨质软化、畸形性骨炎、骨髓瘤等。其他的骨病及骨肿瘤在压迫或浸润神经，或侵及骨膜时，也可引起疼痛。

十二、灼性神经痛

头颈部的灼性神经痛少见，引起烧灼样痛并有感觉过敏。病因为创伤，包括手术创伤，可能成为非典型性面部疼痛的原因之一。曾有文献报道发生于多种面部创伤之后，包括拔除阻生第三磨牙、枪弹伤及头部创伤。临床特征为烧灼样疼痛，部位弥散而不局限；该部皮肤在压迫或轻触时发生疼痛(感觉过敏)，或有感觉异常；冷、热、运动及情绪激动可使疼痛产生或加剧；皮肤可有局部发热、红肿或发冷、发绀等表现，为血管舒缩障碍引起。活动、咀嚼、咬合关系失调、打呵欠等引起及加剧疼痛，松弛可缓解疼痛。在诊断上，以局部麻醉药封闭星状神经节如能解除疼痛，则诊断可以成立。

十三、癌性疼痛

癌症疼痛的全面流行病学调查尚少报道。Foley等（1979年）报道不同部位癌痛发生率，口腔癌占80%，居全身癌痛发生率第2位。北京大学口腔医院调查了208例延误诊治的口腔癌患者，因忽视疼痛的占27%，仅次于因溃疡延误的。其原理是癌浸润增长可压迫或累及面部的血管、淋巴管和神经，造成局部缺血、缺氧，物质代谢产物积蓄，相应组织内致痛物质增加，刺激感觉神经末梢而致疼痛，尤其舌根癌常常会牵涉到半侧头部剧烈疼痛。

第五章 口腔颌面部检查

口腔及颌面部的常规检查是诊断和治疗口腔颌面部疾病的基础，对口腔颌面部疾病要做出正确的诊断，进行合理有效的治疗，必须在进行认真细致的口腔及颌面部常规检查的基础上，结合必要的特殊检查手段或方法，全面深入地了解病情，科学地进行综合分析和判断，才能避免误诊漏诊。另外，口腔及颌面部是整个机体的组成部分，某些口腔颌面部疾病可以影响全身；而全身某些系统性疾病也可在口腔及颌面部出现表征。因此，在做口腔颌面部常规检查时，除着重检查牙、牙周、口腔黏膜和颌面部组织器官时，还需具有整体观念，必要时还应进行全身系统的检查。

第一节 口腔颌面部常规检查

一、口腔内常规检查

（一）常用检查器械
口腔内检查常用器械为口镜、镊子和探针。

1. 口镜

口镜可用以牵引唇、颊或推压舌体等软组织，镜面可反映检查者视线不能直达部位的影像以便观察，反射并聚光于被检查部位以增强照明，其柄还可作牙叩诊之用。

2. 镊子

镊子为口腔专用镊子，用以夹持敷料、药物，夹除腐败组织和异物，夹持牙以检查其松动度，柄端同样可作牙叩诊之用。

3. 探针

头尖细，一端呈弧形，另端呈弯角形。用以检查牙各面的沟裂、点隙、缺陷、龋洞以及敏感区，还可用以探测牙周袋的深度和有无龈下牙石，检查充填物及修复体与牙体的密合程度，检查皮肤或黏膜的感觉功能。另外，还有一种钝头圆柱形有刻度（以毫米计）的专用于检查牙周袋深度的探针。

4. 其他器械

除上述三种最基本器械外，挖匙也是在口腔、牙检查中常用的器械。口腔用的挖匙较小，两端呈弯角，头部呈匙状，用以挖除龋洞内异物及腐质，以便观察龋洞的深浅。

（二）检查前准备
1. 检查体位

现代口腔综合治疗椅的电子以及数字化的操控系统已使得口腔综合治疗椅的操作与控制变得非常方便；同时四手操作的规范化，使医师坐于工作椅位上即可完成其诊疗工作。因此，目前常规的口腔内检查方法是检查者取坐位位于患者头部右侧或右后侧，患者仰卧于椅上，配合医师的护士或医师助理位于患者头部左侧位。开始检查前，应根据具体情况调节治疗椅，使患者既感到体位舒适，又便于医师操作。

2. 检查光源

检查中，光源必须充足。现代综合治疗椅均已配备良好的适合于口腔内检查的光源，它能真实地反映牙冠、牙龈和口腔黏膜的色泽。但由于光源系统可能发生老化而使其亮度不足，可能影响检查效果，因此，应及时更换新的灯源，以保证良好的检查光线。口腔内某些光线不能直射到的部位，可借口镜反映的影像来观察。

（三）常规检查方法

1. 问诊

检查前，应先通过问诊了解患者疾病的发生、发展、检查治疗经过，过去健康状况以及家庭成员健康状况等。问诊的目的主要在于弄清患者的主诉、现病史、既往史和家族史。问诊应包括下述内容。

（1）主诉：是患者最迫切要求解决的痛苦问题，也是患者就诊的主要原因。询问时，应问清最主要的症状、部位和患病时间。

（2）现病史：指疾病的发生、发展、演变直至就诊前的整个过程。包括：①发病时间、诱因、原因以及症状，如为牙痛，则应问清何时开始发病，由何诱因或原因引起。牙痛的部位、性质（锐痛、钝痛、自发痛、激发痛等）、时间（白天、黑夜、阵发性、持续性等）和程度（剧烈或轻微）。②病情演变过程，是初发还是反复发作，加重或减轻等情况；有无并发症。③经过哪些检查和治疗，检查结果和治疗效果如何。

（3）既往史：除了解与现在疾病的诊断与治疗有关的既往情况外，还应着重了解患者过去患过的重要的全身性疾病，如心脏病、高血压、糖尿病、血友病等可能影响口腔疾病治疗的全身疾病，肝炎、梅毒等传染性疾病，以及有无药物特别是麻醉药物的过敏史。

（4）家族史：询问患者家庭成员的健康状况，是否有人患过类似疾病。对唇腭裂有家族史者，应记录至少三代的家系情况。

2. 视诊

口腔内观察包括牙、牙龈、舌、口腔黏膜及唾液腺等组织器官。

（1）牙：应注意其排列及咬合关系，数目、形态、颜色是否正常，有无龋病、裂纹、残冠、残根及牙结石等。

（2）牙龈：应注意其形态、颜色、质地的变化，包括有无肿胀、增生、萎缩、点彩消失及脓肿形成等，是否有出血、溢脓。

（3）口腔黏膜：应注意其色泽是否正常，上皮覆盖是否完整，有无疱疹、丘疹、糜烂、溃疡、过度角化、瘢痕、肿块及色素沉着等。

（4）舌：应注意其舌苔、颜色、表面有无沟裂或溃疡，舌乳头有无肿胀或消失，运动和感觉有无异常，舌体有无肿胀或畸形。

（5）唾液腺导管口：应注意检查颊部腮腺导管口、口底下颌下腺导管口的情况，有无红肿，挤压腮腺或下颌下腺时导管口处有无唾液流出及唾液的情况。

3. 探诊

利用口腔科探针检查并确定病变部位、范围和反应情况。包括检查牙有无龋坏，确定其部位、深浅，有无探痛以及牙髓是否暴露。当有充填物时，探查充填物边缘与牙体是否密合及有无继发龋。牙本质过敏时，可用探针探测敏感部位。还可探查牙周袋深度，龈下牙石及瘘管的方向等。

4. 叩诊

用口镜柄或镊子柄垂直或从侧方叩击牙有无疼痛，用以检查是否存在根尖周或牙周病变。垂直叩诊主要检查根尖区病变，如有病变，则出现叩痛，且声音变浊。侧方叩诊是检查牙周膜某一侧的病变。叩诊时不宜用力过猛，应先叩邻近正常牙，后叩患牙，以便对照比较。

5. 触诊（扣诊）

用手指或用镊子夹棉球扣压龈缘或根尖部牙龈，观察有无溢脓、压痛或波动，有助于牙周病和根尖周病的诊断。用手指扣压在两邻牙的唇（颊）侧颈部，嘱患者做各种咬合运动，可感知该牙所受𬌗力的大小，以了解有无创伤性咬合存在。

检查牙的动度，可用口腔镊子。前牙以镊子夹持牙冠的唇、舌面，后牙将镊尖合拢置于牙的𬌗面，摇动镊子，即可查出牙松动情况。按松动程度牙动度（tooth-mobility）分为三种。

Ⅰ度松动牙向唇（颊）：舌侧方向活动幅度在 1 mm 以内。

Ⅱ度松动牙向唇（颊）：舌侧方向活动幅度为 1 ~ 2 mm，且伴有近远中向活动。

Ⅲ度松动牙唇（颊）：舌向松动幅度在 2 mm 以上，且伴有近远中及垂直向多方向活动。

6. 嗅诊

借助医师嗅觉以助诊断。如坏疽的牙髓组织特殊的腐臭味，而坏死性龈炎则有更特殊的腐败腥臭味。

7. 咬诊

咬诊有空咬法和咬实物法。空咬法嘱患者直接咬紧上下牙并做各种咬合运动，观察患者有无疼痛，牙有无松动移位。咬实物法嘱患者咬棉卷或棉签，如有疼痛，则表示牙周组织或根尖周组织存在病变。如有牙本质过敏，咬实物时，亦可出现酸痛。通过咬诊，可了解患者咬合时牙有无疼痛；发现早接触的牙和查明早接触点在牙上的具体部位及范围。为查清牙的早接触部位，可让患者咬蜡片或咬合纸，然后从蜡片上的咬印或牙面上的着色点来确定。

二、颌面部常规检查

颌面部的常规检查主要是问诊、望诊、扣（触）诊、听诊。其中，问诊方法及内容同口腔内常规检查。扣（触）诊是指医师用手指或器械在病变部位触摸或按压，以探查病变的范围、大小、形状、硬度、活动度以及有无压痛、波动感、发热及程度等。

颌面部的专科检查应包括以下方面。

1. 表情与意识神态

颌面部表情的变化既可以是某些口腔颌面外科疾病的表征，又可以是各种全身疾病的反映。依据面部表情，可了解患者的意识状态、性格、体质及病情的轻重等。

2. 外形与色泽

观察颌面部外形左右是否对称，上、中、下比例是否协调，有无突出或凹陷；皮肤的色泽、质地和弹性的变化对某些疾病的诊断具有临床意义。

3. 颌面部器官

（1）眼睑、外耳、鼻有无缺损畸形及缺损的部位及范围，睑裂的大小、眶间距及眼睑的动度。

（2）对颌面部损伤患者，特别要注意双侧瞳孔的形态、大小及对光反射情况，以明确有无颅脑损伤；注意检查有无脑脊液耳漏或鼻漏，耳漏表明颅中窝底骨折，鼻漏表明颅前窝底骨折。若外耳道仅表现为溢血，则可能为髁突骨折引起外耳道破裂。

（3）对于上颌窦癌的患者，患侧鼻阻或血性分泌物为早期症状之一；晚期则可引起眼球突出及运动障碍，出现复视。对于耳部邻近部位（如颞下颌关节及腮腺区）的炎症及肿瘤，尚应检查听力和耳部的情况。

4. 病变部位和性质

对已发现的病变，应进一步触诊检查，注意病变区皮肤的温度、湿度、硬度与弹性，病变的范围、深度、形态、大小以及与深部组织和皮肤或黏膜的关系，病变能否活动，有无波动感、捻发感、触痛等体征；对颌面部畸形和两侧不对称者，应注意区别是骨性还是软组织畸形，是一侧肿大、膨隆，或是另一侧萎缩、缺损。对口腔颌面部的瘘管、窦道，可用探针进行探诊，必要时注入染色剂或造影检查其走向和深度。

5. 颌面部骨骼的检查

颌面部骨骼的检查包括眼眶、颧骨、颧弓、上颌骨、鼻骨、下颌支、下颌角及下颌体的检查，应注意其大小、对称性；骨连续性有无中断，有无台阶或凹陷缺损，有无压痛、骨擦音或异常活动；对骨面膨隆者，尚需检查有无乒乓感或波动感。

6. 语音及听诊检查

语音检查对某些疾病的诊断具有特殊意义，如腭裂患儿具有明显的鼻音，即腭裂语音；舌根部肿块可出现"含橄榄音"；动静脉畸形可听到吹风样杂音；颞下颌关节紊乱病的患者在关节区可听到不同性质及时间的弹响，对该病的确诊及分型具有帮助。

7. 颌面颈部淋巴结的检查

面颈部淋巴结的扪诊，对颌面部炎症和肿瘤的诊断和治疗具有重要意义。检查时患者应取坐位，检查者应站在其右前方或右后方，患者头稍低，略偏向检查侧，使皮肤、肌肉放松。检查者手指紧贴检查部位，依次从枕部开始，沿耳后、耳前、腮腺、颊部、下颌下、颏下，再沿胸锁乳突肌前缘及后缘、颈前后三角，直至锁骨上凹滑动扪诊，仔细检查颈深、浅各组淋巴结有无肿大及其所在部位、大小、数目、硬度、活动度、有无压痛或波动感，与皮肤或基底部有无粘连等情况。

8. 颞下颌关节检查

对颞下颌关节的检查应包括以下内容。

（1）外形与关节动度：面部左右是否对称，关节区、下颌角、下颌支和下颌体的大小和长度是否正常，两侧是否协调一致，注意面部有无压痛和髁突活动度的异常。检查髁突动度有两种方法：①以双手示指或中指分别置于两侧耳屏前（即髁突外侧），患者做张闭口运动时，感触髁突之动度。②将两小手指伸入外耳道内，向前方触诊，以了解髁突的活动及冲击感，协助关节疾病的诊断。此外，还应注意观察颏部中点是否居中，面下1/3部分有无明显增长或缩短。

（2）咀嚼肌：检查咀嚼肌群的收缩力，依次触压各肌是否有压痛点；并嘱患者同时做咬合运动，感受双侧肌运动是否对称、协调。在口内触压各咀嚼肌的解剖部位如下：下颌支前缘向上触压颞肌前份，上颌结节后上方触压翼外肌下头，下颌磨牙舌侧的后下方及下颌支的内侧面触压翼内肌下部。

（3）下颌运动：①开闭颌运动，检查开口度是否正常及开口型有无偏斜，是否出现关节绞锁等异常现象；②前伸运动，检查下颌前伸的距离及前伸时下颌中线有无偏斜；③侧颌运动，检查左右侧颌运动是否对称，髁突动度是否一致，并比较咀嚼运动中发挥功能的大小。在下颌做以上各种运动时，还应注意观察有无疼痛，关节弹响或杂音出现；观察弹响出现的时间、性质、次数和响度等。弹响明显者，一般用手指扪诊即可感觉到，必要时可用听诊器协助。

（4）牙合关系：颞下颌关节疾病与牙、牙合状态有密切关系，因此，应注意检查咬合关系是否正常，有无牙合紊乱；覆牙合、覆盖程度及牙合曲线是否正常；牙齿咬合面磨耗程度是否均匀一致；此外，还应注意后牙有无缺失，缺失时间长短；后牙有无倾斜及阻生等情况。

9. 唾液腺检查

唾液腺的检查重点是三对大唾液腺的检查，但是对某些疾病而言，亦不能忽视小唾液腺的检查。

（1）面部对称性：首先应注意两侧面部是否对称，然后观察各腺体所处部位的解剖标志是否存在。对腮腺损伤或恶性肿瘤患者，应观察其面神经各支功能有无障碍；对舌下腺、下颌下腺恶性肿瘤患者，则应注意舌体运动，如伸舌时偏向一侧或患侧舌肌震颤，表明该侧舌下神经已麻痹。

（2）唾液分泌：应注意导管口有无红肿溢脓现象。按摩挤压腺体时，唾液分泌是否通畅；唾液本身是否清亮、黏稠或脓性。

（3）腮腺肿瘤患者尚应观察咽侧及软腭有无膨隆，如有，则可能为腮腺深叶肿瘤所致。

（4）腺体的触诊应注意有无肿块，如有肿块，则应注意其部位、大小、质地、活动度，以及与周围组织的关系。

（5）唾液腺导管的触诊应注意有无结石存在，还应注意导管的粗细及质地；检查时应从近心端向导管口方向滑行触压，以免将结石推向深部。

（6）唾液腺触诊的方法：腮腺触诊一般以示、中、环三指单独为宜，忌用手指提拉腺体触摸；下颌下腺、舌下腺及腮腺深叶的触诊则应用双手合诊法进行检查。

第二节 口腔颌面部特殊检查

一、牙周探诊与牙周袋测量

1. 牙周探诊

用有刻度的钝头牙周探针，探测牙龈与附着龈的关系；了解牙周袋的范围、深度及牙龈与牙的附着关系。检查时应注意支点宜稳，探针尽可能靠牙面，与牙长轴方向一致，力量轻微，以免引起疼痛。

2. 牙周袋测量

牙周袋测量指对牙周袋深度的测量检查。按牙的颊（唇）、舌（腭）侧的近、中、远三点做测量记录，检查龈缘至袋底的深度。结合附着丧失的检查，以了解牙周破坏的严重程度。附着丧失的测量应在牙周袋深度测量后进行测量，龈缘至釉质牙骨质界的距离，若龈缘位于牙骨质界下之根面，则测量记录为负值。附着水平 = 牙周袋深度 – 龈缘至釉质牙骨质界距离。

二、牙髓活力测试（dental pulp vitality tests）

正常的牙髓对温度和电流的刺激有一定的耐受量。当牙髓存在病变时，刺激阈会发生变化，对本来可耐受的刺激产生敏感或相反对过强的刺激反应迟钝，甚至无反应。因此，临床上常用牙髓对温度或电流的不同反应来协助诊断牙髓是否患病，病变的发展阶段，以及牙髓的活力是否存在。

正常情况下，牙髓对 20~50℃ 的温度刺激不产生反应。一旦发生炎症，则对温度刺激反应敏感；如发生变性或坏死，则反应迟钝或消失。

温度诊可用冷试法，亦可用热试法。冷试法可用冷水、氯乙烷、无水乙醇、冰棒等。临床上最简便易行者为用冷水，即用水枪喷试。测试过程中要注意掌握一个原则：即在患牙不易确定时，喷试时一定要先下颌牙、后上颌牙，先后牙，后前牙，逐个测试，以免造成误诊。热试法可用热水喷注，或烤热的牙胶搁置于牙面以观察其反应。测试时应以相邻牙或对侧同名牙作为对照。

电流检查用牙髓活力电测验器（亦名电牙髓活力计）来进行测试，其种类繁多，测试者应熟悉其性能及操作方法，并向患者说明目的，取得其合作。测试时，先将牙面擦干，严格隔离唾液，将牙膏涂于活力计探头上，然后放置于被测牙面，将活力计电位从"0"开始逐渐加大到牙有刺激感时，让患者举手示意，记下测试器数值，作为诊断的参考。电流检查时，同样要测试相邻牙或对侧同名牙作为对照。牙髓对外界刺激的反应，可随年龄的增长而逐渐降低。当月经期、妊娠期、精神紧张等又可使其反应增强。故在做牙髓活力测试时，应注意到这些情况。

三、唾液腺分泌功能检查（salivary gland secretory function test）

唾液腺分泌功能检查包括唾液分泌的定性、定量检查及对唾液进行成分分析，对唾液腺疾病及某些代谢性疾病的诊断有一定价值。

1. 定性检查

给患者以酸性物质，如2%枸橼酸钠、维生素C或1%柠檬酸等置于舌背或舌缘，使腺体分泌反射性增加，根据腺体本身变化和分泌情况，判断腺体的分泌功能和导管的通畅程度。

2. 定量检查

正常人24小时唾液总量为 1 000~1 500 mL，其中90%来源于腮腺和下颌下腺，舌下腺仅占3%~5%，小唾液腺分泌则更少。所以唾液腺分泌功能的定量检查是根据在相同程度刺激的条件下，以一定时间内腮腺的唾液分泌量的检测来协助某些唾液腺疾病的诊断。如急性口炎或重金属中毒时唾液分泌增加，而慢性唾液腺炎、唾液腺结石病和淋巴上皮病等则唾液分泌减少。

3. 唾液成分分析

唾液中有内源性物质及外源性物质，包括电解质、蛋白质、酶、尿酸、尿素和免疫球蛋白以及药物等，其中的内源性物质有一定的正常值范围，在病理条件下，各成分则发生一定程度的改变，对某些疾病的诊断有一定的辅助价值。

第三节 口腔颌面部影像学检查

影像学检查是口腔颌面部检查的重要手段之一。多借助全身影像学的技术和手段，但由于口腔颌面部特殊的解剖结构和形态，以及口腔科的诊治要求，又有别于全身影像学技术，如口腔医学要求对牙体、牙周膜、牙髓、根管等细微结构的清晰显示，因此，邮票大小的X线牙片应运而生；锥形束CT更专注于对高度钙化的牙齿与高反差的邻近组织的清晰显示；由于上、下颌骨呈弧形，左右相连，与颅底诸骨相连，影像易重叠，全口牙位曲面体层X线片通过特别的投照角度减少重叠。对一些特殊结构的显示，如颞下颌关节、唾液腺腺体的显示，可采用造影检查，MRI等也直接应用于颞下颌关节、唾液腺等软组织的检查。

目前，数字化口腔影像学检查手段，如数字化X线牙片系统及数字化口腔全景X线系统已用于临床，数字化的影像比常规的X线影像更清晰，并可进行影像的放大、测量、伪彩色处理等，以及便于影像的传输与保存。

一、X线牙片

X线牙片（dental film）又称根尖片，为临床最常用的牙影像检查方法，主要显示牙体、牙髓腔、根管及根尖周组织。牙片大小为3 cm×4 cm，一张牙片可了解1~3个牙的根周、根管及牙冠情况。由于根尖片拍摄时胶片安放不可能完全与牙长轴平行，中心射线垂直通过牙或胶片都会造成牙影像的失真，所以临床上最常使用的是分角线投照拍摄技术。即X线中心射线垂直通过胶片与牙之间的假想的分角线，才能得到牙的正确长度。拍摄X线牙片时的投照体位，上颌牙要求鼻翼-耳屏线与地面平行，下颌牙要求口角、耳屏线与地面平行。胶片的安放应使胶片超过𬌗面5 mm左右，紧贴被照牙的舌或腭侧，前牙竖放，后牙横放。上颌牙用对侧大拇指、下颌牙用示指固定。X线牙片可能出现牙变长或变短、牙的影像相互重叠等问题。可将X线牙片牙冠长度与实际牙冠长度比较，两者之比为放大率，可折算出X线牙片牙根的实际长度。

用于拍摄X线牙片的X线机分为普通X线牙片机和数字化X线牙片机两类。后者的放射量仅为前者的10%，对患者及操作者的放射量均降低到最低限度，是目前最流行和值得推广的口腔科X线设备。

二、全景X线片

全景X线片（panoramic X-ray film）是口腔颌面影像学特有的一种检查方法，是曲面体层摄影技术在口腔颌面部的改良应用。X线球管沿呈弧形的上、下颌骨旋转，成像不重叠。一次曝光即可将全口牙及双侧上、下颌骨、上颌窦及颞下颌关节等部位的体层影像显示于一张胶片上。因此，常用于口腔颌面部肿瘤、外伤、炎症及颌骨畸形的检查，有利于左右结构的对比分析。数字化曲面体层摄影，使图像经计算机处理后更为清晰。

三、X线头影测量术

X线头影测量术（cephalometricroentgenography）主要应用于口腔、牙、颌骨畸形的诊治，口腔正畸及正颌外科常用。通常需拍摄正位、侧位头颅X线片，采用X线头影测量分析技术对头颅的软、硬组织影像进行测量分析。20世纪80年代将计算机技术与其相结合，用数字化仪将各标志点直接输入计算机内，获得所需的数据。20世纪90年代中期，随着数字化X线机的产生，可通过影像板将信息输入计算机，直接获得各种资料。通过分析错𬌗畸形的X线表现，做出正确的矫治计划。

头颅定位仪是拍摄X线头影测量片必需的设备，它不仅要求患者的头颅保持在正确的位置，而且要有良好的重复性，才能保证正畸或正颌治疗前、中、后测量结果的可靠性。

四、X线造影检查

X线造影检查是指在管腔内注入造影剂之后再拍摄X线片，以便更好地在X线片上显示组织器官结构。口腔颌面部造影检查主要应用于唾液腺、颞下颌关节、血管，以及鼻咽腔、囊腔、窦腔、窦道及瘘管等。最常见的造影检查有腮腺及下颌下腺造影、颞下颌关节造影。

五、CT

电子计算机X线体层摄影（computerized tomography，CT），简称CT。CT检查的优点是能避免影像重叠，使图像非常清晰，具有很高的密度分辨力。对颌面部的肿瘤，特别是面深部肿瘤的位置、范围及其与周围重要组织的关系，能提供较准确的信息。结合增强剂的使用，对显示肿瘤及其与血管的关系更加清晰。三维图像的重建使其图像显示更加直接、客观，对口腔颌面部骨折的诊断和治疗很有帮助。

（一）适应证

（1）口腔颌面部良恶性肿瘤。特别是位置深在的肿瘤，CT可确定其准确位置、范围、与相邻大血管或神经等结构的关系。

（2）口腔颌面部复杂骨折与关节脱位。CT可了解其类型及程度，利用三维CT成像与重建，有助整形修复手术。

（3）口腔颌面部深在间隙的感染。可确定其部位，蔓延范围及并发症等。

（4）口腔颌面部先天畸形、颞下颌关节疾病和唾液腺疾病等的诊断与鉴别诊断。

（5）口腔颌面部肿瘤术后的复查评价。

（6）口腔种植术前设计和术后评价。

（二）禁忌证

（1）对碘造影剂过敏者，禁忌增强CT扫描。

（2）急性感染者，不宜做唾液腺导管造影CT扫描。

六、锥形束CT

锥形束CT（cone beam CT，CBCT）是牙颌面特有的CT技术。1996年，第一台锥形束CT面世。它用三维锥形束X线扫描代替体层CT的二维扇形束扫描，显著提高了X线的利用率，扫描速度快，数据采集时间短（10秒）；辐射剂量低，放射量仅为传统CT的1/40~1/30；CBCT采用一种新型口腔三维数字成像技术，使其各向同性空间分辨率高，物理层厚可低至0.1 mm，而64排螺旋CT扫描层厚只能达到0.325 mm。对于高分辨率区域，如牙齿根管系统、下颌骨，下颌神经管，颞下颌关节细微硬组织结构的成像质量更好。口腔专业人员完全可以按自己的意愿随意获取自己想要的口腔3D图像，是目前应用于口腔颌面部疾病诊断较为理想的三维重建影像技术。在牙种植（确定种植体位置、上颌窦底位置、牙槽嵴高度和宽度、下颌神经管的位置）、牙外科（可以精确地了解埋伏牙的形态、位置、与邻牙的关系以及邻牙有无位移或根吸收等）、牙体牙髓科（确定根管数目和位置），以及颞下颌关节病诊断（了解髁突形态、位置和骨结构）等方面已显示其独特的优势，近年来得到越来越广泛的应用。与传统全身CT机相比，有以下优点：①可清楚显示颌骨、牙以及颞下颌关节等硬组织结构。在三维重建图像上通过调节窗去除部分骨组织，只留下密度更高的牙齿图像，可更清晰显示骨内埋伏牙与邻牙空间位置关系。②扫描时间短。③X射线剂量小。④购买设备费用低，拍摄成本低，检查费也大大降低。CBCT是当今口腔头颅影像学中简便实用的检查技术，具有广阔的应用前景。CBCT的局限：投照重组图像中低密度分辨率不够，对部分软组织解剖结构特别是软组织病变显像不如多排螺旋CT清晰。

七、MRI 检查

磁共振成像（magnetic resonance image，MRI）对软组织的显示优于 CT。无须使用造影剂即能显示血管，且能进行三维成像，使病变准确定位。一般适用于肿瘤范围较广泛、侵犯多个组织器官者，或对碘制剂过敏，有心血管疾病，静脉注射增强剂有一定危险者，可直接了解肿瘤与颈内动静脉等大血管的关系。MRI 影像在反映组织和病变特性上，比 CT 影像更精细和复杂。

（一）适应证
（1）口腔颌面部占位性病变，特别是深部软组织及其间隙的肿瘤病变。
（2）口腔颌面部血管性病变，特别是位置深在的病变及与大血管的关系。
（3）颅颌面交界区病变，需确定病变的起源、发展方向以及颅颌面之间的通连关系。
（4）颅颌面外伤所致并发症，如对外伤性脑脊液鼻漏位置的判断。
（5）颞下颌关节疾病等。

（二）禁忌证
（1）安置心脏起搏器、颅内动脉瘤术后银夹存留、义齿或牙金属嵌体等，无法取出者。
（2）危重患者、不合作者或需用呼吸机者。
（3）幽闭恐惧症者。

八、放射性核素显像检查

在口腔颌面部，放射性核素显像主要应用于唾液腺显像及其功能测定、颌骨显像、颈淋巴结显像和头颈部肿瘤显像等。临床上多用半衰期较短和低能量的核素，^{99m}Tc（V）-DMSA 在口腔、颌面肿瘤中应用较多，并取得较好的效果。

九、超声检查

超声检查（ultrasonography）常用于口底、腮腺、颈部等较深部位肿物的检查。有 B 型超声诊断仪（简称 B 超）和彩色超声诊断仪。应用彩色多普勒血流显像技术（color doppler flow imaging，CDFI）可判断肿瘤的供血丰富与否，对血管性肿瘤的诊断尤有价值。

第四节　口腔颌面部其他检查方法

一、穿刺及细胞学涂片

穿刺及细胞学涂片分细针穿刺检查和粗针穿刺检查。细针穿刺检查主要用于口腔颌面部肿物的检查；粗针穿刺检查主要用于口腔颌面部感染、囊肿的检查，用以鉴别某些肿块内容物的性质，观察其为脓液、囊液和血液。除肉眼观察外，还可将抽吸出的内容物涂片做细胞学检查。当怀疑为颈动脉体瘤或动脉瘤时，则禁忌行穿刺检查。

1. 细针穿刺检查

多采用 5 号或 7 号针头注射器，或专用细针穿刺装置进行穿刺检查。对肿块进行穿刺检查应注意穿刺时的手感，进针时有无落空感，以探测肿块为实质性或囊性，或有无液化。如穿刺抽到内容物，应观察其颜色、透明度、黏稠度等；如穿刺未能抽出液体，则应将穿刺针内的组织取出送检，进行病理或涂片检查。

2. 粗针穿刺检查

多采用 8 号或 9 号针头进行穿刺。临床诊断为脓肿、囊肿时应用；穿刺应注意抽出液体时的进针深度、方向，一旦抽出液体，应停止抽吸，避免将肿块内液体吸尽，残留液体有助于切开引流时找到脓腔，或囊肿摘除时便于定位；对抽出的脓液应常规进行细菌培养和药敏试验，以指导临床针对性选择抗生素。

二、活体组织检查

根据病变的部位、大小、位置、深浅的不同，可采用穿刺抽吸、钳切和切取活检，一些较小的病变应行切除活检以及冰冻活检，以明确病变的性质、类型及分化程度，对诊断和治疗具有决定性意义，是肿瘤诊断的"金标准"。但是也非绝对可靠，送检组织块的质量（是否为典型病变区？组织块大小是否足够？是否受到挤压？是否被有色消毒液污染等），同时还应结合临床和其他检查方法综合分析；有时一次活检不能明确诊断，尚需反复多次活检才能确诊。

在行深部病变活检时，应注意避开重要的组织结构，可采用活检与根治手术同步进行的术中冰冻活检；腮腺及下颌下腺肿瘤，常规采用术中冰冻活检。高度怀疑为恶性黑色素瘤者，活检与根治手术间隔时间越短越好，最好采用术中冰冻活检。怀疑为血管瘤、颈动脉体瘤者，应禁忌活检。

三、实验室检查

实验室检查包括血、尿、唾液的化验检查、细胞学检查、细菌涂片检查或培养等。口腔颌面外科患者应常规行临床检验、生物化学、血清学检验及细菌学检查。

第六章 龋病

龋病（dental caries）是发生在牙体硬组织的慢性细菌性疾病，造成牙齿颜色、形态、质地的改变，影响牙齿的咀嚼、发音、语言、美容等功能。龋病发生的初期，牙体硬组织脱矿，引起釉质晶体结构的变化，透明度改变，釉质呈白垩色。龋损进一步发展，牙体组织中无机物溶解，有机物分解，牙体硬组织崩解，组织缺损形成龋洞（图6-1）。

牙体组织缺乏自身修复能力，龋洞未及时治疗，进一步发展可引起牙髓炎、根尖周炎、颌骨炎症等一系列并发症，也可引起全身的感染性疾病。因此，学习和掌握龋病的发病机制、临床诊断、治疗及有效预防方法，对维持口腔的生理功能及全身健康有着十分重要的意义。

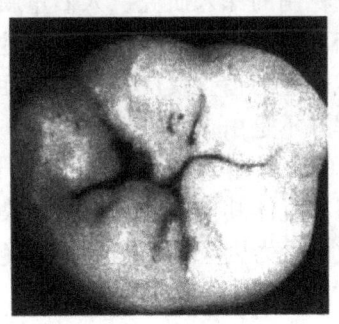

图6-1 龋病

第一节 龋病病因

龋病是以细菌为主的多因素综合作用的结果，主要致病因素包括细菌和牙菌斑生物膜、食物和蔗糖、宿主对龋病的敏感性等。

1890年著名的口腔微生物学家W. D. Miller第一次提出龋病与细菌有关，即著名的化学细菌学说。该学说认为龋病发生是口腔细菌产酸引起牙体组织脱矿的结果。口腔微生物通过合成代谢酶，分解口腔中碳水化合物，形成有机酸，造成牙体硬组织脱钙。在蛋白水解酶的作用下，牙齿中的有机质分解，牙体组织崩解，形成龋洞。化学细菌学说的基本观点认为，龋病发生首先是牙体硬组织的脱矿溶解，再出现有机质的破坏崩解。Miller学说是现代龋病病因学研究的基础，阐明了口腔细菌利用碳水化合物产酸、溶解矿物质、分解蛋白质的生物化学过程。

Miller实验如下。

牙齿+面包（碳水化合物）+唾液——脱矿

牙齿+脂肪（肉类）+唾液——无脱矿

牙齿+面包（碳水化合物）+煮热唾液——无脱矿

Miller实验第一次清楚地说明，细菌是龋病发生的根本原因，细菌、食物、牙齿是龋病发生的共同因素。对细菌在口腔的存在形式没有说明，也未能分离出致龋菌。

1947年，Gottlieb提出蛋白溶解学说（proteolysis theory）。认为龋病的早期损害首先发生在有机物较多的牙体组织部位，如釉板、釉柱鞘、釉丛和牙本质小管，这些部位含有大量的有机物质。牙齿表面微生物产生的蛋白水解酶使有机质分解和液化，晶体分离，结构崩解，形成细菌侵入的通道。细菌再利用环境中的碳水化合物产生有机酸，溶解牙体硬组织。龋病是牙组织中有机质先发生溶解性破坏，再出现细菌产酸溶解无机物脱矿的结果。该学说未证实哪些细菌能产生蛋白水解酶，动物实验未能证明蛋白水解酶的致龋作用。

1955年，Schatz提出了蛋白溶解螯合学说（proteolysis chelation theory）。认为龋病的早期是从牙面上的细菌和酶对釉质基质的蛋白溶解作用开始，通过蛋白溶解释放出各种螯合物质包括酸根阴离子、氨基、氨基酸、肽和有机酸等，这些螯合剂通过配位键作用与牙体中的钙形成具有环状结构的可溶性螯合物，溶解牙体硬组织的羟磷灰石，形成龋样损害。螯合过程在酸性、中性及碱性环境下都可以发生，该学说未证实引起病变的螯合物和蛋白水解酶。蛋白溶解学说和蛋白溶解螯合学说的一个共同问题是在自然情况下，釉质的有机质含量低于1%，如此少的有机质要使90%以上的矿物质溶解而引起龋病，该学说缺乏实验性证据。

Miller化学细菌学说和Schatz蛋白溶解螯合学说的支持者们在随后的几十年里展开了激烈的争论，化学细菌学说在很长一段时间占据了主流地位。近六十年来在龋病研究领域的相关基础和临床研究均主要围绕细菌产酸导致牙体硬组织脱矿而展开，龋病病因研究进入了"酸幕时代"（acid curtain）时期。

随着近年来对牙菌斑生物膜致病机制的研究进展，特别是对牙周生物膜细菌引起的宿主固有免疫系统失衡进而引起牙周病发生的分子机制的深入研究，人们重新认识到蛋白溶解过程在龋病的发生发展过程中的重要作用。目前认为，细菌酸性代谢产物或环境其他酸性物质引起釉质的溶解后，通过刺激牙本质小管，在牙本质层引起类似炎症的宿主反应过程，继而引起牙本质崩解。值得注意的是，牙本质蛋白的溶解和牙本质结构的崩解并不是由"蛋白溶解学说"或"蛋白溶解螯合学说"中所提到的细菌蛋白酶所造成，而是由宿主自身的内源性金属基质蛋白酶（MMPs），如胶原酶所引起。这种观点认为龋病是"系统炎症性疾病，龋病和机体其他部位的慢性感染性疾病具有一定的相似性，即龋病是由外源性刺激因素，如细菌的各种致龋毒力因子诱导宿主固有免疫系统失衡，造成组织破坏，牙体硬组织崩解。

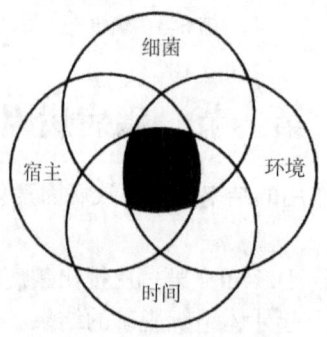

图6-2 龋病发生的四联因素

随着现代科学技术的发展，大量的新研究方法、新技术和新设备用于口腔医学基础研究，证实龋病确是一种慢性细菌性疾病，在龋病的发生过程中，细菌、牙菌斑生物膜、食物、宿主及时间都起了十分重要的作用，即四联因素学说（图6-2）。该学说认为，龋病的发生必须是细菌、食物、宿主三因素在一定的时间和适当的空间、部位内共同作用的结果，龋病的发生要求有敏感的宿主、致病的细菌、适宜的食物及足够的时间。由于龋病是发生在牙体硬组织上，从细菌在牙齿表面的黏附，形成牙菌斑，到出现临床可见的龋齿，一般需要6～12个月的时间。特殊龋除外，如放射治疗后的猛性龋。因此，时间因素在龋病病因中有着十分重要的意义，有足够的时间开展龋病的早期发现、早期治疗。四联因素学说对龋病的发生机制作了较全面的解释，被认为是龋病病因的现代学说，被全世界所公认。

一、细菌因素

龋病是一种细菌性疾病，细菌是龋病发生的最关键因素，大量的研究证明没有细菌就没有龋病。无菌动物实验发现，在无菌条件下饲养的动物不产生龋，使用抗生素能减少龋的发生。由龋损部位分离出的致病菌接种于动物，能引起动物龋或离体牙人工龋损。临床上也发现未萌出的牙不发生龋，一旦暴露在口腔中与细菌接触就可能发生龋。

口腔中的细菌约500余种，与龋病发生关系密切的细菌必须具备较强的产酸力、耐酸力，能利用糖类产生细胞内外多糖，对牙齿表面有强的黏附能力，合成蛋白溶解酶等生物学特性。目前认为变异链球菌、乳酸杆菌、放线菌等与人龋病发生有着密切的关系。

细菌致龋的首要条件是必须定植在牙齿表面，克服机械、化学、物理、免疫的排异作用，细菌产生的有机酸需对抗口腔中强大的缓冲系统，常难以使牙体组织脱矿。只有在牙菌斑生物膜特定微环境条件下，细菌产生有机酸聚积，造成牙齿表面pH下降，矿物质重新分布，出现牙体硬组织脱矿产生龋。因此，牙菌斑生物膜是龋病发生的重要因素。

二、牙菌斑生物膜

20世纪70年代以后，随着科学技术的发展，对细菌致病有了新的认识。1978年美国学者Bill Costerton率先进行了细菌生物膜的研究，并提出了生物膜理论。随后细菌生物膜真正作为一门独立学科而发展起来，其研究涉及微生物学、免疫学、分子生物学、材料学和数学等多学科。90年代后，美国微生物学者们确立了"细菌生物膜"（microbial biofilm）这个名词，将其定义为附着于有生命和无生命物体表面被细菌胞外大分子包裹的有组织的细菌群体。这一概念认为在自然界、工业生产环境（如发酵工业和废水处理）以及人和动物体内外，绝大多数细菌是附着在有生命或无生命的表面，以细菌生物膜的方式生长，而不是以浮游（planktonic）方式生长。细菌生物膜是细菌在各种物体表面形成的高度组织化的多细胞结构，细菌在生物膜状态下的生物表型与其在浮游状态下具有显著差异。

人类第一次借助显微镜观察到的细菌生物膜就是人牙菌斑生物膜（plaque biofilm）。通过激光共聚焦显微镜（confocal scanning laser microscopy，CSLM）结合各种荧光染色技术对牙菌斑生物膜进行了深入研究，证明牙菌斑生物膜是口腔微生物的天然物膜。口腔为其提供营养、氧、适宜的温度、湿度和pH。牙菌斑生物膜是黏附在牙齿表面以微生物为主体的微生态环境，微生物在其中生长代谢、繁殖衰亡，细菌的代谢产物，如酸和脂多糖等，对牙齿和牙周组织产生破坏。牙菌斑生物膜主要由细菌和基质组成，基质中的有机质主要有不可溶性多糖、蛋白质、脂肪等，无机质包含钙、磷、氟等。

牙菌斑生物膜的基本结构包括基底层获得性膜（acquired pellicle），中间层和表层（图6-3）。唾液中的糖蛋白选择性地吸附在牙齿表面形成获得性膜，为细菌黏附与定植提供结合位点。细菌黏附定植到牙菌斑生物膜表面形成成熟的生物膜一般需要5～7天时间。对牙菌斑生物膜的结构研究发现，菌斑成熟的重要标志是在牙菌斑生物膜的中间层形成丝状菌成束排列，球菌和短杆菌黏附其表面的栅栏状结构（palisad structure），在表层形成以丝状菌为中心，球菌或短杆菌黏附表面的谷穗状结构（corncob structure）（图6-4）。

牙菌斑生物膜一经形成，紧密附着于牙齿表面，通过常用的口腔卫生措施如刷牙并不能有效消除。紧靠牙齿表面的牙菌斑生物膜的深层由于处于缺氧状态，非常有利于厌氧菌的生长代谢，细菌利用糖类进行无氧代谢，产生大量的有机酸，堆积在牙菌斑生物膜与牙齿表面之间的界面，使界面pH下降，出现脱矿导致龋病。牙菌斑生物膜是龋病发生的必要条件,没有菌斑就没有龋病。动物实验和流行病学调查研究表明控制菌斑能有效地减少龋病发生。

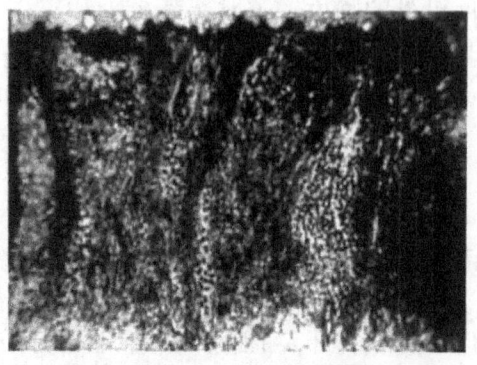

图 6-3　牙菌斑生物膜的基本结构

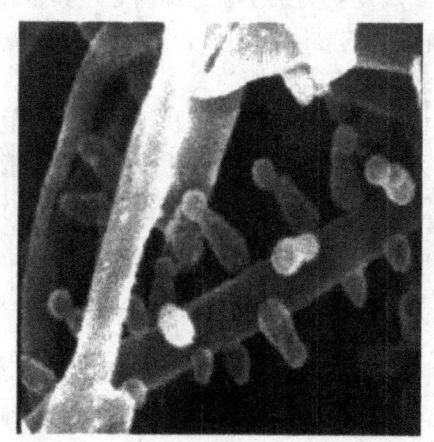

图 6-4　谷穗状结构

关于牙菌斑生物膜的致龋机制有三种主流学说。

1. 非特异性菌斑学说（non-specific plaque hypothesis）

龋病不是口腔或牙菌斑生物膜中特殊微生物所致,而是牙菌斑生物膜中细菌共同作用的结果,细菌所产生的致病性产物超过了机体的防卫能力,导致龋病。

2. 特异性菌斑学说（specific plaque hypothesis）

龋病是由牙菌斑生物膜中的特殊细菌引起的,这些特殊细菌就是与龋病发生关系密切的致龋菌。研究已经证实,牙菌斑生物膜中与龋病发生关系密切的致龋菌都是口腔常驻微生物群,非致龋菌在条件适宜时也可以引起龋病。

3. 生态菌斑学说（ecological plaque hypothesis）

牙菌斑生物膜致龋的最新学说,认为牙菌斑生物膜内微生物之间、微生物与宿主之间处于动态的生态平衡,不发生疾病;一旦条件改变,如摄入大量的糖类食物、口腔内局部条件的改变、机体的抵抗力下降等,正常口腔微生态失调,正常口腔或牙菌斑生物膜细菌的生理性组合变为病理性组合,一些常驻菌成为条件致病菌,产生大量的致病物质,如酸性代谢产物,导致其他非耐酸细菌生长被抑制,产酸耐酸菌过度生长,最终引起牙体硬组织脱矿,发生龋病。根据生态菌斑学说的基本观点,龋病有效防治的重点应该是设法将口腔细菌的病理性组合恢复为生理性的生态平衡。

三、食物因素

食物是细菌致龋的重要物质基础。食物尤其是碳水化合物通过细菌代谢作用于牙表面,引起龋病。

碳水化合物是诱导龋病最重要的食物,尤其是蔗糖。糖进入牙菌斑生物膜后,被细菌利用产生细胞外多糖，参与牙菌斑生物膜基质的构成，介导细菌对牙齿表面的黏附、定植。合成的细胞内多糖是细菌能量的储存形式，保持牙菌斑生物膜持续代谢。糖进入牙菌斑生物膜的外层，氧含量较高，糖进行有氧氧化，产生能量供细菌生长、代谢。牙菌斑生物膜的深层紧贴牙齿表面，由于缺氧或需氧菌的耗氧，进行糖无氧酵解，产生大量的有机酸并堆积在牙齿与牙菌斑生物膜之间的界面内，不易被唾液稀释，菌斑pH下降，脱矿致龋。

细菌产生的有机酸有乳酸、甲酸、丁酸、琥珀酸，其中乳酸量最多。糖的致龋作用与糖的种类、糖的化学结构与黏度、进糖时间与频率等有十分密切的关系。葡萄糖、麦芽糖、果糖、蔗糖可以使菌斑pH值下降到4.0或更低；乳糖、半乳糖使菌斑pH下降到5.0；糖醇类，如山梨醇、甘露醇不被细菌利用代谢产酸，不降低菌斑pH。淀粉因相对分子质量大，不易扩散入生物膜结构中，不易被细菌利用。含蔗糖的淀粉食物则使菌斑pH下降更低，且持续更长的时间。糖的致龋性能大致可以排列为：蔗糖＞葡萄糖＞麦芽糖、乳糖、果糖＞山梨糖醇＞木糖醇。蔗糖的致龋力与其分子结构中单糖部分共价键的高度水解性有关。

龋病"系统炎症性学说"认为，碳水化合物除了为产酸细菌提供代谢底物产酸以及介导细菌生物膜的黏附外，其致龋的另一重要机制是通过抑制下丘脑对腮腺内分泌系统的控制信号。腮腺除了具有外分泌功能（唾液的分泌）外，还具有内分泌功能，可控制牙本质小管内液体的流动方向。正常情况下，在下丘脑－腮腺系统的精密控制下，牙本质小管内液体由髓腔向釉质表面流动，有利于牙体硬组织营养成分的供给和牙齿表面堆积的酸性物质的清除。研究发现，高浓度碳水化合物可能通过升高血液中氧自由基的量，抑制下丘脑对腮腺内分泌功能的调节。腮腺内分泌功能的抑制将导致牙本质小管内液体流动停滞甚至逆转，进而使牙体组织更容易受到细菌产酸的破坏。由于牙本质小管液体的流动还与牙本质发育密切相关，对于牙本质尚未发育完成的年轻人群，高浓度碳水化合物对牙本质小管液体流动方向的影响还可能直接影响其牙本质的发育和矿化，该理论一定程度上科学解释10岁以下年龄组常处于龋病高发年龄段这一流行病学调查结果。

食物中的营养成分有助于牙发育。牙齿萌出前，蛋白质能影响牙齿形态、矿化程度，提高牙齿自身的抗龋能力。纤维性食物如蔬菜、水果等不易黏附在牙齿表面，有一定的清洁作用，能减少龋病的发生。根据"系统炎症性学说"，龋病的发生与细菌代谢产物刺激产生的大量氧自由基与机体内源性抗氧自由基失衡进而导致牙体组织的炎性破坏有关。因此，通过进食水果、蔬菜可获取外源性抗氧化剂（antioxidant agent）中和氧自由基的促炎作用，对维持牙体硬组织的健康具有潜在作用。

四、宿主因素

不同个体对龋病的敏感性是不同的，宿主对龋的敏感性包括唾液成分、唾液流量、牙齿形态结构以及机体的全身状况等。

（一）牙齿

牙齿的形态、结构、排列和组成受到遗传、环境等因素的影响。牙体硬组织矿化程度、化学组成、微量元素等直接关系到牙齿的抗龋力。牙齿点隙窝沟是龋病的好发部位，牙齿排列不整齐、拥挤、重叠等易造成食物嵌塞，产生龋病。

（二）唾液

唾液在龋病发生中起着十分重要的作用。唾液是牙齿的外环境，影响牙发育。唾液又是口腔微生物的天然培养基，影响细菌的黏附、定植、牙菌斑生物膜的形成。唾液的质和量、缓冲能力、抗菌能力及免疫能力与龋病的发生有密切关系，唾液的物理、化学、生物特性的个体差异也是龋病发生个体差异的原因之一。

唾液钙、磷酸盐及钾、钠、氟等无机离子参与牙齿生物矿化，维持牙体硬组织的完整性，促进萌出后牙体硬组织的成熟，也可促进脱矿组织的再矿化。重碳酸盐是唾液重要的缓冲物质，能稀释和缓冲细菌产生的有机酸，有明显的抗龋效应。唾液缓冲能力的大小取决于重碳酸盐的浓度。

唾液蛋白质在龋病的发生中起重要的作用。唾液黏蛋白是特殊类型的糖蛋白，吸附在口腔黏膜表面形成一种保护膜，阻止有害物质侵入体内。黏蛋白能凝集细菌，减少对牙齿表面的黏附。唾液糖蛋白能选择性地吸附在牙齿表面形成获得性膜，为细菌黏附提供了有利条件，是牙菌斑生物膜形成的第一步，获得性膜又称为牙菌斑生物膜的基底层，也可以阻止细菌有机酸对牙齿的破坏。富脯蛋白、富酪蛋白、多肽等能与羟磷灰石结合，在维护牙完整性、获得性膜的形成、细菌的黏附定植中起重要的作用，唾液免疫球蛋白还能阻止细菌在牙齿表面的黏附。

（三）遗传因素

遗传因素对宿主龋易感性也具有一定的影响。早在20世纪30年代就有学者对龋病发生与宿主遗传因素的关联进行了调查研究分析。直到近年来随着全基因组关联分析（genome wide association study，GWAS）在人类慢性疾病研究领域的盛行，学者们逐渐开始试图通过基因多形性分析定位与人类龋病发生相关的基因位点。已发现个别与唾液分泌、淋巴组织增生、釉质发育等相关基因位点的突变与宿主龋病易感性相关，由于龋病的发生还受到细菌生化反应及众多不可预知环境变量因素的影响，关于龋病全基因组关联分析研究的数量还较少，目前尚不能对宿主基因层面的遗传因素和龋病易感性的相关性做出明确的结论。作为困扰人类健康最重要的口腔慢性疾病，宿主与口腔微生物间的相互作用和进化关系，将导致宿主遗传因素在龋病的发生过程中起到重要的作用。

五、时间因素

龋病是发生在牙体硬组织的慢性破坏性疾病，在龋病发生的每一个阶段都需要一定的时间才能完成。从唾液糖蛋白选择性吸附在牙齿表面形成获得性膜、细菌黏附定植到牙菌斑生物膜的形成，从糖类食物进入口腔被细菌利用产生有机酸到牙齿脱矿等均需要时间。从牙菌斑生物膜的形成到龋病的发生一般需要6~12个月的时间。在此期间，对龋病的早期诊断、早期干预和预防能有效地降低龋病的发生。因此，时间因素在龋病发生、发展过程和龋病的预防工作领域具有十分重要的意义。

值得注意的是，四联因素必须在特定的环境中才易导致龋病，这个特定的环境往往是牙上的点隙裂沟和邻面触点龈方非自洁区。这些部位是龋病的好发区，而在光滑牙面上很难发生龋病。在龋病的好发区，牙菌斑生物膜容易长期停留，为细菌的生长繁殖、致病创造了条件。同时，这些好发区多为一个半封闭的生态环境，在这样一个环境内，营养物、细菌等容易进入，使环境内产生的有害物质不易被清除，好发区的氧化还原电势相对较低，有利于厌氧菌及兼性厌氧菌的生长和糖酵解产酸代谢的发生，细菌酸性代谢产物在牙菌斑生物膜内堆积，将抑制非耐酸细菌的生长，导致产酸耐酸菌的过度生长，最终导致牙菌斑生物膜生态失衡，形成龋病。

六、与龋病发生相关的其他环境因素

流行病学研究显示，环境因素，如宿主的行为习惯、饮食习惯等与龋病的发生显著相关。宿主的社会经济地位（socio economical status，SES）与龋病的发生也有密切关系。较低的社会经济地位与宿主的受教育程度，对自身健康状态的关注度和认知度，日常生活方式、饮食结构以及获取口腔医疗的难易程度密切相关。上述各种因素结合在一起，在龋病发生和发展过程中扮演了重要地位。进一步研究发现，口腔卫生习惯与社会经济地位及受教育程度也密切相关，而刷牙的频率对于龋病的发生和发展程度有显著的影响，宿主居住环境的饮用水是否含氟对龋病的发生也有一定的影响。家庭成员的多少与龋病的发生也有密切关系，流行病学调查显示，来自具有较多家庭成员家庭的宿主往往具有较高的DMFT指数。

第二节 临床表现

龋病的破坏过程是牙体组织内脱矿与再矿化交替进行的过程，当脱矿速度大于再矿化，龋病发生。随着牙体组织的无机成分溶解脱矿，有机组织崩解，病损扩大，从釉质进展到牙本质。在这个病变过程中，牙体组织出现色、质、形的改变。

一、牙齿光泽与颜色改变

龋病硬组织首先累及釉质，釉柱和柱间羟磷灰石微晶体脱矿溶解，牙体组织的折光率发生变化。病变区失去半透明而成为无光泽的白垩色；脱矿的釉质表层孔隙增大，易于吸附外来食物色素，患区即可能呈现棕色、褐色斑。龋坏牙本质也出现颜色改变，呈现灰白、黄褐甚至棕黑色。龋洞暴露时间愈长，进展愈慢，颜色愈深。外来色素、细菌代谢色素产物，牙本质蛋白质的分解变色物质，共同造成了龋坏区的变色。

二、牙体组织缺损

龋病由于不断地脱矿和溶解而逐步发展，随时间的推移，出现由表及里的组织缺损。早期龋在釉质表现为微小表层损害，逐步沿釉柱方向推进，并在锐兹线上横向扩展，形成锥状病变区。由于釉柱排列的方向，在光滑牙面呈放射状，在点隙裂沟区呈聚合状，光滑牙面上锥形龋损的顶部位于深层，点隙裂沟内锥形龋损的顶部位于表层（图6-5）。

牙本质内矿物质含量较少，龋病侵入牙本质后，破坏速度加快，并易沿釉牙本质界及向深层扩展，牙本质发生龋损时，由于顺着釉牙本质界扩展，可以使部分釉质失去正常牙本质支持成为无基釉。无基釉性脆，咀嚼过程中不能承受咬合力时，会碎裂、破损，最终形成龋洞。

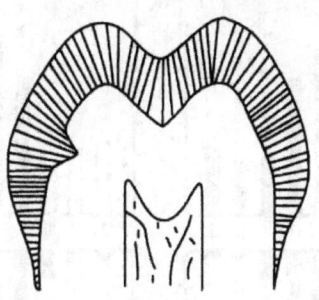

图6-5 龋损的锥形病变

三、牙齿光滑度和硬度改变

釉质、牙骨质或牙本质脱矿后都会出现硬度下降。临床上使用探针检查龋坏变色区有粗糙感，失去原有的光滑度。龋坏使牙体组织脱矿溶解后，硬度下降更为明显，呈质地软化的龋坏组织用手工器械即可除去。

四、进行性破坏

牙齿一旦罹患龋病，就会不断地、逐渐地被破坏，由浅入深，由小而大，牙体组织被腐蚀，成为残冠、残根。牙体组织破坏的同时，牙髓组织受到侵犯，引起牙髓炎症，甚至牙髓坏死，引起根尖周病变。这一过程可能因机体反应的不同，持续时间的长短有所差异。牙体硬组织一旦出现缺损，若不经过治疗，或龋病发生部位的环境不变，病变过程将不断发展，难以自动停止，缺失的牙体硬组织不能自行修复愈合。

五、好发部位（susceptible site）

龋病的发生，必然首先要在坚硬的牙齿表面上出现一处因脱矿而破坏了完整性的突破点，这个突破点位于牙菌斑生物膜—牙齿表面的界面处。如果牙菌斑生物膜存在一个短时期就被清除，如咀嚼或刷洗，脱矿作用中断，已出现的脱矿区可由于口腔环境的再矿化作用得以修复。

牙齿表面一些细菌易于藏匿而不易被清除的隐蔽区就成为牙菌斑生物膜能长期存留而引起龋病的好发部位。临床上将这些部位称为牙齿表面滞留区（retention area），常见的有点隙裂沟的凹部、两牙邻接面触点的区域、颊（唇）面近牙龈的颈部（图6-6）。牙面自洁区指咀嚼运动中，借助于颊（唇）肌和舌部运动、纤维类食物的摩擦及唾液易于清洗的牙齿表面。在这些部位细菌不易定居，故不易形成牙菌斑生物膜，龋病也就不易发生。自洁区是牙尖、牙嵴、牙面轴角和光滑面部位。

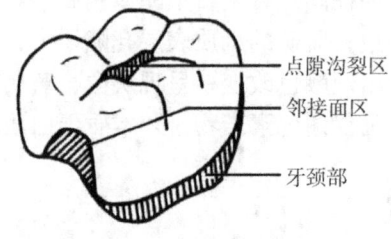

图6-6 牙齿表面滞留区

（一）好发牙（susceptible tooth）

由于不同牙的解剖形态及其生长部位的特点有别，龋病在不同牙的发生率也不同。流行病学调查资料表明，乳牙列中以下颌第二乳磨牙患龋最多，顺次为上颌第二乳磨牙、第一乳磨牙、乳上前牙，患龋最少的是乳下前牙（图6-7）。在恒牙列中，患龋最多的是下颌第一磨牙，顺次为下颌第二磨牙、上颌第一磨牙、上颌第二磨牙、前磨牙、第三磨牙、上前牙，最少为下前牙（图6-8）。

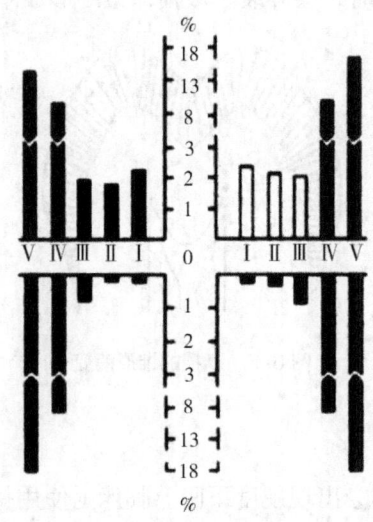

图6-7 乳牙列龋病发生频率

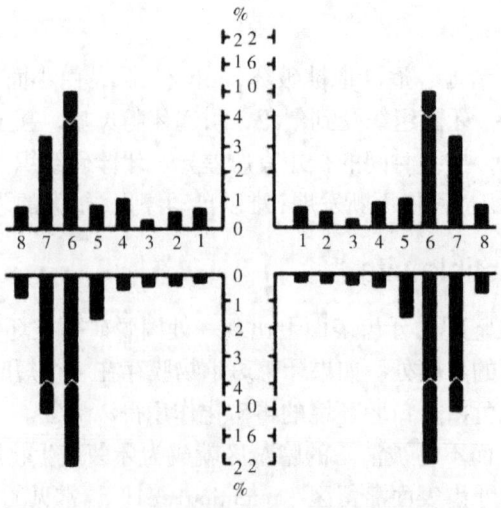

图6-8 恒牙列龋病发生频率

从不同牙的患龋率情况来看，牙面滞留区多的牙，如点隙沟最多的下颌第一磨牙和形态酷似它的第二乳磨牙，其患龋率最高；牙面滞留区最少的下前牙，龋病发生最少。下颌前牙舌侧因有下颌下腺和舌下腺在口底的开口，唾液的清洗作用使其不易患龋病。

（二）好发牙面（susceptible surface）

同一个牙上龋病发病最多的部位是咬合面，其次是邻面、颊（唇）面，最后是舌（腭）面。

面是点隙裂沟滞留区最多的牙面，其患龋也最多，特别是青少年中。邻面触点区在接触紧密，龈乳突正常时，龋病不易发生。但随着年龄增长，触点磨损，牙龈乳突萎缩或牙周疾患导致邻面间隙暴露，形成的滞留区中食物碎屑和细菌均易于堆积隐藏，难于自洁，也不易人工刷洗，龋病发生频率增加。

唇颊面是牙齿的光滑面，有一定的自洁作用，也易于牙刷清洁，后牙的颊沟，近牙龈的颈部是滞留区，龋病易发生。在舌腭面既有舌部的摩擦清洁，滞留区又少，很少发生龋齿。在某些特殊情况下，如牙齿错位、扭转、阻生、排列拥挤时，可以在除邻面以外的其他牙面形成滞留区，牙菌斑生物膜长期存留，发生龋病。

（三）牙面的好发部位（susceptible site）

第一和第二恒磨牙龋病最先发生的部位以中央点隙为最多，其次为𬌗面的远中沟、近中沟、颊沟和近中点隙。在点隙裂沟内，龋损最早发生于沟底部在沟的两侧壁，随着病变扩展，才在沟裂底部融合。在牙的邻接面上，龋损最早发生的部位在触点的龈方。该部位的菌斑极易长期存留，而不易被清除（图 6-9）。

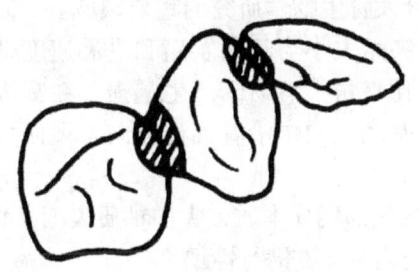

图 6-9　龋病好发部位

第三节　临床分类

根据龋病的临床损害模式，临床上，龋病可以根据破坏进展的速度，龋损发生在牙面的解剖学部位，以及龋损破坏的深度进行分类。

一、按龋损破坏的进展速度分类

（一）急性龋

急性龋（acute caries）多见于儿童或青年人。病变进展速度较快，病变组织颜色较浅，呈浅棕色，质地较软而且湿润，很容易用挖器剔除，又称湿性龋。急性龋病变进展较快，修复性牙本质尚未形成，或者形成较少，容易波及牙髓组织，产生牙髓病变。

（二）猛性龋

猛性龋（rampant caries）是一种特殊龋病，破坏速度快，多数牙在短期内同时患龋，常见于颌面部及颈部接受放射治疗的患者，又称放射性龋。Sjgren 综合征患者，一些有严重全身性疾病的患者中，由于唾液缺乏或未注意口腔卫生，亦可能发生猛性龋。

冰毒（甲基苯丙胺）吸食者口腔也常见猛性龋，俗称"冰毒嘴"（Meth Mouth），可能与冰毒在体内产生大量氧自由基，破坏下丘脑细胞线粒体功能，抑制下丘脑—腮腺内分泌系统对牙本质小管液体正常流动速度和方向的调控相关。

(三)慢性龋

慢性龋（chronic caries）临床上多见，牙体组织破坏速度慢，龋坏组织染色深，呈黑褐色，病变组织较干硬，又称干性龋。

(四)静止龋

静止龋（arrested caries）是由于在龋病发展过程中环境发生变化，隐蔽部位变得开放，原有致病条件发生了变化，龋病不再继续进行，但损害仍保持原状，处于停止状态。邻面龋损由于相邻牙被拔除，受损的表面容易清洁，牙齿容易受到唾液缓冲作用和冲洗力的影响，龋病病变进程自行停止，咬合面的龋损害，由于咀嚼作用，可能将龋病损害部分磨平，菌斑不易堆积，病变因而停止，成为静止龋。

二、按龋损发生在牙面上的解剖部位分类

根据牙齿的解剖形态，龋病可以分为两类，一是窝沟龋，二是光滑面龋，包括邻面和近颈缘或近龈缘的牙面。

(一)窝沟龋（pit and fissure caries）

牙齿的咬合面窝沟是釉质的深盲道，不同个体牙面上窝沟的形态差异较大。形态学上窝沟可以分为很多类型：V型，窝沟的顶部较宽，底部逐渐狭窄；U型，从顶到底部窝沟的宽度相近；I型，窝沟呈一非常狭窄的裂缝；IK型，窝沟呈狭窄裂缝带底部宽的间隙。关于牙发育过程中窝沟的形成以及不同个体、不同牙齿，窝沟的形态差异是牙发育生物学研究的重要领域。

窝沟的形态和窝沟口牙斜面的夹角大小与龋病发病和进展速度密切相关。窝沟宽浅者较深窄者不易发生龋损，窝沟口斜面夹角小者比夹角大者易于产生龋损。在窝沟发生龋病时，损害从窝沟基底部位窝沟侧壁产生损害，最后扩散到基底，龋损沿着釉柱方向发展而加深，达到牙本质，沿釉牙本质界扩散（图6-10）。

窝沟龋损可呈锥形破坏，锥形的底部朝牙本质，尖向釉质表面，狭而深的窝沟处损害更为严重，龋病早期釉质表面没有明显破坏，这类龋损又称潜行性龋。

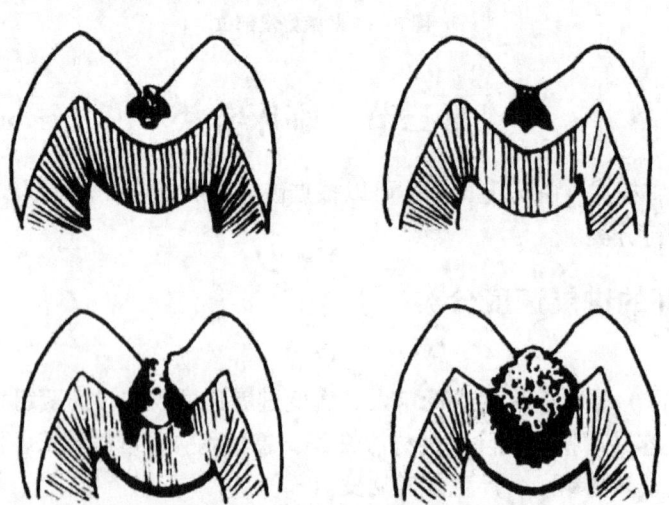

图6-10 窝沟龋的发展过程

(二)平滑面龋

平滑面龋（smooth caries）是发生在点隙窝沟的龋损，分为邻面龋和颈部龋。邻面龋是发生于近远中触点处的损害，颈部龋则发生于牙颊面或舌面，靠近釉牙骨质界处。釉质平滑面龋病损害呈三角形，其底朝釉质表面，尖向牙本质。当损害达到釉牙本质界时，损害沿釉牙本质界向侧方扩散，在正常釉质下方逐渐发生潜行性破坏。

（三）牙根面龋

由于牙颈部的暴露，龋病会在牙根面发生，可以从牙骨质或直接从牙本质表面形成牙根面龋（rootcaries）。这种类型的龋病损害主要发生于牙龈退缩、根面外露的老年人牙列。由于牙骨质和牙本质的有机成分多于釉质，龋损的破坏速度快。现代人群中的根面龋，最常发生于牙根的颊面和舌面。

（四）线形釉质龋

线形釉质龋（linear enamel caries）是一种非典型性龋病损害，常见于拉丁美洲和亚洲的儿童乳牙列。这种损害主要发生于上颌前牙唇面的新生线处（neo-natal line）或更确切地说是新生带（neo-natal zone）。新生带代表出生前和出生后形成的釉质的界限，是所有乳牙具有的组织学特征。乳上颌前牙釉质表面的新生带部位产生的龋病损害呈星月形，其后续牙对龋病的易感性也较强。

三、按龋损破坏的深度分类

根据病变深度龋病可以分为浅龋、中龋和深龋。这种分类方法在临床上最为常用。

（一）浅龋（superfacial caries）

浅龋指牙冠部釉质龋和牙根部牙骨质龋。龋损涉及釉质或牙骨质浅层，患者一般无症状，釉质出现黄褐色、黑棕色改变，没有形态和质地的改变。

（二）中龋（medium caries）

龋病从釉质发展到了牙本质浅层，称为中龋。牙本质的成分中矿物质含量明显少于釉质，结构上也因牙本质小管的存在，易于被细菌侵入，龋病横向沿牙釉本质界迅速扩展，纵向顺牙本质小管深入，脱矿的牙本质变软变色，使龋坏部位上方形成无基釉，随着龋损不断扩展，无基釉不胜咀嚼负荷而折裂、崩塌，暴露出下方已龋坏的牙本质，形成龋洞。

患中龋时，牙本质受到病损破坏，细菌及其代谢产物和口腔内各种刺激，均作用于牙本质－牙髓复合体，令暴露的牙本质部位产生死区和钙化区，相关的牙髓部位形成修复性牙本质，可起到一定减缓刺激及保护牙髓的作用。

（三）深龋（deep caries）

深龋系是牙本质深层龋。龋病在牙本质深层易于扩散而形成较深的开放龋洞。深龋牙本质暴露较多，深洞底仅余薄层牙本质，病变区已接近牙髓，外界刺激通过牙本质－牙髓复合体的传导和反应，可能出现牙髓组织的病变。

牙本质－牙髓复合体反应与龋病类型有关。急性深龋的修复性反应较少，脱矿性破坏区较宽，再矿化牙本质修复区很窄，微生物一般存在于外层的腐败区，牙髓组织有明显的反应，修复性牙本质缺乏。反之，慢性深龋的修复性反应强，脱矿破坏区较窄，再矿化牙本质修复区较宽，但微生物有可能存在脱矿区或再矿化区内，牙髓组织轻度病变，有修复性牙本质形成。

四、按龋损发生与牙体修复治疗的关系分类

（一）原发龋

未经治疗的龋损称为原发龋（primary caries）。

（二）继发龋

龋病经充填治疗后，在充填区再度发生的龋损称为继发龋（secondary caries）。常发生于充填物边缘或窝洞周围牙体组织上，也可因备洞时龋坏组织未除净，以后发展而成。继发龋又分为洞缘继发龋和洞壁继发龋，常需重新充填。

（三）余留龋

余留龋（residual caries）是手术者在治疗深龋时，为防止穿通牙髓，于洞底有意保留下来的少量软龋，经过药物特殊处理，龋坏不再发展，这和继发龋有所不同。

五、其他龋病分类

临床上按照龋损破坏的牙面数可以分为：单面龋（simple caries）；复面龋（compound caries）；多面龋（multi-surface caries）系指一颗牙上有两个以上的牙面发生龋损，但不联结在一起；复杂龋（complex caries）指龋损累及3个及3个以上牙面。复面龋或复杂龋的各面损害可以相互连接，也可相互不连接。

第四节 龋病诊断

龋病是一种慢性进行性、破坏性疾病。从细菌开始在牙齿表面的黏附与定植，形成牙菌斑生物膜，到引起临床上肉眼可见的龋损发生，一般需要6~12个月左右的时间。对龋病的早期诊断、早期治疗、早期预防有着十分重要的意义，它能有效地阻止龋病的进一步发展。一般情况下，用常规检查器械即可做出正确诊断，对某些疑难病例，可以采用X线照片或其他的特殊检查方法。

一、常规诊断方法

（一）视诊（inspection）

对患者主诉区龋病好发部位的牙齿进行仔细检查，注意点隙裂沟区有无变色发黑，周围有无呈白垩色或灰褐色釉质，有无龋洞形成；邻面边缘嵴区有无釉质下的墨渍变色，有无可见的龋洞。对牙冠颈缘区的观察应拉开颊部，充分暴露后牙颊面，以免漏诊。视诊应对龋损是否存在，损害涉及的范围程度，得出初步印象。

（二）探诊（probing）

运用尖锐探针对龋损部位及可疑部位进行检查。检查时应注意针尖部能否插入点隙裂沟及横向加力能否钩挂在点隙中。如龋洞已经形成，则应探查洞的深度及范围，软龋质的硬度和量的多少。怀疑邻面龋洞存在又无法通过视诊发现时，主要利用探针检查邻面是否有明显的洞边缘存在，有无钩挂探针的现象。

探诊也可用作机械刺激，探查龋洞壁及釉牙本质界和洞底，观察患者有无酸痛反应。深龋时，应用探针仔细检查龋洞底、髓角部位，有无明显探痛点及有无穿通髓腔，以判断牙髓状态及龋洞底与牙髓的关系。在进行深龋探察时，为了弄清病变范围，有时还必须做诊断性备洞。

（三）叩诊（percussion）

无论是浅、中、深龋，叩诊都应呈阴性反应。就龋病本身而言，并不引起牙周组织和根尖周围组织的病变，故叩诊反应为阴性。若龋病牙出现叩痛，应考虑并发症出现。

二、特殊诊断方法

（一）温度诊法（thermal test）

龋病的温度诊主要用冷诊检查。采用氯乙烷棉球或细冰棍置于被检牙面，反应敏锐且定位准确，效果较好；也可用酒精棉球或冷水刺激检查患牙。以刺激是否迅速引起尖锐疼痛，刺激去除后，疼痛是立即消失抑或是持续存在一段时间来判断病情。

热诊则可用烤热的牙胶条进行。温度诊应用恰当，对龋病的诊断，尤其是深龋很有帮助。采用冰水或冷水刺激时，应注意水的流动性影响龋损的定位，并与牙颈部其他原因所致牙本质暴露过敏相鉴别。

（二）牙线检查

邻面触点区的龋坏或较小龋洞，不易直接视诊，探针判定有时也有困难，可用牙线从牙相邻面间隙穿入，在横过邻面可疑区时，仔细做水平向拉锯式运动，以体会有无粗糙感，有无龋洞边缘挂线感；牙线从牙颈部间隙拉出后，观察有无发毛、断裂痕等予以判断。注意应与牙石作鉴别。

(三) X 线检查

隐蔽的龋损，在不能直接视诊，探诊也有困难时，可通过 X 线片检查辅助诊断，如邻面龋、潜行龋和充填物底壁及周缘的继发龋。龋损区因脱矿而在牙体硬组织显示出透射度增大的阴影，确定诊断。临床上，邻面龋诊断很困难，必须通过拍片检查，如根尖片和咬翼片。

邻面龋应与牙颈部正常的三角形低密度区鉴别：龋损表现为形态不一、大小不定的低密度透射区；釉质向颈部移行逐渐变薄形成的三角形密度减低区形态较规则，相邻牙颈部的近、远中面对称出现。

继发龋应与窝洞底低密度的垫底材料相区别：后者边缘锐利，与正常组织分界明显。此外，X 线片还可以判断深龋洞底与牙髓腔的关系：可根据二者是否接近、髓角是否由尖锐变得低平模糊、根尖周骨硬板是否消失及有无透射区，间接了解牙髓炎症程度，与深龋鉴别。应当注意：X 线片是立体物体的平面投影，存在影像重叠，变形失真。当早期龋损局限于釉质或范围很小时，照片难于表现，对龋髓关系的判断，必须结合临床检查。

(四) 诊断性备洞

诊断性备洞 (diagnostic cavity preparation) 是指在未麻醉的条件下，通过钻磨牙体，根据患者是否感到酸痛，来判断患牙是否有牙髓活力。诊断性备洞是判断牙髓活力最可靠的检查方法，但由于钻磨时要去除牙体组织或破坏修复体，该方法的使用只有在其他方法都不能判定牙髓状况时才考虑采用。

三、诊断新技术

龋病是牙体组织的慢性进行性细菌性疾病，可发生于牙的任何部位，主要特征是牙齿色、形、质的改变，这种典型的病理改变对龋病的临床诊断有重要参考价值。目前临床上主要靠临床检查和 X 线片检查来诊断龋病，但对隐匿区域发生的龋坏和早期龋的临床诊断比较困难，随着科学技术的高速发展，一些新的技术和方法被用于龋病的诊断，进而大大提高了龋病诊断的准确性和灵敏性。

(一) 光导纤维透照技术

光导纤维透照技术 (FOTI) 是利用光导纤维透照系统对可疑龋坏组织进行诊断，其原理是基于龋坏组织对光的透照指数低于正常组织，因而显示为较周围正常组织色暗的影像。

FOTI 技术的具体使用方法是在检查前让患者漱口以清除牙面的食物残渣，如有大块牙石也应清除，然后将光导纤维探针放在所要检查的牙邻面触点以下，颊、舌侧均可，通过𬌗面利用口镜的反光作用来观察牙面的透射情况。起初，FOTI 技术诊断灵敏性不高的原因是通过光导纤维所发散出来的光束过于分散，所显示牙面的每个细节不那么清楚，而导致漏诊。新近使用的光导纤维系统是采用装有石英光圈灯的光源和一个变阻器，前者可发散出一定强度的光，后者则可使光的强度达到最大。检查时需要口镜、光导纤维探针，探针的直径在 0.5 mm 左右，以便能放入内宽外窄的牙间隙中并产生一道窄的透照光。

FOTI 技术诊断邻面牙本质龋具有重复性好，使用方便，无特殊技术要求，患者无不适感，对医患均无放射线污染、无重影、无伪影等优点，使之日益成为诊断邻面龋的好方法之一。FOTI 技术作为一项新的诊断邻面龋的技术，较 X 线片更为优越，随着研究的进一步深入，通过对光导纤维系统的改进，如光束强度、发散系数以及探针的大小，一定会日臻完善。

(二) 电阻抗技术

点隙裂沟是龋病最好发的部位之一，一般来说，临床上依其色、形、质的改变，凭借肉眼和探针是可以诊断的，对咬合面点隙裂沟潜行性龋，仅靠肉眼和探针易漏诊，电阻抗技术 (electronic caries detection) 主要用于在咬合面点隙裂沟龋的诊断，方法简单、灵敏、稳定。

电阻抗技术是利用电位差测定牙的电阻来诊断龋病的一种方法。该技术通过特制的探针测量牙的电阻，探针头可发出较小的电流，通过釉质、牙本质、髓腔后由手柄返回该仪器。研究表明，釉质的电阻最高，随着龋病的发展，电阻逐渐下降。操作者将探针尖放在所检查牙的某几个部位上，仪器上便可显示出数据来说明该部位是正常的或是脱矿以及脱矿程度，同时做出永久性的数据记录。

(三)超声波技术

超声波技术（ultrasound）是用超声波照射到牙齿表面，通过测量回音的强弱来判断是否有龋病及其损害程度的一种方法，目前常用的超声波是中心频率为18 MHz的超声波。

假设完整釉质的含矿率为100%，有一恒定的超声回音，脱矿釉质或釉牙本质界处的回音率则大不相同，它们回音率的大小与龋坏组织中含矿物质量的多少有着明显的关系，只要所含矿物质量有很小的变化，超声回音将有很大的改变，进一步的研究还在进行中，超声波对龋病的诊断，特别是早期龋病的发现上将有很大的推进作用。

(四)弹性模具分离技术

弹性模具分离技术（elastomeric separating modulus）是从暂时牙分离技术发展起来的一种新的龋病诊断技术。主要原理是利用物体的楔力将紧密接触的相邻牙暂时分开，以达到诊断牙邻面龋并加以治疗的一种方法。

弹性分离模具主要由一圆形的富有弹性的橡皮圈和一带有鸟嘴的钳子组成。使用时将橡皮圈安装在钳子上，轻而缓慢地打开钳子，这时圆形的橡皮圈变成长椭圆形，将其下半部分缓缓放进牙齿之间的接触区内，然后取出钳子，让橡皮圈留在牙间隙内；一周以后，两颗原来紧密接触的牙间将出现-0.5～1.0 mm大小的间隙，观察者即可从口内直接观察牙接触区域内的病变情况。观察或治疗完毕，取出模具，牙之间的间隙将在48小时内关闭。

弹性模具分离技术可用来诊断临床检查和X线片不能确诊的根部邻面龋，使预防性制剂直接作用于邻面，便于观察龋坏的发展和邻面龋的充填。该技术的优点是：能明确判断邻面有无龋坏；提供一个从颊舌向进入邻面龋坏组织的新途径；无放射线污染；患者可耐受，迅速，有效，耗费低；广泛用于成人、儿童的前、后牙邻面。对于邻面中龋洞形的制备，采用该方法后可不破坏边缘嵴，可避免充填物悬突的产生。该技术存在的主要问题是增加患者就诊次数；可出现咬合不适，如果弹性模具脱落，将导致诊断和治疗的失败；可能会给牙龈组织带来不必要的损伤等。

弹性模具分离技术给邻面龋的诊断和治疗带来了方便，它不但避免了X线片在诊断邻面龋时的重叠、伪影现象，减少了污染，而且使邻面龋的诊断更为直接、准确。

(五)染色技术

染色技术（dyes）为使用染料对可疑龋坏组织染色，通过观察正常组织与病变组织不同的着色诊断龋病。通常用1%的碱性品红染色，有病变的组织着色从而可助鉴别。

临床上将龋坏组织分为不可再矿化层和可再矿化层，这两层的化学组成不同，可通过它们对染料的染色特性来诊断龋病的有无及程度。

(六)定量激光荧光法

定量激光荧光法（quantitative laser fluorescence，QLF）是对釉质脱矿的定量分析，成为一种探察早期龋的非创伤性的敏感方法。其原理是运用蓝绿范围的可见激光作为光源，激发牙产生激光，根据脱矿釉质与周围健康釉质荧光强度的差异来定量诊断早期龋。由氩离子激光器发出的蓝绿光激发荧光，用高透过的滤过镜观察釉质在黄色区域发出的荧光，可滤过牙的散射蓝光，脱矿的区域呈黑色。临床研究表明QLF能提高平滑面龋、沟裂龋早期诊断的准确性及敏感性，还能在一定时期内对龋损的氟化物治疗进行追踪观察了解病变的再矿化情况。QLF对龋病的早期诊断、早期预防及早期治疗都有积极的意义。随着研究的不断深入，人们在寻求便捷的光源、适合的荧光染色剂、准确可靠的数据分析方法。相关的新技术有染色增强激光荧光（dye-enhance laser fluorescence，DELF）、定量光导荧光（quantitative light induced fluorescence）、光散射（light scattering）、激光共聚焦扫描微镜（confocal laser scanning microscopy）等。

(七)其他新兴技术

增加视野的方法，如白光内镜技术、光性龋病监测器、紫外光诱导的荧光技术、龋坏组织碳化等放大技术、不可见光影像技术、数字根尖摄影技术、数字咬翼摄影技术、放射屏幕影像技术（radio visio graphy，RVG）等。

龋病诊断方法很多，传统的口镜探针检查法，X线片检查法及各种新技术均有一定的价值，每种方法都有其优缺点,没有任何一种方法可以对所有牙位、牙面的龋坏做出明确诊断。FOTI 技术主要用于邻面龋的诊断,电阻抗技术多用于𬌗面沟裂龋的诊断,超声波技术主要用于早期龋的诊断,而弹性模具分离技术则主要用于邻接面隐匿龋的诊断等。因此尚需研究和开发新的龋诊断技术和诊断设备,使之趋于更加准确和完善。

四、鉴别诊断

点隙裂沟浅龋因其部位独特,较易判断。光滑面浅龋,在早期牙体缺损不明显阶段,只有光泽和色斑状改变,与非龋性牙体硬组织疾病有相似之处。

(一)釉质钙化不全

牙发育期间,釉质在钙化阶段受到某些因素干扰,造成釉质钙化不全,表现为釉质局部呈现不规则的不透明、白垩色斑块,无牙体硬组织缺损。

(二)釉质发育不全

牙发育过程中,釉质基质的形成阶段受到某些因素的影响造成釉质发育不全。表现为釉质表面有点状或带条状凹陷牙质缺损区,有白灰色、黄色或褐色的改变。

(三)氟斑牙

牙发育期间,摄取过多氟,造成慢性氟中毒,引起氟斑牙又称斑釉症(mottled enamel)。依据摄氟的浓度、时间,影响釉质发育的阶段和程度,以及个体差异,而显现不同程度的釉质钙化不良,甚至合并釉质发育不全。釉质表现白垩色横线或斑状,多数显现黄褐色变,重症合并有牙体硬组织的凹陷缺损。

以上三种牙体硬组织疾病与龋病的主要鉴别诊断要点如下。

1. 光泽度与光滑度

发育性釉质病虽有颜色改变,但一般仍有釉质光泽,且表面光滑坚硬。龋病系牙萌出后的脱矿病变,牙齿颜色出现白垩色、黄褐色,同时也失去釉质的光泽,探查有粗糙感。

2. 病损的易发部位

发育性疾病遵循牙发育矿化规律,从牙尖开始向颈部推进,随障碍出现时间不同,病变表现在不同的平面区带。龋病则在牙面上有其典型的好发部位,如点隙裂沟内、邻面区、唇(颊)舌(腭)面牙颈部,一般不发生在牙尖、牙嵴、光滑面的自洁区。

3. 病变牙对称性的差别

发育性疾病绝大多数是全身性因素的影响,在同一时期发育的牙胚,均受连累,表现出左右同名牙病变程度和部位的严格对称性。龋病有对称性发生趋势,只是基于左右同名牙解剖形态相同,好发部位近似,就个体而言,其病变程度和部位,并不同时出现严格的对称性。

4. 病变进展性的差别

发育性疾病是既成的发育障碍结果,牙齿萌出于口腔后,病变呈现静止状,不再继续进展,也不会消失。龋病则可持续发展,色泽由浅变深,质地由硬变软,牙体硬组织由完整到缺失,病损由小变大,由浅变深。若菌斑被除净,早期白斑状龋损也有可能因再矿化作用而消除。

中龋一般较易做出诊断,患者有对甜、酸类及过冷过热刺激出现酸痛感,刺激去除后痛感立即消失的症状;检查时患牙有中等深度的龋洞,探针检查洞壁有探痛,冷诊有敏感反应;必要时可照 X 线片予以确诊。中龋的症状源于龋洞内牙本质的暴露,与非龋性的牙本质暴露所表现的过敏症状是类似的。

牙本质过敏症是指由非龋性原因,引起牙本质暴露于口腔环境所表现的症状和体征。多见于咬合面和牙颈部,由于咀嚼或刷牙的磨耗,失去釉质,暴露出光滑平整的牙本质。病变区的颜色、光泽和硬度,均相似于正常牙本质。用探针检查牙本质暴露区,患者有明显的酸痛感,这与中龋的缺损成洞,颜色变深,质地软化病变,易于区别。

第五节 龋病非手术治疗

龋病是一种进行性疾病，在一般情况下，不经过治疗不会停止其破坏过程，而治疗不当也易再次发病。龋病引起的牙体组织破坏所致组织缺损，不可能自行修复，必须用人工材料修复替代。由于牙体组织与牙髓组织关系十分密切，治疗过程中，必须尽量少损伤正常牙体组织，以保护牙髓-牙本质复合体。

龋病的治疗方法较多，不同程度的龋损，可以有所选择。早期釉质龋可采用非手术治疗以终止发展，或使龋损消失。出现牙体组织缺损的龋病，应采用手术治疗，即充填术治疗，是龋病治疗使用最多的方法。深龋近髓，应采取保护牙髓的措施，再进行牙体修复术。

龋病的非手术治疗是指用药物、渗透树脂或再矿化法进行的治疗，不采用牙钻或其他器械备洞。

一、适应证

早期釉质龋，尚未形成龋洞者，损害表面不承受咀嚼压力。邻面龋病变深度至釉质或牙本质的外1/3范围内，尚未形成龋洞者。静止龋，致龋的环境已经消失，如咬合面磨损，已将点隙磨掉；邻面龋由于邻接牙已被拔除，龋损面容易清洁，不再有菌斑堆积。

对于龋病已经造成实质性损害，且已破坏牙体形态的完整，此种牙在口腔内保留的时间不长，如将在一年内被恒牙替换的乳牙。患者同意或拔除患牙或做非手术治疗，暂留待其自然脱落。

二、常用方法

先用器械将损害面的菌斑去除，再用细砂石尖将病损牙面磨光，然后用药物处理牙齿表面。

（一）氟化物

75%氟化钠甘油、8%氟化亚锡液或单氟磷酸钠液等氟化物中的氟离子能取代羟磷灰石中的羟基形成氟磷灰石，促进釉质脱矿区再矿化，增加牙体组织的抗酸能力，阻止细菌生长、抑制细菌代谢产酸的作用，减少菌斑形成。因此，可以终止病变，恢复矿化。氟化物对软组织无腐蚀刺激，不使牙变色，使用安全有效。

（二）硝酸银

10%的硝酸银液或硝酸铵银液均有很强的腐蚀、杀菌和收敛作用。使用时用丁香油或10%甲醛溶液作还原剂，生成黑色还原银，若用2.5%碘酊则生成灰白色碘化银。两者都有凝固蛋白质、杀灭细菌、渗透沉积并堵塞釉质孔隙和牙本质小管的作用，可封闭病变区，终止龋病发展。硝酸银对软组织有腐蚀凝固作用，并使牙体组织变黑，一般只用于乳牙或恒牙后牙，不得用于牙颈部病损。

釉质发育不良继发的大面积浅碟状龋可以适当磨除边缘脆弱釉质。光滑面浅龋也可视情况稍加磨除。

（三）渗透树脂

渗透树脂是具有较高渗透系数（penetration coefficient，PC）> 100 cm/s的低黏度光固化树脂，这种树脂在较短的作用时间内可以迅速地渗透入脱矿釉质的微孔中，经过固化以后可以阻止病变进展，并有效地抵抗口腔环境的脱矿作用，增强树脂渗透病变区的强度。

通过低黏度光固化树脂取代邻面龋白垩色病变区的脱矿物质，并在病变体部形成屏障，从而终止病变进展，主要适用于邻面龋病变深度至釉质或牙本质的外1/3范围内，尚未形成龋洞者。

（四）再矿化治疗

对脱矿而硬度下降的早期釉质龋，用特配的再矿化液治疗使钙盐重新沉积，进行再矿化，恢复硬度，从而消除龋病。这是近年来治疗早期龋的新疗法，有一定的临床效果。

主要适用于位于光滑面（颊、舌、腭或邻面）的白垩斑。以青少年效果更佳，对龋病活跃的患者，也可作预防用。

再矿化液有单组分和复合组分两类。近期更趋向用复合组分，主要为氟盐、钙盐和磷酸盐类，以下介绍两种。

单组分：氟化钠 0.2 g，蒸馏水 1 000 mL。

复合组分：氯化钠 8.9 g，磷酸三氢钾 6.6 g，氯化钾 11.1 g，氟化钾 0.2 g，蒸馏水 1 000 mL。

用作含漱剂，每日含漱。用作局部涂擦，暴露釉质白斑区，清洗刮治干净、隔湿、干燥，用小棉球饱浸药液放置白斑处。药液对组织无损伤，患者也可自行使用。

第六节 充填修复治疗

龋病充填治疗（restoration）又称手术治疗，主要步骤是制备洞形，去除病变组织，按一定要求将洞制作成合理的形状，再将修复材料填入洞内，恢复牙的功能与外形，其性质与一般外科手术相似，称为牙体外科（operative dentistry）。

一、龋洞的分类

在临床中，根据龋病发生的部位和程度，将龋洞进行分类，常用的有根据部位的简单分类和广泛使用的 Black 分类法，随着牙体修复技术和材料的发展，出现了一些新的分类方法。

（一）根据部位分类

通常也把仅包括一个牙面的窝洞称为单面洞。如窝洞位于𬌗面者称为𬌗面洞，位于近中邻面者称为近中邻面洞，以此类推还有远中邻面洞、颊（舌）面洞等。若窝洞同时包括两个或两个以上牙面时，以所在牙面联合命名，如近中邻𬌗洞、远中邻𬌗洞、颊𬌗洞等，通常称为双面洞或复杂洞。为方便记录，通常使用英语字首简写，如 M（mesial）代表近中邻面，D（distal）代表远中邻面，O（occlusal）代表面，B（buccal）代表颊面，L（Lingual）代表舌面，La（Labial）代表唇面。复杂洞记录时可将颊𬌗洞写作 BO，近远中邻𬌗洞写作 MOD，依此类推。

（二）Black 分类法

Black 分类法是根据龋洞发生的部位和破坏，将制备的窝洞进行分类，这种分类法在临床上广泛使用。

Ⅰ类洞：发生在所有牙齿表面发育点隙裂沟的龋损所备成的窝洞称为Ⅰ类洞，包括磨牙和前磨牙咬合面的点隙裂沟洞，下磨牙颊面和上磨牙腭面的沟、切牙舌面窝内的洞（图 6-11）。

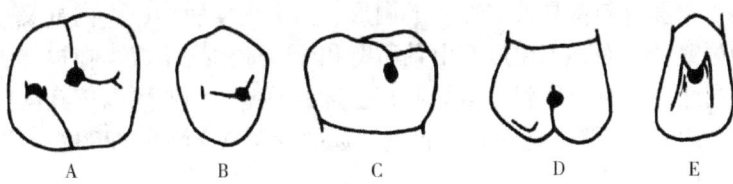

图 6-11 点隙裂沟龋洞、Ⅰ类洞形

Ⅱ类洞：发生在后牙邻面的龋损所备的窝洞称为Ⅱ类洞。包括磨牙和前磨牙的邻面洞、邻颊面洞、邻舌面洞和邻邻洞。如邻面龋损破坏到咬合面，也属于Ⅱ类洞（图 6-12）。

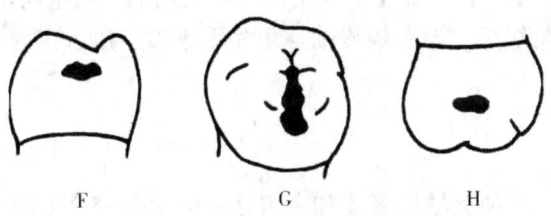

图 6-12 后牙邻面龋、Ⅱ类洞形

Ⅲ类洞：前牙邻面未累及切角的龋损所备成的窝洞。包括切牙和尖牙的邻面洞、邻舌面和邻唇面洞。

如果病变扩大到舌面或唇面，也属于此类洞。

Ⅳ类洞：前牙邻面累及切角的龋损所备成的窝洞称为Ⅳ类洞。

Ⅴ类洞：所有牙的颊（唇）舌面颈1/3处的龋损所备成的窝洞。包括前牙和后牙颊舌面的颈1/3洞，但未累及该面的点隙裂沟者，统称Ⅴ类洞。

由于龋损部位的多样化，Black分类法已不能满足临床的需要，有学者将前牙切嵴上或后牙牙尖上发生的龋洞制备的窝洞又列为一类，称为"Ⅵ类洞"。也有人将前磨牙和磨牙的近中面－𬌗面－远中面洞叫作"Ⅵ类洞"者。

（三）根据龋病发生的部位和程度分类

随着粘接修复技术和含氟材料再矿化应用的发展，现代龋病治疗提倡最大程度保留牙体硬组织，根据龋病发生的部位和程度，将龋洞分为以下类型。

1. 龋洞发生的3个部位

（1）部位1：后牙𬌗面或其他光滑牙面点隙裂沟龋洞。

（2）部位2：邻面触点以下龋洞。

（3）部位3：牙冠颈部1/3龋洞或者牙龈退缩后根面暴露发生的龋洞。

2. 龋洞的4种程度

（1）程度1：龋坏仅少量侵及牙本质浅层，但不可通过再矿化治疗恢复。

（2）程度2：龋坏侵及牙本质中层，洞形预备后余留釉质完整并有牙本质支持，承受正常咬合力时不会折裂，剩余牙体硬组织有足够的强度支持充填修复体。

（3）程度3：龋坏扩大并超过了牙本质中层，余留牙体硬组织支持力减弱，在正常𬌗力时可能导致牙尖或牙嵴折裂，洞形预备需要扩大使修复体能为余留牙体硬组织提供足够的支持和保护。

（4）程度4：龋坏已造成大量的牙体硬组织缺损。

这种洞形分类方法弥补了Black分类法的不足，如发生在邻面仅侵及牙本质浅层的龋洞（部位1，程度1，简写为11-1）。

二、洞形的基本结构

为了使充填修复术达到恢复牙齿外形和生理性功能，使充填修复体承受咀嚼压力并不脱落，必须将病变的龋洞制备成一定形状结构。

（1）洞壁（walls）：经过制备具特定形状的洞形，由洞内壁所构成。内壁又分为侧壁和髓壁。侧壁与牙齿表面相垂直的洞壁，平而直。在冠部由釉质壁和牙本质壁所组成，在根部由牙骨质壁和牙本质壁所组成。髓壁为位于洞底，被覆于牙髓，与侧壁相垂直的洞壁。洞壁可以按其内壁相邻近的牙面命名，如一个𬌗面洞具有4个侧壁：颊壁、近中壁、舌壁、远中壁，位于洞底的髓壁，位于轴面洞底的为轴壁。牙轴面洞近牙颈的侧壁称为颈壁。

（2）洞角（angles）：内壁与内壁相交处，形成洞角。两个内壁相交成为线角（line angles），3个内壁相交成为点角（point angles），线角与点角都位于牙本质。

（3）洞缘角（cavosurface margin）：洞侧壁与牙齿表面的交接线为洞缘角，又称洞面角。

（4）线角是依其相交接的2个内壁而定。点角依其相交接的3内壁而定。以邻𬌗面洞的轴面洞为例，有颊轴线角、舌轴线角、龈轴线角。还有颊龈轴点角和舌龈轴点角。在洞底轴髓壁和𬌗髓壁的交接处，称轴髓线角。

三、抗力形

抗力形（resistance form）是使充填修复体和余留牙能够承受咬合力而不会破裂的特定形状，充填修复体承受咬合力后与余留牙体组织之间内应力的展现。如果应力集中，反复作用而达到相当程度时，充填修复材料或者牙体组织可能破裂会导致充填失败。抗力形的设计，应使应力得以均匀地分布于充填修复体和牙体组织上，减少应力的集中。

（一）洞形深度

洞形达到一定深度时，充填修复体才能获得一定的厚度和强度，使充填体稳固在洞内。洞底必须建立在牙本质上，才能保证一定的深度，同时牙本质具有弹性可更好地传递应力。若将洞底建立在釉质上，深度不够，受力后充填修复体可能脆裂。

洞的深度随充填修复材料强度的改进，已有减少，后牙洞深以达到釉牙本质界下 0.2～0.5 mm 为宜。前牙受力小，牙体组织薄，可达到釉牙本质界的牙本质面。龋坏超过上述深度，制洞后以垫底材料恢复时，至少应留出上述深度的洞形，以容纳足够厚度的充填材料。

（二）箱状结构

箱状洞形（box-shaped cavity）的特征是，洞底平壁直，侧壁与洞底相垂直，各侧壁之间相互平行（图6-13）。箱状洞形不产生如龋损圆弧状洞底的应力集中，平坦的洞底与𬌗力方向垂直，内应力能均匀分布。箱状洞形充填修复体的厚度基本一致，不会出现圆弧洞形逐渐减薄的边缘，薄缘常因强度不足，受力后易折断。厚度均匀一致的充填修复体，可以更好地显现材料抗压性能。箱状洞形锋锐的点、线角，受力时会出现应力集中，洞底与侧壁的交角应明确而圆钝，使应力不集中，减少破裂。

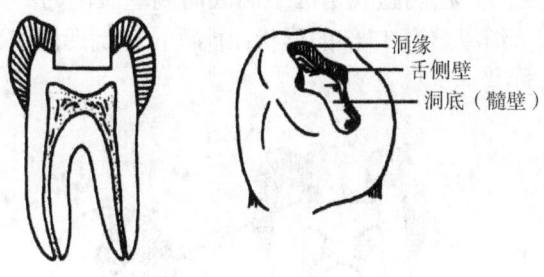

图 6-13　箱状结构

（三）梯形结构

双面洞的洞底应形成阶梯以均匀分担咬合力，梯形结构（trapezoidal structure）的组成包括龈壁、轴壁、髓壁、近/远中侧壁（图6-14）。其中龈壁与髓壁平行，轴壁与近、远中侧壁平行，各壁交接呈直角，点、线角圆钝，特别是洞底轴壁与髓壁相交的轴髓线角，不应锋锐。梯形设计可均匀分布𬌗力，主要由龈壁和髓壁承担。

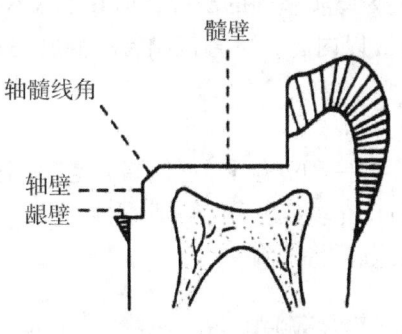

图 6-14　梯形结构

牙体硬组织的抗力设计：①去除无基釉。无基釉是缺乏牙本质支撑的釉质，侧壁的釉质壁，位于洞缘，如失去下方牙本质，承力后易出现崩裂，使充填修复体和牙齿的交接缘产生裂缝，导致充填失败。龋洞缘已有的无基釉应去除净，在洞形制备过程中也应避免产生新的无基釉。应运用牙体解剖组织学的知识，掌握牙齿各部位釉柱排列的方向，制备釉质壁时，与其方向顺应。②去除脆弱牙体组织。应尽量保留承力区的牙尖和牙嵴。组织被磨除越多，余留的牙体组织越少，承担咬合力的能力越低。龋坏过大，受到损伤而变得脆弱的牙尖和牙嵴，应修整以降低高度，减轻𬌗力负担，防止破裂和折断。③洞缘外形线要求为圆钝曲线，也含有使应力沿弧形向牙体分散均匀传递的作用。转折处若成锐角，则使向牙体的应力在锐角处集中，长期作用，牙体组织易于破裂。

抗力形的设计应结合充填修复体是否承受殆力和承力的大小来考虑，如殆面洞、邻殆洞的抗力形制备应严格按要求进行，颊、唇面的V类洞对抗力形要求不高。

四、固位形

固位形（retention form）使充填修复体能保留于洞内，承受力后不移位、不脱落的特定形状，在充填修复材料与牙体硬组织间，不具有粘接性时，充填修复体留在洞内主要靠密合的摩擦力和洞口小于洞底的机械楔合力。

（一）侧壁固位

侧壁固位（frictional walls）是相互平行并具一定深度的侧壁，借助于洞壁和充填修复体的密合摩擦，有着固位作用。从固位的角度考虑，洞底也与抗力形一样要求建立在牙本质，其弹性有利于固着充填修复体，盒状洞形的结构，包含相互平行并具一定深度的侧壁，可以避免洞底呈弧形时充填修复体在受力后出现的滑动松脱。可见盒状洞形既满足了抗力形的要求，也为固位形所需要。

（二）倒凹固位

倒凹固位（undercut）：倒凹是在侧髓线角区平洞底向侧壁做出的凹入小区，可使洞的底部有突出的部位，充填修复体获得洞底部略大于洞口部的形状而能固位。倒凹固位形可以防止充填修复体从与洞底呈垂直方向的脱出（图6-15）。

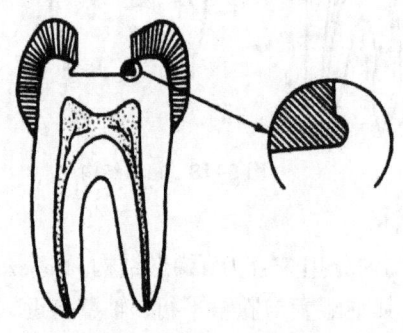

图6-15 倒凹固位

倒凹可制备在牙尖的下方，牙尖为厚实坚固的部位，但其下方深层，正是牙髓髓角所在，故应留意洞的深度。洞底在釉牙本质界0.5 mm以内者，可直接制备；洞底超过规定深度后，最好先垫铺基底再制备倒凹。

（三）鸠尾固位

鸠尾固位（dovetail）是用于复面洞的一种固位形，形似鸠的尾部，由鸠尾峡部和鸠尾所构成（图6-16）。借助于峡部缩窄的锁扣作用，可以防止充填修复体与洞底呈水平方向的脱出。后牙邻面龋累及咬合面边缘嵴，可在殆面制备鸠尾固位形，成为邻殆面洞。

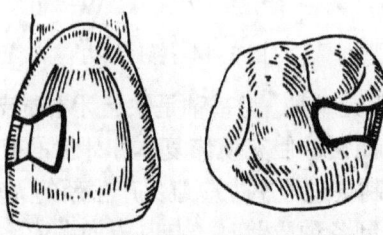

图6-16 鸠尾固位形

鸠尾固位形的大小，与原发龋范围相适应，不宜过大或过小，深度应按规定要求，特别在峡部必须具有一定深度。鸠尾峡的宽度设计很重要，过宽固位不良，过窄充填修复体易在峡部折断，后牙一般为颊舌牙尖间距的1/3～1/2，约有2～3 mm宽。峡部的位置应在洞底轴髓线角的靠中线侧，不应与其相重叠。

鸠尾的宽度必须大于小峡部才能起到水平固位作用。

(四) 梯形固位

梯形固位 (trapezoidal retention) 为复面洞所采用的固位形。邻𬌗面洞的邻面洞设计为颈侧大于𬌗侧的梯形，可防止充填修复体与梯形底呈垂直方向的脱出（图 6-17）。梯形洞的大小依据龋损的范围再进行预防性扩展而确定。侧壁应扩大到接触区外的自洁区，并向中线倾斜，形成颈侧大于𬌗侧的外形。梯形洞的底为龈壁，宜平行于龈缘，龈壁与侧壁连接角处应圆钝。梯形洞的深度，居釉牙本质界下 0.2 ~ 0.5 mm，同常规要求，龋损过深应于轴壁垫底。梯形洞的两侧壁在𬌗面边缘嵴中间部分与洞形的𬌗面部相连接。梯形固位还可用于邻颊（唇）面洞、邻舌（腭）面洞和磨牙的颊𬌗面洞和舌𬌗面洞的轴面部分。

洞的梯形固位：固位形的设计与洞形涉及的牙面数有关。单面洞的充填修复体可能从一个方向脱出，即从与洞底呈垂直方向的脱出。复面洞的充填修复体则可能从洞底呈垂直向或水平向的两个方向脱出。包括邻面的三面洞充填修复体可从一个垂直方向脱出，如近中𬌗远中面洞充填修复体；也可能从垂直向或水平向两个方位脱出，如越过邻颊轴角的邻𬌗颊面洞充填修复体。在设计固位形时，应针对具体情况有所选择。

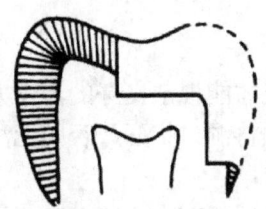

图 6-17　后牙邻

五、洞形设计与制备

洞的外形设计根据病变的范围来决定，基本原则是去除龋坏组织，保留更多的健康牙体组织，洞的外形可以根据龋损的大小、累及的牙面设计，有时因预防和临床操作需要，洞的外形需扩展到健康的牙齿表面。洞的外形制备时应尽量保留牙尖、牙嵴，包括边缘嵴、横嵴、斜嵴、三角嵴等牙的自洁部位。

洞的外形线呈圆钝的曲线，圆钝的转角要尽量减少应力的集中（图 6-18）。

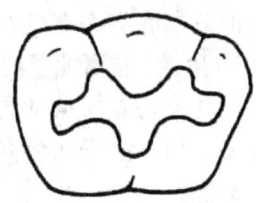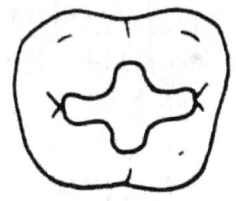

图 6-18　洞的外形曲线

(一) 洞形制备的基本原则

在龋病治疗过程中，洞的制备（简称备洞）是非常重要的，直接关系到治疗的成败。洞形制备的基本原则如下。

1. 局部与全身的关系

充分认识备洞是在生活的器官—牙上进行手术，与全身有密切的联系，即使无髓或死髓牙也是如此。如同外科性手术治疗，必须遵循一般的手术原则。切割或磨除牙体硬组织时，切割或磨除过程产生的机械、压力和热刺激，均可对牙体硬组织、牙髓甚至身体造成不良影响。这些影响，有的使牙或机体产生立即的反应，有的则产生延缓反应。因此，主张在备洞时采用间断操作，必要时应用麻醉术辅助进行。

2. 尽量去除病变组织

备洞时将所有病变组织去除干净，对治疗效果非常重要。如果遗留一点病变组织，将会继续发生龋病病变，而且这种继续发展的病变位于充填修复体下面，不易被察觉，危害更大。病变组织指的是坏死崩溃的和感染的牙体组织，不包括脱矿而无感染的牙本质，后者可以适当保留。

3. 保护牙髓和牙周组织

备洞时术者应充分了解牙体硬组织、牙周组织的结构、性质、形态；组织的厚度、硬度、髓腔的形态、髓角的位置和高低；不同年龄时期产生的牙体生理性变化，如磨损、牙髓、继发性牙本质形成、修复性牙本质的形成、髓腔形态的变化、牙髓组织的增龄性变化等特点。注意保护牙髓和牙周组织，不能对它们造成意外的损伤。

4. 尽量保留健康牙体组织

在切割磨钻病变组织时，必须尽可能保留更多的健康组织，这对维持牙齿的坚硬度，恢复牙的功能有很重要的关系。牙体组织一经破坏不易恢复原来的性能。

洞形制作时，还应该注意患者的全身健康和精神神经状态，对患某些慢性病，如结核病、心血管疾病、神经衰弱等患者或女性患者、儿童及老年患者，手术时间不宜过长，动作更要敏捷轻柔。由于备洞是一种手术，所以现代口腔医学非常重视治疗环境的优化和手术器械的改进。

（二）洞形制备

1. 打开洞口查清病变

这一点非常重要，只有查清病变情况才能拟定良好的治疗方案。龋洞洞口开放者，比较容易查清；龋洞洞口小或位于较隐蔽的牙面，则必须将洞口扩开，否则无法查清病变范围、洞的深浅等情况，位于𬌗面的点隙裂沟龋就属于这种情况。

临床上经常见邻面龋洞，如靠近龋洞的邻面边缘嵴和洞的颊、舌侧均完整，就必须将𬌗面邻近龋洞的边缘嵴钻掉一部分，才能使洞敞开，以便进一步查清病变范围和深度，以及有无髓腔穿通情况。从𬌗面去除一部分边缘嵴然后进入洞内比从颊面或舌面进入的效果好，这样可以保留更多的健康牙体组织。

后牙邻面牙颈部的洞，可以从颊面（下后牙）或腭侧（上后牙）进入洞内，不从咬合面进入。

前牙邻面洞从何方进入，可以根据洞靠近何方来定，靠近颊面者从颊方进入，靠近舌面者从舌方进入。

2. 去除龋坏组织

只有将龋坏的组织去除干净才能查清病变范围和深度。原则上已经龋坏软化的牙本质应彻底去除，以免引起继发龋。侧壁的龋坏，应全部切削净，直至形成由健康釉质和牙本质组成的平直侧壁。髓壁和轴壁的龋坏组织，在中龋洞内，也应彻底去净，建立健康牙本质的洞底。

深龋洞内，在不穿通牙髓的前提下应将软龋去净，但若彻底去净有可能导致牙髓暴露时，应保留极近髓角或髓室区的少许软龋，并按余留龋先进行治疗（如抗生素、非腐蚀性消毒药等）几天后再继续治疗。通常用挖器剔挖病变组织最好，在剔挖病变组织时，应当注意将着力点从洞周围往中央剔挖，不能将着力点放在洞底中央。一般情况下，洞底中央是薄弱的部分，稍不注意就会将髓腔穿破；而且这里也容易将剔挖时所施的压力传递到髓腔，刺激牙髓组织，产生疼痛。

当不易判断龋坏组织是否去除干净时，可以用1%碱性品红染色洞底，若还留有感染的病变组织，被染成红色，再用挖器去除，不能去尽，可用大一点的球形钻针在慢速转动下将病变组织轻轻钻掉。

牙本质龋去净的临床判断，可以根据洞内牙本质的硬度和颜色变化来确定。龋坏牙本质一般呈深褐色、质软、探针易刺入，去除净后，洞内牙本质应接近正常色泽，质地坚硬。慢性龋进展慢、修复性牙本质形成作用较强，龋坏的前锋区可以因细菌代谢产物作用而脱矿变色，随着再矿化修复，牙体硬组织重新变硬，这种再矿化的牙本质通常较正常牙本质颜色深。因此，慢性龋可允许洞底牙本质颜色略深，只要硬度已近正常，牙钻磨削时，牙本质呈粉状，可不必除去。

3. 制备洞的外形

查清龋洞内的病变情况和去净坏变组织，根据龋洞的形状设计制备洞的外形。将一切病变部分和可疑病变部分包括进去，一些邻近的可被探针插入的点隙沟虽未产生病变也应包括进去。保留牙体组织，特别是边缘嵴和牙尖，可保证牙的坚牢性，不致在修复后承受咀嚼压力时将牙体咬破。

外形的边缘必须建立在牙刷易清洁和唾液易于冲洗的表面。如邻面洞的颊侧和舌侧边缘必须设计在触点（面）以外的牙面上。在殆面，不能把洞的边缘作在点隙裂沟内。外形必须建立在有健康牙本质支撑的部位上，特别是承受咀嚼压力的部位。外形必须是圆缓的曲线，不能有狭窄的区域，否则不易充填或修复，即使充填或修复了，修复物也容易折裂。

4. 制备抗力形和固位形

抗力形是指将洞形制备成可以承受咀嚼压力的形状，使充填修复材料或牙体硬组织不会在咀嚼食物时发生破裂、脱位或变形。固位形则是指这种形状可将充填修复体稳固地保留在洞内不致脱落。

制备抗力形时，应注意：洞底壁直，各壁互相平行，洞口略向外张开。箱状洞形中，洞底周围的线角要清楚，略微圆钝。洞底线角尖锐的修复物的锋锐边缘在咀嚼压力下会像刀刃一样切割洞壁，使洞壁破裂。

去尽洞口的无基釉，以免洞口的釉质在承受咀嚼压力时破裂，产生缝隙，产生继发龋。邻殆洞或邻舌（颊）洞，应在邻面洞与舌面洞或面洞交界处的洞底作梯形结构，这样可以保护牙髓，也对承受咀嚼压力有帮助。制备梯形时要使梯两侧的髓壁和轴壁互相垂直，线角要圆钝。

邻殆洞邻面部分的龈壁，在后牙（前磨牙和磨牙）上应制备得垂直于牙的长轴，也就是与轴壁互相交成直角，切忌做成斜向龈方的斜面。

邻殆洞或邻舌洞的鸠尾峡应做在殆面洞或舌面洞的上方，不能做在邻面洞内，否则充填修复体容易崩裂。制备鸠尾固位形时鸠尾和邻面洞相连接的鸠尾峡应当比鸠尾窄一些，这样才能起到固位的作用。鸠尾峡不宜过宽也不宜过窄，对于准备用银汞合金充填的洞，应有鸠尾峡所在的颊、舌尖距离的1/3，对于用复合树脂充填的洞则只要1/4就行了。

保留尽可能多的健康牙体组织，注意对殆牙的牙尖高度和锋锐度。如殆补牙的殆牙尖高而锋锐，则在咀嚼食物时易将修复牙上的修复体咬碎咬破。因此，在备洞时应将对牙上过高过尖的牙尖磨短磨圆一些，但不要破坏正常咬合关系。

制备固位形时，应注意洞必须具有一定深度，浅洞的固位力很小，稍一承受咀嚼压力，充填修复体就会脱落出来，或者松动。但也不能认为洞越深越好，洞太深会破坏更多的牙体组织并刺激牙髓，同时也减弱洞的抗力形。过去主张洞的深度应在中央窝下方釉牙本质界下 1 mm 左右。临床上，洞的深度还要取决于原有病变的深度。

洞形备好后，用倒锥形钻针在近牙尖部的底端，向外轻轻钻一倒凹，将来填进去的修复物硬固后，就像倒钩一样把修复体固定在洞内，一个殆面洞一般只需做4个倒凹。

倒凹一般做在牙尖的下面，牙尖的硬组织较厚，应当注意越是靠髓角很近的部位，倒凹做在牙尖下釉牙本质界下面不要太深。较深的洞，可以不做倒凹，靠洞的深度来固位。采用粘接性强修复材料修复时，也可以不做倒凹固位形。此外，用暂时性修复材料封洞时，也不必制作倒凹固位形。

洞壁与充填修复材料的密合也是一种固位形。在洞形制备上必须将洞壁制备得平滑，不要有过于狭窄的部分。洞周围与牙长轴平行的壁（对Ⅰ、Ⅱ类洞而言），要互相平行，这对修复材料与洞壁的密合也有帮助，不能将洞制备成底小口大的形状。

特殊情况下，为解决预备洞形时的困难，需要将洞壁扩大，以利于工具的使用、医生技术操作上的方便，这种洞形的改变称为便利形。上、下颌前磨牙及磨牙邻接面的窝洞，充填修复操作困难，为了便利操作，可将窝洞扩展至咬合面。洞形制作最初阶段首先将无基釉去除，以便于观察龋坏范围，确定洞缘最后位置等，也属于便利形范畴。

（三）清理洞形完成备洞

按照洞形设计原则，从生物学观点出发，对经过上述步骤制备的洞形，做全面复查，看洞形是否达到设计要求，有无制备的失误，以减少失败，提高成功率。

将洞清洗干净，用锐探针从洞缘到洞底作探查，检查龋坏组织是否去净；可疑深窝沟是否已扩展而消除；外形线是否位于自洁区；盒状洞形是否标准，固位形是否合理；髓壁是否完整，有无小的穿髓孔；无基釉和脆弱牙尖是否已修整。龋洞经洞形制备后成为可以修复治疗的窝洞。窝洞的基本特征是没有龋坏组织，有一定的抗力形和固位形结构，修复治疗后既恢复牙的外形又能承担一定的咬合力量。

根据患者对冷水喷洗时的敏感反应，探针检查洞壁洞底时的酸痛程度，结合制洞磨削过程的疼痛感，判断牙髓的状态，为已选定的治疗方法作最后的审定。经过洞的清洗、检查，一切合乎要求，制洞过程即告完成，进入进一步的治疗。

六、各类洞形的制备要点

（一）Ⅰ类洞

Ⅰ类洞多系单面洞，上磨牙腭沟和下磨牙颊沟内的龋洞，需备成包括𬌗面在内的双面洞。在制备后牙𬌗面的Ⅰ类洞时，如果𬌗面具有两个点隙或沟发生龋病，相距较远，中间有较厚的健康牙体硬组织，宜备成两个小洞形；如两个龋洞相距较近，可将两个洞合并制备。

颊面洞未累及𬌗面时，可以备成颊面单面洞。不承受咀嚼压力，对抗力形的要求不高，以固位形为主，应做倒凹。一般把倒凹做在龈壁和颈壁的中央。如果颊沟内的病变已累及咬合面，需制成双面洞Ⅰ补面洞做成鸠尾形，洞底髓壁和轴壁交界处，做成梯形。上颌磨牙远中舌沟内的龋洞一般多已累及𬌗面，也应将它做成双面洞，将𬌗面部分做成鸠尾形。

在制备下颌第一前磨牙𬌗面的Ⅰ类洞时，由于此牙面向舌侧倾斜。洞底不能制成水平，必须与𬌗面一致，向舌侧倾斜，否则容易钻穿髓腔。

制备上颌前牙腭面龋洞时，洞底不能做平，同时切壁和颈壁都应做成与腭面部呈垂直的形状，洞的外形呈圆形。

（二）Ⅱ类洞

Ⅱ类洞一般均备成双面洞。制备此类洞时，如靠近龋坏面上的边缘嵴尚好，则宜先用小石尖将边缘嵴磨到牙本质，用裂钻往病变区钻，向颊侧和舌侧扩大，使病变范围暴露清楚，再用挖器挖尽病变组织；再根据邻面破坏大小和范围设计𬌗面的鸠尾形使鸠尾部的大小与局部保持平衡。如果邻面病变已经累及𬌗面，则用裂钻将洞口稍加扩大，再用挖器去除病变组织。病变组织去除干净后，就着手设计洞形并制备洞。

邻面洞应当将颊侧壁和舌侧或腭侧壁做成向牙间隙扩大的形状，两壁的洞缘角应在邻面的敞开部位，但不能扩到颊面或舌面上。

𬌗面破坏的龋洞，按Ⅰ类洞制备法将𬌗面洞备好，向邻面扩展。注意不要伤害髓角，去尽病变组织，修整洞形。应特别注意邻面洞的颊、舌或腭侧壁和龈壁。

对病变位于触点龈方的邻面洞，触点未被破坏，可将鸠尾制作在颊面或腭面。鸠尾不能做得过大，以免影响固位。备洞时，若有足够的空间容纳器械进入，则可将洞做成单面洞。

当后牙的两个邻面均患龋病，牙体硬组织破坏较大，可制备邻𬌗邻洞。这一类洞也属于Ⅱ类洞。制备方法与上述双面Ⅱ类洞相似，只是要在𬌗面做一个共同的鸠尾。应特别注意保留更多的健康牙体硬组织，Ⅱ类洞修复时多采用银汞合金，该材料抗压强度高，抗张强度低，牙体硬组织自身的抗压强度较好，抗剪切度较低。为了抗衡负荷，Ⅱ类洞设计制时必须以承受压力为主，尽量减少张力和剪切力。

（三）Ⅲ类洞

Ⅲ类洞制备时，前牙邻面洞备洞时一般都要把洞扩大到舌面，如果龋洞靠近唇面，洞舌侧的边缘嵴很厚实，则可将洞扩展到唇面，但不能太大。邻面龋未破坏接触点，不宜因备洞破坏邻面接触点的完整性。

Ⅲ类洞的修复以美观为主，洞形承受的负荷也不大，洞缘的无基釉可以适当保留。所保留的无基釉是全厚层釉质，无龋坏，未变色，无断纹隐裂，不直接承受压力，其下方的龋坏牙本质可以去除。

备洞时先将洞的舌或腭侧壁用球形钻或裂钻钻掉，然后用裂钻往切嵴和牙颈方向扩展一点，使洞充分暴露；用挖器将坏变组织去除干净，再根据龋洞大小，在舌或腭面设计与之相应的鸠尾固位形。可用倒锥钻自邻面洞的轴壁下牙釉本质界平齐往舌或腭面扩展，在舌或腭面备好鸠尾，仔细在舌或腭面与邻面之间做一梯，注意将梯的角做圆钝。可以先在舌或腭面制备鸠尾固位形，再向邻面扩展。舌或腭面鸠尾固位形备好后，用球形钻轻轻将邻面洞内的坏变组织去尽，用裂钻将唇、舌和龈壁修整好。

龋病损害在邻面完全敞开，器械容易进入，则将洞做成单面洞。

Ⅲ类洞的倒凹固位形一般做在靠近切嵴和龈壁与颊侧壁、舌或腭侧壁交界的点角底部。当洞同时涉及邻舌或腭面，应注意使鸠尾部的洞底与牙原来的舌或腭面平行。

（四）Ⅳ类洞

Ⅳ类洞系开放性的洞，不易制备固位形和抗力形，去尽坏变组织后，在近切嵴处和龈壁上制作针道，安放金属固位丝或固位钉，行高黏性复合树脂修复。

（五）Ⅴ类洞

Ⅴ类洞是牙冠颊或舌面近牙颈1/3区的洞形，多为单面洞。该类洞不直接承受咀嚼压力，对抗力形的要求不高，洞形制备以洞的外形和固位形为主。一般多将Ⅴ类洞做成肾形或半圆形，洞的龈壁凸向龈方，切壁平直，但均要做光滑，与洞底垂直，洞底略呈凸的弧面，要有一定深度，用小倒锥钻或球形钻在靠近洞底面的切壁（或𬌗壁）和龈壁上做倒凹固位形。

七、洞形隔湿、消毒、干燥

洞形制备完成，为了使修复材料与牙体组织紧密的贴合，减少继发龋的发生，需对窝洞进行隔湿、消毒、干燥处理，力求达到更好的修复效果。

（一）手术区的隔离

在备洞后，准备修复前，应当隔离手术区并消毒洞。所谓隔离手术区就是将准备修复的牙隔离起来，不要让唾液或其他液体进入洞内，以免污染洞壁和患牙，影响修复效果或修复材料的性质。最好是备洞前就隔离手术区，但应具备四手操作条件。

1. 简易隔离法

用消毒棉卷放在即将修复牙齿的颊侧和舌侧，上颌牙放在唇侧、颊侧。下颌牙可以用棉卷压器将棉卷压住，以免舌或颊部肌肉活动时将棉卷挤开。用小的消毒棉球或气枪干燥洞内。在使用综合治疗台治疗时，可将吸唾管置于口底，将积于口底的唾液或冲洗药液吸走。现代治疗用手术椅上装有吸唾管，每次使用时，均应更换经过消毒的吸唾管，以免交叉感染。

2. 吸唾器

利用抽气或水流产生的负压，吸出口腔内唾液。吸唾器套上吸唾弯管后放入患者下颌舌侧口底部。弯管最好采用一次性使用的塑料制品。吸唾器常配合橡皮障或棉卷隔湿使用，还可配合颊面隔湿片使用。隔湿片为医用硬泡沫塑料制成，状如圆角的三角形，患者张口时放入颊面的上下前庭穹隆，配合使用，可收到简单实用的效果。

3. 橡皮障隔离法

该方法的隔湿效果较好，能有效地将手术区与口腔环境隔离起来，达到干燥、视野清晰、防止唾液侵入的目的，并能防止器械的吸入。

（二）窝洞消毒

窝洞消毒目的是去除或杀灭残留在洞壁或牙本质小管内的细菌，减少继发龋的发生，由于洞底多位于牙本质中层或深层，对消毒药物的要求较高。具有一定的消毒杀菌能力，对牙髓的刺激性要小；能渗透到牙本质小管内，不引起牙体组织着色。

在备洞时就应当把感染的牙体组织去除干净，以后再经适当的冲洗，洞内的细菌就基本上被清除干净了。许多窝洞消毒药物，如酚类、硝酸银等均对牙髓有刺激性，故不主张使用药物消毒。准备修复前，对洞进行消毒还是必要的。但是应注意选用消毒力较强而刺激性较小，且不使牙变色的药物，特别是深龋洞的消毒。

常用的洞消毒药有氢氧化钙糊剂或液，50%苯酚甘油溶液，20%麝香草酚酒精溶液，樟脑酚（含樟脑6.0 g、苯酚3.0 g、95%酒精1.0 mL），丁香酚（商品），还可用75%酒精。

（三）干燥窝洞

窝洞在充填修复前的最后一个环节是干燥洞形，这是为了使充填修复材料或其他衬底材料能充分接触牙体，不被水分隔阻而出现空隙，也避免因洞内壁的水分而影响材料性能。窝洞的干燥对充填修复的

八、窝洞垫底

垫底（intermediary bases）是采用绝缘的无刺激性材料，铺垫于洞底，保护牙髓，避免充填材料的物理或化学因素刺激。

垫底多用于超过常规深度、近髓的窝洞。去净牙本质软龋后，洞底不平者，应用材料垫平。洞虽不深，但选用的充填修复材料对牙髓有刺激性。要求作衬底以阻隔刺激。经过牙髓治疗的无髓牙，充填修复材料前，应以垫底方法做出基底，以使洞形更符合生物力学要求，同时也可节约修复材料。

垫底所用材料要求对牙髓无刺激性，最好具有安抚镇痛、促进修复性牙本质生成的作用。应有一定的机械强度以间接承受殆力，并具有良好的绝缘性，不传导温度和电流。

（一）单层垫底

单层垫底（single intermediary base）用于窝洞虽超过常规深度，但不太近髓时。后牙多选用磷酸锌粘固粉或聚丙烯酸锌粘固粉。前牙用复合树脂充填窝洞时，材料对牙髓有一定刺激性，多用氢氧化钙粘固粉垫底。

（二）双层垫底

双层垫底（double intermediary base）用于洞深近髓的情况，磷酸锌粘固粉本身对牙髓也有轻度刺激，在其下先铺垫薄层具护髓性的材料。氧化锌丁香油粘固粉或氢氧化钙粘固粉这类材料却又因密度偏低，不宜在后牙承力洞形单独使用。因此，采用双层垫底方式。丙烯酸锌粘固粉强度好，不刺激牙髓可用于深洞垫底而不必再做双层基，但不具促进修复性牙本质生成的性能，尚不能代替护髓剂氢氧化钙粘固粉。

垫底的部位，在殆面洞为髓壁，在轴面洞为轴壁，不应置于侧壁和龈壁的釉质壁部分，以免垫底材料溶于唾液后产生边缘缝隙，日久出现继发龋。

洞漆（cavity varnish）和洞衬剂（cavity liner）涂布于切削后新鲜暴露的牙体组织表面，封闭牙本质小管，阻止充填修复材料中的有害物质如银汞合金中的金属离子、磷酸锌粘固粉的磷酸，向深层牙本质渗透，还可以增强充填体与洞壁间的密合性，防止两者界面因出现缝隙发生微渗漏。所有材料为溶于有机溶剂氯仿或乙醇的天然树脂如松香，或合成树脂如硝酸纤维素，呈清漆状。洞漆可涂于釉质壁和牙本质壁，厚度为 5～10μm。洞衬剂加有具疗效的物质如氧化锌、氢氧化钙或单氟磷酸钠等，稠于洞漆，通常用于牙本质壁，厚度可达 25μm。

第七节 深龋治疗

深龋的病变已到达牙本质深层并接近牙髓，牙体组织破坏较大。由于接近牙髓、细菌毒素等刺激物可通过牙本质小管渗透进入牙髓，再加上其他物理、化学刺激的结果，牙髓往往已有一定的炎症反应，属于可逆性质。如果诊断和治疗不当，会引起牙髓的反应。因此，深龋治疗中准确判断牙髓的状况，选择恰当的治疗方案尤为重要。

一、深龋诊断的要点

深龋发生在牙本质深层，患者自诉过冷过热刺激或食物嵌入患牙洞内引起明显的疼痛；检查发现龋洞洞深接近牙髓，洞壁有探痛，温度检查时冷刺激可引起激发性疼痛，但无穿髓孔和自发性疼痛。为了诊断，有时需要辅助牙髓电测试和X线检查。临床上，有时看似深的龋洞，可能只是中龋，或是伴有慢性牙髓炎症或已穿髓的深龋。深龋的诊断很大程度上是依靠患者对刺激出现疼痛的主观感觉，疼痛的程度与患者的年龄、性别、个体耐受力等有密切的关系。

诊断深龋最重要的是必须判明深龋底部与牙髓的关系，明确是近髓或是穿髓。如果查见穿髓孔，需要判明牙髓的状况和疼痛的性质，是明显的探痛或是深入髓腔才出现疼痛或是无探痛。

对深龋时间较长，无主观感觉，探诊无疼痛的病例诊断要格外注意，必须辅助牙髓电测试及放射诊断。做牙髓电测试时，应与邻牙或对侧同名牙作对比，若为阳性，且较对照牙敏感，一般表示为有活力，且可能伴有牙髓的急性变化。如较对照牙迟钝，则可能是有修复性牙本质形成或者是假阳性，假阳性者比如部分坏死或新近坏死的牙髓，髓腔内充满炎性渗出物与脓液，是电的良导体，就会出现假阳性。阴性结果一般为无活力，但也应防止有假阴性结果。做放射诊断时，可显示龋坏与牙髓腔的接近程度，牙本质的有效厚度。但需要注意的是，X线片上所显示的龋坏深度通常均稍小于病变实际范围；当发现髓腔内或髓腔四周有钙化影像时，表示髓腔的缩小或牙髓恢复能力的减弱，髓腔越小，恢复能力越差。

诊断时需准确判断深龋是否伴有牙髓充血，牙髓充血是可复性牙髓炎症，主要特点是激发性疼痛，温度检查产生尖锐的疼痛，去除刺激疼痛立刻消失，不再延续，临床上大多数深龋都伴有可复性牙髓炎。应注意是否伴有慢性溃疡性牙髓炎，后者属于无症状不可复性牙髓炎，刺激诱发牙髓剧烈疼痛，去除后疼痛持续一段时间，患者无自发疼痛，检查发现牙髓已穿通，穿髓孔有明显的探痛。

二、深龋洞形的制备

深龋使牙体组织破坏严重，洞口较大，器械易进入。洞形制备时，需去除洞缘的龋坏组织和无基釉，充分暴露洞内壁，在清楚的视野下进行洞形的制备。

为了保护牙髓，有时在去除大部分洞侧壁和髓壁的龋坏组织后，在髓壁或轴壁的近牙髓部位可保留部分余留龋坏牙本质，其余洞内壁为正常牙体组织。应对余留龋坏牙本质是软化牙本质或修复性牙本质进行区别，以决定其去留。软化牙本质表现为染色较浅、质软而无光泽，用牙钻去除时互相粘连呈锯末状。修复性牙本质则多系棕褐色，质地较硬而有光泽，钻出物为白色粉末，且不粘连，必要时可以通过染色法协助鉴别。对承受咬合力的牙尖、牙嵴等牙体组织脆弱部位要做修整，适当降低高度。洞形的抗力形设计要求洞底随髓室顶呈弧形或圆弧形，洞壁直为箱状，固位形设计需按洞形制备原则进行。

三、深龋治疗

深龋治疗原则是在尽可能去除龋坏组织的同时，设法消除牙髓的早期炎症，保护牙髓组织的活力，恢复牙髓功能。要求在治疗的每一步需避免物理、机械、化学等刺激，如机械损伤、温度激惹、摩擦产热、药物刺激、充填刺激等。

（一）深龋治疗前必须判明的情况

1. 牙本质－牙髓复合体的反应

龋病刺激牙本质－牙髓复合体，出现明显的病理改变，口腔微生物的种类、数量、毒力强弱、牙本质的结构、矿化程度、微量元素含量等因素都会影响修复性牙本质的形成。修复性牙本质的形成与牙本质－牙髓的有效厚度有关。牙本质－牙髓有效厚度在2 mm以上，牙髓可产生完全正常的修复性牙本质；有效厚度为0.8～2 mm时，牙髓产生不完全的修复性牙本质；有效厚度为0.3～0.8 mm时，牙髓功能严重破坏，无或仅少量修复性牙本质形成。牙本质－牙髓复合体的反应还与患者的年龄、牙龄、髓腔及根管内牙髓组织细胞和微循环状况有关。

2. 洞内龋坏组织能否去干净

循证医学研究结果提示，对于无牙髓症状的乳牙和恒牙，部分去除龋坏可降低牙髓暴露的风险，不会对患者的牙髓症状产生不利影响。在深龋治疗中，为了降低露髓的风险，最好选用部分去龋的方式，在洞底近髓处允许留少许余留龋。

3. 洞底是否与牙髓腔穿通，牙髓是否暴露

穿髓孔很小时，需仔细判断，减少失误。若穿髓点较小如针尖大，周围是健康牙本质，无渗血，一般多为牙髓无炎症或仅有局限于暴露部位的轻度炎症，治疗后可恢复。若穿髓点四周有龋坏牙本质，或者探诊时有大量出血或炎性渗出物，表示牙髓已经出现一定程度的炎症或破坏，治疗已不能恢复牙髓活力。

（二）治疗方法

1. 垫底充填法

当深龋不伴有上述激发病症状，牙髓活力正常时，选用双层垫底充填法，一次性完成治疗。保护牙髓可采用丁香油粘固粉均匀垫于洞底，固化后再用磷酸锌粘固粉作第二层垫底，垫平髓底，再做永久性充填修复。

2. 安抚治疗

安抚治疗是一种临时性治疗方法。深龋出现明显的症状，或温度、化学刺激引起较重的激发痛，可选择安抚疗法，先用消炎镇痛药物，常用丁香油小药棉球放入洞底，丁香油粘固粉封闭窝洞，观察1~2周，临床症状消除，再做进一步治疗。

3. 间接盖髓术

间接盖髓术主要用于深龋洞为了保护牙髓，软龋不去净，髓壁留有少量的余留龋，牙本质－牙髓反应能力较好。为促进牙本质－牙髓复合体的修复反应，牙体组织的再矿化可选用此法。间接盖髓术分两次进行。洞形制备完成，第一次治疗是在髓底均匀垫置盖髓剂，常用有氢氧化钙盖髓剂，丁香油粘固粉和磷酸锌粘固粉作双层封洞。3~6个月的观察，患者无症状，牙髓活力良好，X线检查正常，第二次复诊，去除部分封洞材料，再行永久性充填修复治疗。

第七章 牙龈病

牙龈是牙周组织（牙龈、牙周膜、牙槽骨、牙骨质）之一，直接暴露在口腔中，直视可见，它是由角化上皮和结缔组织组成，覆盖着牙槽骨和牙根。牙龈在口腔中不断受到外界和口腔内环境的各种刺激，包括生物性的（如外来的、口腔内的、消化道和呼吸道的各种微生物及其代谢产物）、物理性的（各种机械性创伤、咀嚼力、温度刺激等）、化学性的（食物、药物、烟草等）刺激；其对刺激的反应受机体的生理、代谢、免疫机制和全身状况的影响。牙龈组织不仅接受牙菌斑微生物的挑战（challenge），受到局部刺激的影响，而且也受全身因素的影响，某些全身情况或疾病（肿瘤）也可以表现在牙龈上，也可影响或改变牙龈对局部刺激的反应方式和程度。

牙龈病是局限于牙龈组织的病变，一般不侵犯深层牙周组织。然而牙龈病和牙周炎有密切关系，因为牙龈组织是牙周组织的一部分，是指其外层，许多引起牙龈病的因素也可进一步参与破坏深层牙周组织。牙龈又是口腔黏膜的一部分，有些皮肤黏膜病常表现于此。此外，许多全身性疾病也可累及牙龈组织，有些肿瘤和瘤样病损也好发于牙龈。综合有关牙周病的参考书、专著及其有关文献，牙龈固有的疾病和其他疾病的龈表征可达150多种，原北京医学院口腔病理研究室分析研究了在25年中收集的2485例牙龈临检样本，涵盖了牙龈病损60多种。可能正是因为发生在牙龈组织的疾病种类繁多，表现形式各异，长久以来缺乏一种国际通用和公认的、全面的牙龈疾病分类法。在1999年召开的有关牙周病分类的国际研讨会上（International Workshop for a Classification of Periodontal Diseases and Conditions），与会专家们提出了牙周病的新分类法，增加了牙龈病的分类，将牙龈病分为菌斑性牙龈病（如菌斑性龈炎、青春期龈炎、妊娠期龈炎、药物性牙龈肥大等）和非菌斑性牙龈病（如病毒、真菌等引起的牙龈病及系统疾病在牙龈的表现，遗传性病变等）两大类，其中菌斑性牙龈病（dental plaque-induced gingival disease）又分为：①仅与牙菌斑有关的牙龈炎（gingivitis associatedwith dental plaque only），此类最常见。②受全身因素影响的牙龈病（gingival diseases modified by systemic factors）。③受药物影响的牙龈病（gingival diseases modified by medications）。④受营养不良影响的牙龈病（gingival diseases modified by malnutrition），此类最少见。本章主要介绍1、2、3类牙龈病。

菌斑性牙龈病是指由牙菌斑所诱发的牙龈病，只局限发生于无附着丧失的牙周组织和有附着丧失但无进展的牙周组织（gingivitis on a reduced but stable periodontium）。此类龈病的病理状况主要受细菌活性的影响，但也可受全身疾病或药物的影响。这类牙龈病的共同特征：

①体征和症状局限于牙龈组织。
②菌斑的存在引起和（或）加重病损的严重。
③炎症的临床表现。牙龈由于水肿和纤维化而肿大，色泽红和（或）暗红，龈沟温度升高，刺激

易出血，龈沟液渗出增加。

④牙周组织无附着丧失或虽已有附着丧失但稳定无进展。

⑤去除病因后疾病可逆。

⑥若不及时治疗，有可能发展为牙周炎。

第一节 菌斑性龈炎

菌斑性龈炎在牙周病国际新分类（1999）中归属牙龈病中的菌斑性龈病（dental plaque-induced gingival disease）类，本病在过去称为慢性龈炎（chronic gingivitis）、慢性龈缘炎（chronic marginal gingivitis）、单纯性龈炎（simple gingivitis）等。牙龈的炎症主要位于游离龈和龈乳头，是牙龈病中最常见的疾病，简称牙龈炎（gingivitis）。世界各地区、各种族、各年龄段的人都可以发生，在我国儿童和青少年的患病率在70%～90%，成人的患病率达70%以上。几乎每个人在其一生中的某个时间段都可发生不同程度和范围的龈炎。该病的诊断和治疗相对简单，且预后良好，但因其患病率高，治愈后仍可复发，相当一部分的龈炎患者可发展成为牙周炎，因此预防其发生和复发尤为重要。

一、病因学

菌斑性龈炎是慢性感染性疾病，主要感染源为堆积在牙颈部及龈沟内的牙菌斑中的微生物。菌斑微生物及其产物长期作用于牙龈，首先导致牙龈的炎症反应，继而引起机体的免疫应答反应，因此菌斑是最重要的始动因子（initial factor），其他局部因素如牙石、不良修复体、食物嵌塞、牙错位拥挤、口呼吸等可加重菌斑的堆积，加重牙龈炎症。

患牙龈炎时，龈缘附近一般有较多的菌斑堆积，菌斑中细菌的量也较健康牙周时为多，种类也较复杂，此时菌斑中的G^+球/杆菌的比例较健康时下降，而G^-厌氧菌明显增多，牙龈卟啉单胞菌、中间普氏菌、梭形杆菌和螺旋体比例增高，但仍低于深牙周袋中此类细菌的比例。

（一）组织病理学改变（histopathological changes）

牙龈炎是一种慢性疾病，早期轻度龈炎的组织学表现与健康龈无明显界线，因为即使临床健康牙龈的沟内上皮下方的结缔组织中也有少量的炎症细胞的浸润。Page和Schroeder（1976）根据动物实验的研究、临床和组织学的观察资料，将从健康牙龈到牙周炎的发展过程分为四个阶段，但它们之间并无明确界限，而是移行过程。然而这四个阶段在人类并没有得到组织学的全部证实。近年来，对人健康牙龈的组织学观察表明，大多数临床表现为健康的牙龈，其组织学表现类似动物（狗）实验性龈炎的初期和早期病损。牙龈炎的病变局限于牙龈上皮组织和结缔组织内，当炎症扩延到深部牙周组织，引起牙龈及牙周膜胶原纤维溶解破坏，以及牙槽骨吸收，导致牙周袋的形成，此时即为牙周炎。牙龈炎为牙周炎的前期（先导）阶段，包括初期病损（initial lesion）、早期病损（early lesion）、确立期病损（established lesion）三个阶段。重度病损（advanced lesion）是牙龈炎发展到牙周炎的阶段，但并非所有牙龈炎均会发展成牙周炎。初期、早期和确立期病损在牙龈组织中的病理和临床表现十分相似，均为慢性非特异性炎症，只是炎症的范围和程度有所不同。

显微镜下所见的牙龈组织学变化不一。最轻度的变化临床可无表现，亚临床状况往往是炎症的早期，只是在龈沟下结缔组织中存在很少量的中性粒细胞、巨噬细胞、淋巴细胞和极少量的浆细胞，局部区域尤其是在沟上皮下方有结缔组织纤维的松解。

菌斑诱导的龈炎特征是红、肿、探诊出血，病变是可逆的，可持续存在，如果不治疗可能进一步发展为牙周附着丧失的牙周炎。

（二）上皮改变（epithelial alterations）

组织学证实，牙龈组织对龈沟区内积聚的牙菌斑发生反应。细菌来源的小分子产物穿过上皮引起上皮和结缔组织的一系列变化。结合上皮虽无根向移位，但是细胞间隙增宽，上皮向结缔组织内增生形成粗大的钉突。炎症细胞，尤其是中性粒细胞通过结合上皮移至龈沟。这些细胞保护牙周组织抗微生物的侵袭，龈沟内的中性粒细胞通常在菌斑微生物和沟内、结合上皮之间形成一道屏障，成为抗菌的第一道防御线。慢性龈炎龈沟内的细菌虽然与沟内上皮和结合上皮关系密切，但是并没有穿过上皮，细菌积聚有时可见与上皮表面接触，有时可见于细胞间隙。口腔上皮显示出细胞角质素表达的变化，尤其是口腔上皮与沟内上皮结合处。上皮内朗格罕斯细胞（Langerhans cells，LC）数目增加，对外来抗原加工和传递并刺激T淋巴细胞反应（图7-1）。

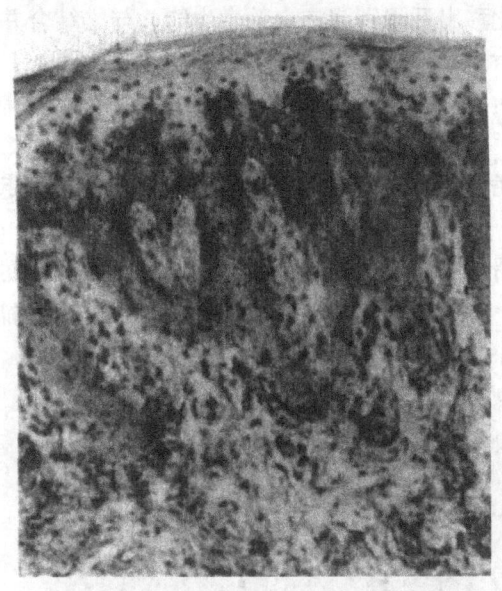

图7-1　龈炎，上皮内LC

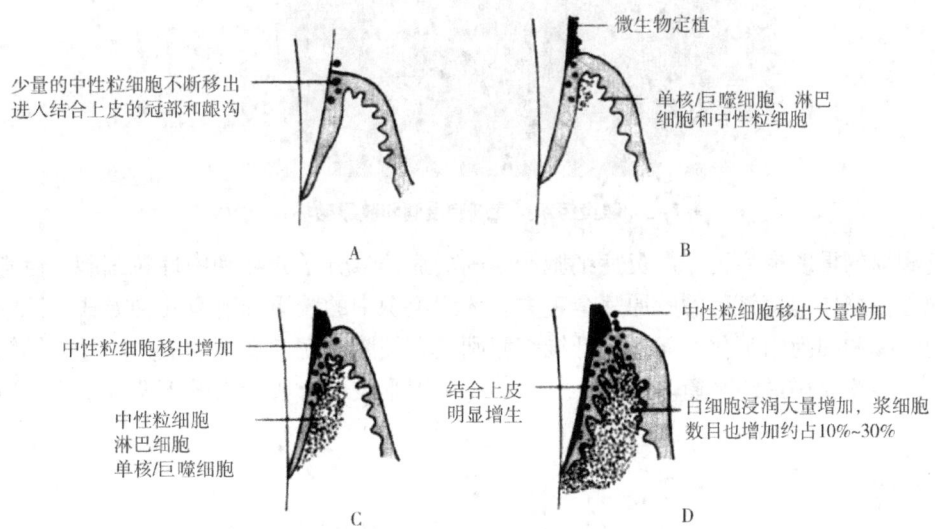

图7-2　正常龈向牙龈炎发展的四个阶段。

在龈炎阶段，最明显的不同是炎症浸润的范围和成分，以及上皮增生。A. 正常龈；B. 初期龈炎病损；C. 早期龈炎病损；D. 确立期龈炎病损。

（三）结缔组织改变（connective tissue alterations）

组织学表现通常具有急性和慢性特征，如浸润的结缔组织中有中性粒细胞、淋巴细胞、巨噬细胞、浆细胞和肥大细胞。初期病损是血管周围炎症和中性粒细胞的浸润，血清及抗体渗出、龈沟液渗出增加。中性粒细胞在结合上皮和龈沟中增多伴随龈沟液流的明显增加。早期病损主要是T淋巴细胞浸润，逐渐由T淋巴细胞为主过渡到B淋巴细胞为主，确立期病损的结缔组织特征是B细胞为主转换为浆细胞为主。虽然Page和Schroeder报告，确立期病损中浆细胞为主，但人实验性龈炎（短期内形成）的研究不能证实这一点，人长期存在的牙龈炎中浆细胞比例增加。炎症浸润的密度和范围取决于局部微生物的挑战、个体对微生物的炎症反应和这些反应的持续时间。轻度炎症时主要以中性粒细胞和T淋巴细胞为主，而向牙周炎进展时则转换为B淋巴细胞、浆细胞为主型（图7-2）。炎症效应细胞从周缘血循环中移出到牙周组织的机制是白细胞由内皮细胞和白细胞表面的黏附分子介导黏附到靶组织的血管壁，白细胞黏附到内皮细胞表面并穿过血管壁移入组织。例如，中性粒细胞的移出是对细菌和宿主来源的趋化物的趋化反应（chemotactic response）。趋化（chemotaxis）是指细胞对趋化物（chemoattractant）反应直接移出。中性粒细胞趋化移出后识别龈沟内的微生物，与之结合并吞噬。

（四）组织损害（tissue damage）

健康个体的宿主防御机制可有效地应对细菌的挑战。宿主的防御机制包括上皮细胞层的完整性，以及上皮细胞的脱落和龈沟液流，可有效地清除龈下细菌和其产物。补体、中性粒细胞和抗体的产生有可能控制龈沟中的微生物。如果由于先天或获得性宿主防御机制的缺陷引起防御不适当则可使细菌定植和繁殖，导致组织损害。

在龈炎病损中不发生牙槽骨的吸收，但是在龈炎的早期，龈沟下区的结缔组织中已出现胶原降解，炎症区的成纤维细胞数目减少。原有的成纤维细胞发生改变，胶原合成能力也可能下降，还出现血管增生和水肿（图7-3）。

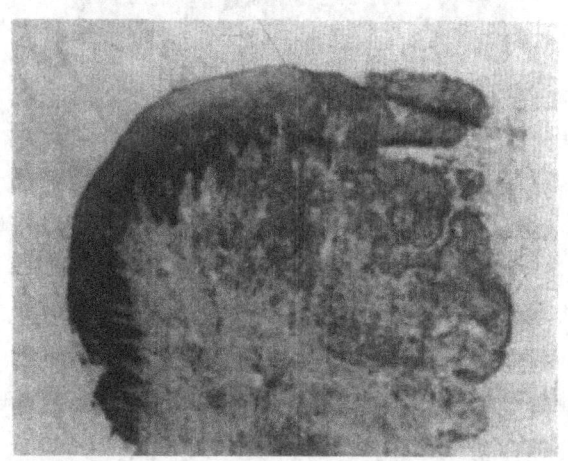

图7-3　龈炎组织炎症细胞浸润和胶原破坏

在慢性龈炎病损的重度炎症区，由炎症细胞产生的炎症信号分子介导和中性粒细胞、巨噬细胞和成纤维细胞释放的蛋白酶作用使该区的胶原完全丧失。牙龈组织中的胶原降解有几种方式，巨噬细胞完成酶解胶原断片的胞噬和细胞内消化，而龈成纤维细胞则具有使胶原完全变性的能力。牙周结缔组织通过降解和合成的持续转换获得最终平衡。此外，一些成纤维细胞胶原合成能力的下调或下降也可导致结缔组织的丧失。

二、临床表现

为便于临床描述，将牙龈分为三个区（图7-4）。

①边缘龈（marginal gingiva）：又称游离龈（free gingiva）或非附着龈（unattached gingi-va），是牙龈的边缘，呈领圈状包绕牙颈部，构成龈沟的软组织壁，正常牙龈的沟底位于釉牙骨质界，用探针插入龈沟可将游离龈从牙面分开。局限于该区的炎症可称为边缘性龈炎（mar-ginal gingivitis）。

②龈乳头（papillary gingiva）：位于牙间区的牙龈组织，局限于该区的炎症可称为龈乳头炎（papillary gingivitis）。

③附着龈（attached gingiva）：与边缘龈、龈乳头连接至膜龈联合的龈组织。由边缘龈延伸至附着龈的病变可称为弥漫性龈炎（changes throughout the vertical extent of the attached gingiva can be termed diffuse）（Glickman 1953）

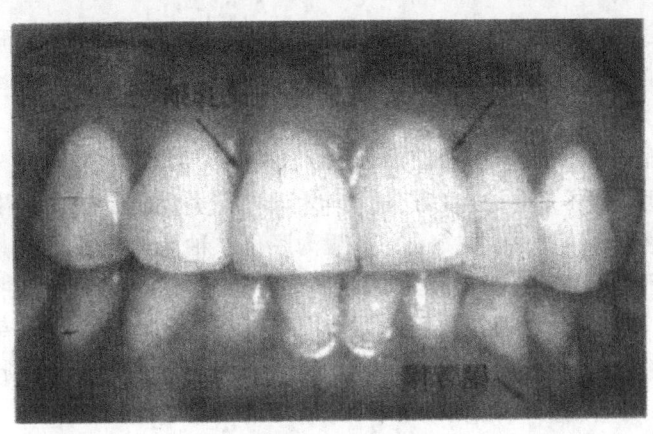

图 7-4 牙龈分区

本病牙龈的炎症一般局限于游离龈和龈乳头，严重时也可波及附着龈，炎症状况一般与牙颈部和龈沟内的菌斑及牙石量有关。牙龈炎一般以前牙区为多见，尤其是下前牙区最为显著。

1. 患者的自觉症状

刷牙或咬硬物时牙龈出血常为牙龈炎患者就医的主诉症状，但一般无自发性出血，这有助于与血液系统疾病及其他原因引起的牙龈出血鉴别。有些患者可感到牙龈局部痒、胀、不适、口臭等症状。近年来，随着社会交往的不断增加和对口腔卫生的逐渐重视，口腔异味（口臭）也是患者就诊的重要原因和较常见的主诉症状。

2. 牙龈色、形、质的变化

健康龈组织暴露于牙菌斑引起牙龈炎症，其临床的典型特征为牙龈色、形、质的改变和龈沟出血，如表 7-1 所示。

表 7-1 健康龈向龈炎发展的临床变化

	正常龈	龈炎
色泽	粉红（某些人群可见黑色素）	鲜红或暗红
外形	龈缘菲薄紧贴牙面呈扇贝状，龈乳头充满牙间隙，龈沟深度 ≤ 3mm	龈缘和乳头组织水肿圆钝，失去扇贝状，牙龈冠向和颊舌向肿胀形成假袋（false pocket）
质地	韧有弹性	松软，水肿，施压时易引起压痕
出血倾向	正常探诊和刷牙不出血	探诊后出血，刷牙时出血

（1）色泽：健康龈色粉红，某些人还可见附着龈上有黑色素。患牙龈炎时，由于牙龈组织内血管增生、充血导致游离龈和龈乳头色呈鲜红或暗红，病变严重时，炎症充血范围可波及附着龈，如图 7-5。

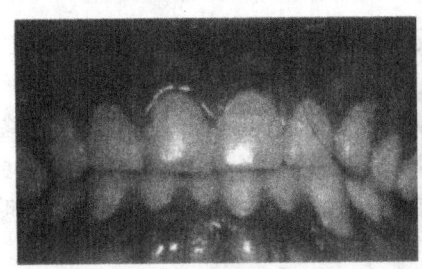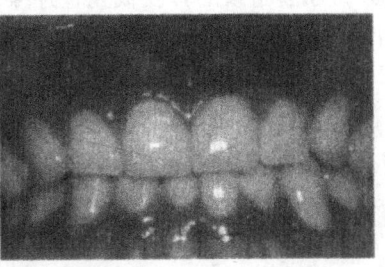

图 7-5 菌斑性龈炎（实验性龈炎）

A. 停止刷牙 21 天后，形成龈炎；B. 恢复刷牙后一周，恢复正常

（2）外形：健康龈的龈缘菲薄呈扇贝状紧贴于牙颈部，龈乳头充满牙间隙，附着龈有点彩。患龈炎时，由于组织水肿，牙龈冠向和颊舌向肿胀，龈缘变厚，失去扇贝状，不再紧贴牙面，龈乳头圆钝肥大。附着龈水肿时，点彩也可消失，表面光滑发亮。少数患者的牙龈炎症严重时，可出现龈缘糜烂或肉芽增生。

（3）质地：健康龈的质地致密坚韧。患龈炎时，由于结缔组织水肿和胶原的破坏，牙龈质地松软、脆弱，缺乏弹性，施压时易引起压痕。当炎症较轻且局限于龈沟壁一侧时，牙龈表面仍可保持一定的致密度，点彩仍可存在。

3. 龈沟深度和探诊出血

健康的龈沟探诊深度一般不超过 2～3 mm。当牙龈存在炎症时，探诊会出血，或刺激后出血，有时由于牙龈的炎性肿胀龈沟深度可超过 3 mm，但龈沟底仍在釉牙骨质界处或其冠方，无结缔组织附着丧失，X 线片示无牙槽骨吸收。1999 年国际牙周病新分类提出的龈炎标准中包括了经过彻底的治疗后炎症消退、牙龈退缩、牙周支持组织的高度降低的原牙周炎患者，此时若发生由菌斑引起的边缘龈的炎症，但不发生进一步的附着丧失，亦可诊断为龈缘炎，其治疗原则及转归与单纯的慢性龈缘炎一样。然而，应明确原发的牙龈炎是指发生在没有附着丧失的牙龈组织的慢性炎症。

4. 龈沟液量

健康龈的龈沟内存在极少量的龈沟液，牙龈有炎症时，龈沟液量较健康龈增多，其中的炎症细胞、免疫成分也明显增多，炎症介质增多，有些患者还可出现龈沟溢脓。龈沟液量的增加是评估牙龈炎症的一个客观指标。也有人报告牙龈炎时，龈沟内的温度升高，但此变化尚未用作临床指标。

本病在去除菌斑、牙石和刺激因素后，病损可逆转，牙龈组织可恢复正常。

三、诊断与鉴别诊断

1. 诊断

菌斑性牙龈炎的诊断主要根据临床表现，即牙龈的色、形、质的改变，但无牙周袋、无新的附着丧失、无牙槽骨吸收；龈缘附近牙面有明显的菌斑、牙石堆积，以及存在其他菌斑滞留因素等即可诊断。牙龈炎的主要诊断特征：

（1）龈缘处牙面有菌斑，疾病主要限于龈缘和龈乳头。

（2）牙龈色泽、形状、质地的改变，刺激后出血。

（3）无附着丧失和牙槽骨吸收*。

（4）龈沟液量增加。

（5）龈沟温度升高。

（6）菌斑控制及其他刺激因素去除后病损可逆。

注：* 发生于牙周炎治疗后的牙周组织可能存在附着丧、失和骨丧失，但附着稳定不加重，即无新的附着丧失。

2. 鉴别诊断

（1）早期牙周炎：应仔细检查磨牙及切牙的邻面有无附着丧失，𬌗翼片有无早期的牙槽嵴顶吸收。牙龈炎应无附着丧失，牙槽嵴顶的骨硬板完整连续。

（2）血液病引起的牙龈出血：白血病、血小板减少性紫癜、血友病、再生障碍性贫血等血液系统疾病，均可引起牙龈出血，且易自发出血，出血量较多，不易止住。对以牙龈出血为主诉且有牙龈炎症的患者，应详细询问病史，注意与上述血液系统疾病相鉴别。血液学检查有助于排除上述疾病。

（3）坏死性溃疡性龈炎：坏死性溃疡性龈炎的临床表现以牙龈坏死为特点，除了具有牙龈自发出血外，还有龈乳头和边缘龈坏死等特征性损害，可有口臭和伪膜形成，疼痛症状也较明显，而菌斑性龈炎无自发痛和自发性出血。

（4）HIV（human immunodeficiency virus，HIV）相关性龈炎：HIV 相关性龈炎在 HIV 感染者中较早出现，临床可见游离龈缘呈明显的线状红色充血带，称作牙龈线形红斑（lineargingival erythema，LGE），目前认为 LGE 与白念珠菌感染有关，附着龈可有点状红斑，患者可有刷牙后出血或自发性出血。在去除局部刺激因素后，牙龈的充血仍不易消退。艾滋病患者的口腔内还可出现毛状白斑、Kaposi 肉瘤等，血清学检测有助于确诊。

四、治疗

1. 去除病因

牙菌斑是引起菌斑性龈炎的直接病因，通过洁治术彻底清除菌斑、牙石，去除造成菌斑滞留和刺激牙龈的因素，牙龈的炎症可在一周左右消退，牙龈的色、形、质可完全恢复正常。对于牙龈炎症较重的患者，可配合局部药物治疗。常用的局部药物有1%过氧化氢、0.12%～0.2%氯己定以及碘制剂，一般不应全身使用抗生素。

2. 防止复发

菌斑性龈炎是可逆的，其疗效较理想，但也容易复发。在去除病因的同时，应对患者进行椅旁口腔卫生指导（chair-side oral hygiene instruction），教会患者控制菌斑的方法，使之能够持之以恒地保持良好的口腔卫生状况，并定期（每6～12个月一次）进行复查和治疗，才能保持疗效，防止复发。如果患者不能有效地控制菌斑和定期复查，导致菌斑再次大量堆积，菌斑性牙龈炎是很容易复发的（约在一至数月内）。牙龈炎的预防应从儿童时期做起，从小养成良好的口腔卫生习惯，并定期接受口腔检查，及早发现和治疗。

第二节　青春期龈炎

青春期龈炎（puberty-associated gingivitis, or puberty gingivitis）是与内分泌有关的龈炎（gingivitis associated with the endocrine system），在新分类中隶属于菌斑性龈病中受全身因素影响的牙龈病（gingival diseases modified by systemic factors）。

牙龈是性激素作用的靶器官。性激素波动发生在青春期、月经期、妊娠期和绝经期。妇女在生理期和非生理期（如性激素替代疗法和使用性激素避孕药），激素的变化可引起牙周组织的变化，尤其是已存在菌斑性牙龈炎时变化更明显。这类龈炎的特点是非特异性炎症伴有突出的血管成分，临床表现为明显的出血倾向。青春期龈炎为非特异性的慢性炎症，是青春期最常见的龈病。

一、病因

青春期龈炎与牙菌斑和内分泌明显有关。青春期牙龈对局部刺激的反应往往加重，可能由于激素（最重要的是雌激素和睾丸激素）水平高，使得龈组织对菌斑介导的反应加重。不过这种激素作用是短暂的，通过口腔卫生措施可逆转。Mariotti提出青春期龈炎的诊断应根据激素水平来确定，对于牙龈反应加重的女性患者，其雌激素水平至少≥26 pmol/L；对于男性患者，其睾丸激素水平应≥8.7 nmol/L。局部刺激可引起牙龈明显的炎症，龈色红、水肿、肥大，轻刺激易出血。这一年龄段的人群，由于乳恒牙的更替、牙齿排列不齐、口呼吸及戴矫治器等，造成牙齿不易清洁，加之该年龄段患者一般不注意保持良好的口腔卫生习惯，如刷牙、用牙线等，易造成菌斑的滞留，引起牙龈炎，而牙石一般较少。

成人后，即使局部刺激因素存在，牙龈的反应程度也会减轻。但要完全恢复正常必须去除这些刺激物。此外，口呼吸（常伴有安氏分类2.1的错𬌗）、不恰当的正畸治疗、牙排列不齐等也是儿童发生青春期龈炎的促进因素。青春期牙龈病的发生率和程度均增加，保持良好的口腔卫生能够预防牙龈炎的发生。

二、临床表现

青春期发病，牙龈的变化为非特异性的炎症，边缘龈和龈乳头均可发生炎症，其明显的特征是轻刺激易出血，龈乳头肥大，牙龈色、形、质的改变与普通炎性龈病相同。牙龈肥大发炎的程度超过局部刺激的程度，且易于复发（图7-6）。

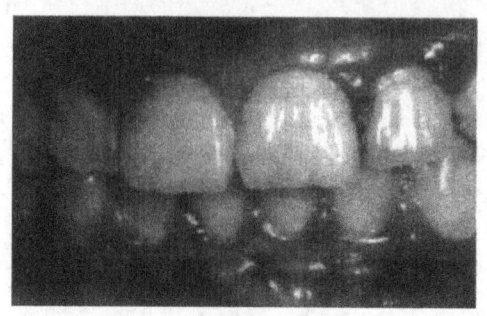

图 7-6　青春期龈炎

三、诊断

（1）青春期前后的患者。
（2）牙龈肥大发炎的程度超过局部刺激的程度。
（3）可有牙龈增生（gingival hyperplasia）的临床表现。
（4）口腔卫生情况一般较差，可有错𬌗、正畸矫治器、不良习惯等因素存在。

四、治疗

（1）口腔卫生指导。
（2）控制菌斑洁治，除去龈上牙石、菌斑和假性袋中的牙石。
（3）纠正不良习惯。
（4）改正不良修复体或不良矫治器。
（5）经上述治疗后仍有牙龈外形不良、呈纤维性增生者可行龈切除术（gingivectomy）和龈成形术（gingivoplasty）。

完成治疗后应定期复查，教会患者正确刷牙和控制菌斑的方法，养成良好的口腔卫生习惯，以防止复发。对于准备接受正畸治疗的青少年，应先治愈原有的牙龈炎，并教会他们掌握正确的控制菌斑的方法。在正畸治疗过程中，定期进行牙周检查和预防性洁治（prophylaxis scaling），对于牙龈炎症较重无法控制者应及时中止正畸治疗，待炎症消除、菌斑控制后继续治疗，避免造成对深部牙周组织的损伤和刺激。

第三节　妊娠期龈炎

妊娠期龈炎（pregnancy-associated gingivitis，或 pregnancy gingivitis）是指妇女在妊娠期间，由于女性激素水平升高，原有的牙龈炎症加重，牙龈肿胀或形成龈瘤样的改变（实质并非肿瘤）。分娩后病损可自行减轻或消退。妊娠期龈炎的发生率报告不一，在 30%～100%。国内对上海 700 名孕妇的问卷调查及临床检查的研究结果显示，妊娠期龈炎的患病率为 73.57%，随着妊娠时间的延长，妊娠期龈炎的患病率也提高，妊娠期龈瘤患病率为 0.43%。有文献报告孕期妇女的龈炎发生率及程度均高于产后，虽然孕期及产后的菌斑指数均无变化。

一、病因

妊娠期龈炎与牙菌斑和患者的黄体酮水平升高有关。妊娠本身不会引起龈炎，只是由于妊娠时性激素水平的改变，使原有的慢性炎症加重。因此，妊娠期龈炎的直接病因仍然是牙菌斑，此外与全身内分泌改变即体内性激素水平的变化有关。

研究表明，牙龈是雌性激素的靶器官，妊娠时雌激素水平增高，龈沟液中的雌激素水平也增高，牙龈毛细血管扩张、瘀血，炎症细胞和液体渗出增多。有文献报告，雌激素和黄体酮参与调节牙龈中花生四烯酸的代谢，这两种激素刺激前列腺素的合成。妊娠时雌激素和黄体酮水平的增高影响龈上皮的角化、导致上皮屏障的有效作用降低，改变结缔组织基质，并能抑制对菌斑的免疫反应，可使原有的龈炎临床症状加重。

有学者发现妊娠期龈炎患者的牙菌斑内中间普氏菌（Prevotella intermedia）的比率增高，并与血浆中雌激素和黄体酮水平的增高有关。因此在妊娠期炎症的加重可能是由于菌斑成分的改变而不只是菌斑量的增加。分娩后，中间普氏菌的数量降至妊娠前水平，临床症状也随之减轻或消失，有学者认为黄体酮在牙龈局部的增多，为中间普氏菌的生长提供了营养物质。

二、临床表现和检查

妊娠妇女的菌斑指数可保持相对无改变，临床变化常见于妊娠期 4~9 个月时，有效地控制菌斑可使病变逆转。

1. 妊娠期龈炎

患者一般在妊娠前即有不同程度的牙龈炎，从妊娠 2~3 个月后开始出现明显症状，至 8 个月时达到高峰，且与血中黄体酮水平相一致。分娩后约 2 个月时，龈炎可减轻至妊娠前水平。妊娠期龈炎可发生于个别牙或全口牙龈，以前牙区为重。龈缘和龈乳头呈鲜红或暗红色，质地松软，光亮，呈显著的炎性肿胀、轻触牙龈极易出血，出血常为就诊时的主诉症状。一般无疼痛，严重时龈缘可有溃疡和假膜形成，有轻度疼痛（图 7-7）。

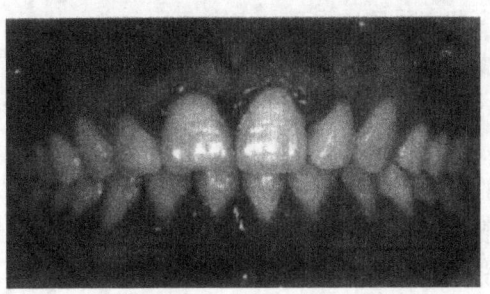

图 7-7　妊娠性龈炎（28 岁，妊娠 6 个月）

2. 妊娠期龈瘤

妊娠期龈瘤亦称孕瘤。通常在妊娠第 3 个月，牙间乳头出现局限性反应性增生物，有蒂或无蒂，生长快，色鲜红，质松软，易出血，一般直径不超过 2 cm。临床上也可见到因妊娠瘤巨大而妨碍进食的患者。据报告妊娠期龈瘤在妊娠妇女中发生率为 1.8%~5%，多发生于个别牙列不齐的牙间乳头区，前牙尤其是下前牙唇侧乳头较多见（图 7-8）。妊娠期龈瘤的本质不是肿瘤，不具有肿瘤的生物学特性。分娩后，妊娠瘤大多能逐渐自行缩小，但必须除去局部刺激物才能使病变完全消失。

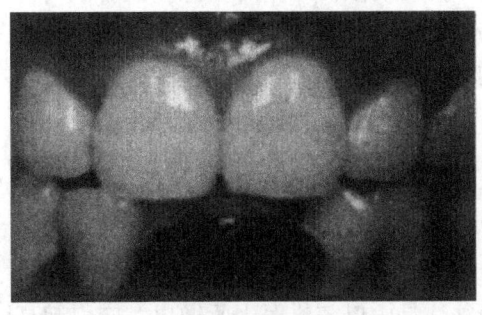

图 7-8　妊娠期龈炎组织病理学表现

三、组织病理改变

组织学表现为非特异性的、多血管的、大量炎细胞浸润的炎症性肉芽组织。牙龈上皮增生、上皮钉突伸长，表面可有溃疡，基底细胞有细胞内和细胞间水肿。结缔组织内有大量的新生毛细血管，血管扩张充血，血管周围的纤维间质水肿，伴有慢性炎症细胞浸润。有的牙间乳头可呈瘤样生长，称妊娠期龈瘤，实际并非真性肿瘤，而是发生在妊娠期的炎性血管性肉芽肿。病理特征为明显的毛细血管增生，血管间的纤维组织可有水肿及黏液性变，并有炎性细胞浸润，其毛细血管增生的程度超过了一般牙龈对慢性刺激的反应，致使牙龈乳头炎性过长而呈瘤样表现（图7-9）。

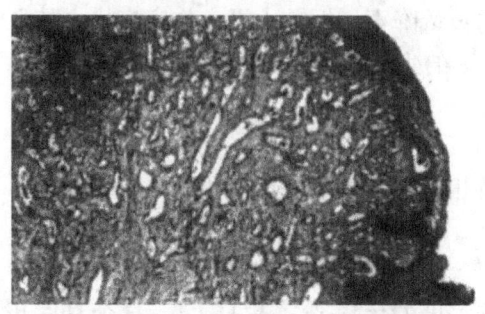

图 7-9　妊娠期龈炎组织病理学表现

四、诊断与鉴别诊断

1. 诊断

（1）孕妇，在妊娠期间牙龈炎症明显加重且易出血。

（2）临床表现为牙龈鲜红、松软、易出血，并有菌斑等刺激物的存在。

（3）妊娠瘤易发生在孕期的第四个月到第九个月。

2. 鉴别诊断

（1）有些长期服用避孕药的育龄妇女也可有妊娠期龈炎的临床表现，一般通过询问病史可鉴别。

（2）妊娠期龈瘤应与牙龈瘤鉴别。牙龈瘤的临床表现与妊娠期龈瘤十分相似，可发生于非妊娠的妇女和男性患者。临床表现为个别牙间乳头的无痛性肿胀、突起的瘤样物，有蒂或无蒂，表面光滑，牙龈颜色鲜红或暗红，质地松软极易出血，有些病变表面有溃疡和脓性渗出物。一般多可找到局部刺激因素，如残根、牙石、不良修复体等。

五、治疗

（1）细致认真的口腔卫生指导。

（2）控制菌斑（洁治），除去一切局部刺激因素（如牙石、不良修复体等），操作手法要轻巧。

（3）一般认为分娩后病变可退缩。妊娠瘤若在分娩以后仍不消退则需手术切除，对一些体积较大妨碍进食的妊娠瘤可在妊娠4～6个月时切除。手术时注意止血。

（4）在妊娠前或早孕期治疗牙龈炎和牙周炎，并接受口腔卫生指导是预防妊娠期龈炎的重要举措。虽然受性激素影响的龈炎是可逆的，但有些患者未经治疗或不稳定可引发附着丧失。

第四节　白血病龈病损

白血病（leukemia）是造血系统的恶性肿瘤，各型白血病均可出现口腔表征，其中以急性非淋巴细胞白血病（或称急性髓样白血病）最常见。牙龈是最易侵犯的组织之一，不少病例是以牙龈肿胀和牙龈出血为首发症状，因此早期诊断往往是由口腔科医生所做出，应引起高度重视。

一、病因

白血病的确切病因虽然至今不明，但许多因素被认为和白血病的发病有关，病毒可能是主要的因素，此外，尚有遗传因素、放射线、化学毒物或药物等因素。以往的研究已证实，C 型 RNA 肿瘤病毒或称逆转录病毒是哺乳类动物如小鼠、猫、牛、绵羊和灵长类动物自发性白血病的病因，这种病毒能通过内生的反转录酶按照RNA顺序合成DNA的复制品，即前病毒，当其插入宿主的染色体DNA中后可诱发恶变；遗传因素和某些白血病发病有关，白血病患者中有白血病家族史者占8.1%，而对照组仅0.5%。近亲结婚人群急性淋巴细胞白血病的发生率是普通人群的30倍；电离辐射有致白血病作用，其作用与放射剂量大小及辐射部位有关，一次较大剂量或多次小剂量均有致白血病作用；全身和放射野较大的照射，特别是骨髓受到照射，可导致骨髓抑制和免疫抑制，照射后数月仍可观察到染色体的断裂和重组。放射线能导致双股DNA可逆性断裂，从而使细胞内致瘤病毒复制和排出；在化学因素中，苯的致白血病作用较明确，且以急性粒细胞白血病和红白血病为主，烷化剂和细胞毒药物可致继发性白血病也较肯定。

二、临床表现

急性白血病患者多数存在口腔症状。患者常因牙龈肿胀、出血不止而首先到口腔科就诊。据文献记载北京某医院血液科初诊收治的320名小儿急性白血病患者中有38名以口腔表现为首发症状，占11.9%。北京大学口腔医院牙周科在18个月内的首诊患者中即发现5名因牙龈肿胀而就诊的白血病患者。白血病的主要临床表现如下（图7-10A、B）。

（1）大多为儿童及青年患者。起病较急，表现为乏力，不同程度发热，热型不定，有贫血及显著的口腔和皮下、黏膜自发出血现象。

（2）口腔表现多为牙龈明显肿大，波及牙间乳头、边缘龈和附着龈，外形不规则呈结节状，颜色暗红或苍白（为病变白细胞大量浸润所致，并非牙龈结缔组织本身的增生）。

（3）有的牙龈发生坏死、溃疡，有自发痛，口臭，牙齿松动。

（4）牙龈和黏膜自发性出血，且不易止住。

（5）由于牙龈肿胀，出血，口内自洁作用差，使菌斑大量堆积，加重牙龈炎症。

（6）可有局部和全身的淋巴结肿大。

三、组织病理

急性白血病可分为急性淋巴细胞白血病（acute lymphoblastic leukemia，ALL）和急性非淋巴细胞白血病（acute non-lymphoblastic leukemia，ANLL or Acute myeloblastic leukemia，AML）两大类。该两类白血病均可有口腔症状。白血病患者末梢血中的幼稚白细胞，在牙龈组织内大量浸润积聚，致使牙龈肿大，这是白血病的牙龈病损的原因，而并非牙龈结缔组织本身的增生。

牙龈病损的病理变化为牙龈上皮和结缔组织内充满密集的幼稚白细胞，偶见分裂象，偶见正常的中性粒细胞、淋巴细胞和浆细胞的灶性浸润。结缔组织高度水肿变性，胶原纤维被幼稚白细胞所取代。毛细血管扩张，血管腔内可见白细胞形成栓塞，并可见组织坏死。细胞性质取决于白血病的类型（图7-10C、D）。

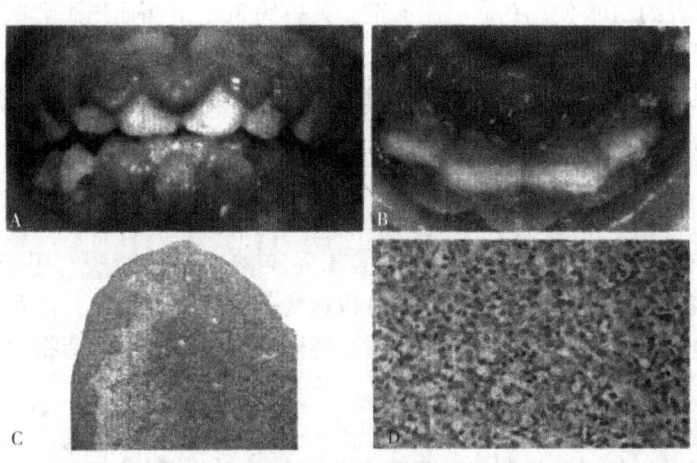

图7-10　白血病龈病损
A、B. 临床表现；C、D. 病理表现

四、诊断和鉴别诊断

根据上述典型的临床表现，及时做血细胞分析及血涂片检查，发现白细胞数目异常（多数病例显著增高，个别病例减少）及形态的异常（如血涂片检查见大量幼稚细胞），便可做出初步诊断。骨髓检查可明确诊断。对于可疑患者还应注意其他部位如皮肤、黏膜是否存在出血和瘀斑等。

表现为牙龈肿大的龈病损应注意与牙龈的炎症性增生、药物性龈增生和龈纤维瘤病鉴别；以牙龈出血为主要表现的龈病损应与菌斑性龈炎和血液系统其他疾病鉴别。

五、治疗

（1）及时转诊至内科确诊，并与血液科医生密切配合治疗。

（2）切忌牙龈手术和活体组织检查。

（3）牙龈出血以保守治疗为主，压迫止血，局部可用止血药，如用含有肾上腺素的小棉球压迫止血，牙周塞治剂、云南白药等都可暂时止血。

（4）在全身情况允许时可进行简单的洁治术以减轻牙龈炎症，但应避免组织创伤。给含漱药如0.12%氯己定、2%～4%碳酸氢钠液、1%～3%过氧化氢液以及1%次氯酸钠液，并指导含漱。

（5）伴有脓肿时，在脓肿初期禁忌切开，待脓液形成时，尽可能不切开引流，以避免病情复杂化（感染扩散、出血不止、伤口不愈），为减轻症状，可局部穿刺、抽吸脓液，仅脓液多时切开，手术时，避免过度挤压，切口过大。

（6）口腔卫生指导，加强口腔护理。

第五节　药物性牙龈肥大

药物性牙龈肥大又称药物性龈增生（drug-induced gingival hyperplasia），是指由于全身用药引起牙龈完全或部分的肥大，与长期服用药物有关。在我国20世纪80年代以前，药物性牙龈增生主要是由抗癫痫药苯妥英钠（phenytoin，又称大仑丁dilantin）引起。近年来，临床上经常发现因高血压和心脑血管疾病服用钙通道阻滞剂（calcium channel blocker）引起的药物性牙龈肥大，而苯妥英钠引起的龈肥大相对少见。目前我国高血压患者已达1.34亿，而作为老年人的常见病、多发病的心、脑血管疾病亦随着我国社会的老龄化进一步增加，最近这些疾病又出现低龄化的趋势。因此，在我国心、脑血管疾病存在进一步增多的可能性。1990年国际高血压协会（ISH）和WHO推荐钙通道阻滞剂为五个一线降压药物之一；作为钙通道阻滞剂的代表药物，硝苯地平（nifedipine）、尼群地平（nitrendipine）在1992—2000年世界畅销药物排序中分列第2、5位。在国内依据中国高血压协会的统计，目前我国高血压患者接受药物治疗者约50%使用钙通道阻滞剂，其中约80%的高血压患者服用硝苯地平等低价药，由此可见钙通道阻滞剂诱导的药物性牙龈肥大在口腔临床工作中会越来越多见。

药物性牙龈肥大的存在不仅影响到牙面的清洁，妨碍咀嚼、发音等功能，有时还会造成心理上的障碍。

一、病因

本病与牙龈增生有关的常用药物有三类。①苯妥英钠：抗惊厥药，用于治疗癫痫。②环孢素（cyclosporine）：免疫抑制剂，用于器官移植患者以避免宿主的排异反应，以及治疗重度银屑病等。③钙通道拮抗剂如硝苯地平：抗高血压药。长期服用这些药物的患者易发生药物性龈增生，其增生程度与年龄、服药时间、剂量有关，并与菌斑、牙石有关。

（一）药物的作用

上述药物引起牙龈增生的真正机制目前尚不十分清楚。在苯妥英钠用于治疗癫痫后不久，Kimball（1939年）就首次报告了苯妥英钠引起的牙龈肥大。癫痫患者长期服用苯妥英钠，使原来已有炎症的牙龈发生纤维性增生。有研究表明服药者中有40%～50%的人发生牙龈增生，且年轻人多于老年人。关于牙龈增生的程度是否与血清和唾液中苯妥英钠的浓度有关尚无定论，但一些学者报告牙龈增生程度与服药剂量有关。体外研究表明：苯妥英钠可刺激成纤维细胞的有丝分裂，使蛋白合成增加，合成胶原的能力增强，同时细胞分泌的胶原溶解酶丧失活性，致使胶原的合成大于降解，结缔组织增生肿大。另有研究指出药物性牙龈增生患者的成纤维细胞对苯妥英钠的敏感性增强，易产生增殖性变化。

其他药物如免疫抑制剂环孢素和钙通道阻断剂如硝苯地平（心痛定）、维拉帕米等也可引起药物性牙龈增生。环孢素A为免疫抑制剂，常用于器官移植或某些自身免疫性疾病患者，1983年有学者报告该药引起牙龈肥大，服用此药者有30%～50%发生牙龈纤维性增生，另有研究发现服药量＞500 mg/d会诱导牙龈增生。硝苯地平为钙通道阻断剂，对高血压、冠心病患者具有扩张周围血管和冠状动脉的作用，对牙龈也有诱导增生的作用，约有20%的服药者发生牙龈增生。环孢素和钙通道阻滞剂两药联合应用，会增加牙龈增生的发生率和严重程度。这两种药引起牙龈增生的原因尚不十分清楚，有人报告两种药物以不同的方式降低了胶原酶活性或影响了胶原酶的合成，也有人认为牙龈成纤维细胞可能是钙通道阻断剂的靶细胞，硝苯地平可改变其细胞膜上的钙离子流动而影响细胞的功能，使胶原的合成大于分解，从而使胶原聚集而引起牙龈增生。

最近的研究表明，苯妥英钠、环孢素可能通过增加巨噬细胞的血小板生长因子的基因表现而诱导牙龈增生。这些药物能抑制细胞的钙离子摄入（钙是细胞内ATP酶活动所必需的）导致牙龈的过度生长。此外，药物对牙龈上皮细胞凋亡的影响作用不可忽视，比如凋亡抑制蛋白Bcl-2、抑癌蛋白P53、Ki-67抗原和c-myc癌蛋白在药物性增生的牙龈组织内均有阳性表达，甚至有的与药物剂量和用药时间呈正相关，这些相关凋亡蛋白的异常表达，可破坏上皮组织的代谢平衡，最终导致龈组织增生。

（二）菌斑的作用

菌斑引起的牙龈炎症可能促进药物性牙龈增生的发生。长期服用苯妥英钠，可使原来已有炎症的牙龈发生纤维性增生。有研究表明牙龈增生的程度与原有的炎症程度和口腔卫生状况有明显关系。人类和动物实验也证实，若无明显的菌斑微生物、局部刺激物及牙龈的炎症或对服药者施以严格的菌斑控制，药物性牙龈增生可以减轻或避免。但也有人报告增生可发生于无局部刺激物的牙龈。可以认为，局部刺激因素虽不是药物性牙龈增生的原发因素，但菌斑、牙石、食物嵌塞等引起的牙龈炎症能加速和加重药物性牙龈增生的发展。有学者认为炎症介质可能激活牙龈成纤维细胞对血流中上述药物的反应性增生。

二、临床表现和检查

药物性龈肥大好发于前牙（特别是下颌），初起为龈乳头增大，继之扩展至唇颊龈，也可发生于舌、腭侧牙龈，大多累及全口龈。增生龈可覆盖牙面1/3或更多。病损开始时，点彩增加并出现颗粒状和疣状突起，继之表面呈结节状、球状、分叶状，色红或粉红，质地坚韧。口腔卫生不良、创伤殆、龋齿、不良充填体和矫治器等均能加重病情。当牙间隙较大时，病损往往较小，可能由于此处清洁作用较好所致。无牙区不发生本病损。

三、组织病理学

不同药物引起的龈肥大不仅临床表现相似，组织病理学表现也相同。药物性龈肥大的主要特点是牙龈结缔组织和上皮的显著增生。牙龈表面上皮增生、水肿，表层不全角化。沟内上皮表面大多数有糜烂、溃疡，上皮内有白细胞移出。牙龈结缔组织增生明显、胶原纤维增生、变粗、排列密集，成纤维细胞和新生血管的数目增多，炎性浸润区可见淋巴细胞、浆细胞、肥大细胞和中性粒细胞等多种炎症细胞，以浆细胞为主，其次为淋巴细胞。炎症程度以轻、中度多，但较龈纤维瘤病的炎症重，一般不发生骨吸收。

四、诊断

（1）患者有癫痫或高血压、心脏病或接受过器官移植，并有苯妥英钠、环孢素、硝苯地平等的服药史。一般在用药后的三个月即发病。

（2）增生起始于牙间乳头，随后波及龈缘，表面呈小球状、分叶状或桑葚状、质地坚实，略有弹性。牙龈色泽多为淡粉色。

（3）若合并感染则有龈炎的临床表现，存在局部刺激因素。

五、鉴别诊断

本病主要应与伴有龈增生的菌斑性龈炎和龈纤维瘤病相鉴别。

伴有龈增生的菌斑性龈炎又称为增生性龈炎（hyperplastic gingivitis），是慢性炎症性肥大，有明显的局部刺激因素，多因长期接触菌斑所引起。增生性龈炎是牙龈肿大的常见疾病，好发于青少年。龈增生一般进展缓慢，无痛。通常发生于唇颊侧，偶见舌腭侧，主要局限在龈乳头和边缘龈，可限于局部或广泛，牙龈的炎症程度较药物性龈增生和遗传性牙龈纤维瘤病重。口呼吸患者的龈增生位于上颌前牙区，病变区的牙龈变化与邻近未暴露的正常黏膜有明显的界线。牙龈增生大多覆盖牙面的 1/3~2/3。一般分为两型，炎症型（肉芽型）和纤维型。炎症型表现为牙龈深红或暗红，松软，光滑，易出血，龈缘肥厚，龈乳头呈圆球状增大。纤维型表现为牙龈实质性肥大，较硬而有弹性，颜色接近正常。临床上炎症型和纤维型常混合存在，病程短者多为炎症型，病程长者多转变为纤维型。

龈纤维瘤病可有家族史，而无服药史。龈增生较广泛，大多覆盖牙面的 2/3 以上，以纤维性增生为主。

六、治疗

1. 去除局部刺激因素

通过洁治、刮治去除菌斑、牙石，并消除其他一切导致菌斑滞留的因素，并指导患者切实掌握菌斑控制的方法。治疗后多数患者的牙龈增生可明显好转甚至消退。

2. 局部药物治疗

对于牙龈炎症明显的患者，除了去除菌斑和牙石外，可用 3% 过氧化氢液冲洗龈袋，并在袋内置入抗菌消炎的药物，待炎症减轻后再作进一步的治疗。

3. 手术治疗

对于虽经上述治疗但增生的牙龈仍不能完全消退者，可进行牙龈切除并成形的手术治疗，对于重度增生的患者为避免角化龈切除过多可采用翻瓣术加龈切术的方法。术后若不停药和忽略口腔卫生，则易复发。

4. 酌情更换引起牙龈增生的药物

以往认为停止使用或更换引起牙龈肥大的药物是对药物性牙龈增生的最根本的治疗，但是许多临床资料显示患者不停药经认真细致的牙周基础治疗可获得龈肥大消失的效果。对牙周治疗后龈肥大状况改善不明显的患者应考虑停止使用钙拮抗剂，与相关的专科医师协商更换使用其他药物或与其他药物交替使用，以减轻副作用。

5. 指导患者

严格控制菌斑，以减轻服药期间的牙龈增生程度，减少和避免手术后的复发。

第八章 牙周疾病

第一节 牙周疾病概述

牙周炎是侵犯牙齿支持组织及牙骨质的慢性感染性破坏性疾病。多数病例由长期存在而未经彻底治疗的牙龈炎发展而来。牙龈炎只侵犯牙龈组织，是可逆性病变。若牙龈炎症向深部组织发展，造成牙槽骨吸收和牙周袋，牙周袋内存在的大量细菌及毒素可引发机体的一系列免疫和炎症反应，造成牙龈红肿、出血、溢脓和口臭；细菌和毒素还可以通过咀嚼、刷牙等进入血液，造成菌血症，加上免疫产物的作用，牙周炎可能成为身体其他部位某些疾病的危险因素。牙周炎病程缓慢，早期无明显痛苦，患者常不及时就医，及至晚期，除引起牙齿松动、咀嚼功能降低并影响消化功能外，最终导致牙齿的丧失。牙周炎是成年人拔牙的首位原因（约占40%以上）。牙周炎造成的组织破坏是不可逆的。经彻底的治疗后，虽能使病变停止进展或有少许修复，但难以全部恢复正常，这一点与牙龈炎有本质的不同。

一、流行病学

牙周炎是人类最古老最普遍的疾病之一，世界各地出土的古人颅骨上均可见到牙槽骨破坏。我国陕西宝鸡出土的新石器时代人颅骨上牙槽骨破坏的发生率为42.3%（人），按牙计算为11%。

牙周炎可发生于任何年龄，在儿童少见，35岁以后患病率明显增高，主要是患病人数、牙数和程度的加重。由于缺乏统一、有效的流行病学调查标准和指数，各地的调查报告缺乏可比性。从世界范围来看，西方发达国家的患病率低于发展中国家。我国目前尚缺乏对成年人的可靠的大范围调查资料。据一些不同的报告，牙周炎的发生率为50%左右，这些调查还不包括全口无牙和已拔除的牙齿。牙周炎的患病率随年龄增大而增高。我国已进入老龄化社会，牙周炎的患病率和严重程度将日益增加，对牙周炎的防治需求也将日益显得迫切。从世界总体趋势来看，随着人群口腔卫生情况的改善，牙龈炎和轻度牙周炎的患病率在下降，但重度牙周炎的患病率并未下降，为10%~15%，说明重度牙周炎集中发生在少数人的少数牙位。牙周炎具有个体特异性和部位特异性，寻找并发现牙周炎的高危个体，对于牙周炎的预防和提高疗效具有重要意义，当前学者们认为，在流行病学研究中应尽量寻找与疾病有关的危险因素。

流行病学调查还表明牙周炎的患病率与菌斑量有高度相关性。西方国家的资料表明口腔卫生的好坏与社会经济因素及受教育程度一致，社会经济条件良好者的牙周炎的患病率较低；但我国由于口腔卫生知识普及不够，菌斑量与文化程度及经济收入的关系不明显，文化程度高者患病率不一定低。某些类型的牙周炎可能与种族有关，如侵袭性牙周炎在非洲裔人中较多发。

二、病因学

牙周炎是人体一种特殊的慢性感染性疾病,这是由牙周组织的结构和组织学特点所决定的。牙冠暴露于半开放的、有菌的口腔环境中,唾液中的微生物容易附着于牙齿表面,形成菌斑生物膜。牙龈附着于牙颈部,起着封闭和屏障作用,防止外界的生物学、物理学或化学的刺激直接损害上皮下方的软硬组织。牙根则是通过牙周支持组织直立在牙槽骨内,牙周组织内的血管、神经、淋巴组织等与机体有着密切的联系,对于菌斑中的微生物及其产物具有广泛、复杂的防御和反应能力。机体的防御体系若能抗衡致病因素,则不发病或仅有轻度的牙龈炎;若致病菌的毒力过于强大,机体的保护作用不够或免疫系统过激地反应,引起广泛的炎症反应,则可能造成牙周组织的破坏,引发牙周炎。

牙周炎是一种慢性、多因素的感染性疾病,龈下菌斑生物膜是必不可少的致病因素。还有一些能促进菌斑滞留的局部促进因素。除此之外,宿主反应在发病中也起极其重要的作用。能促进牙周炎发病的全身性和环境因素称为易感(易患)因素,包括遗传、内分泌、白细胞数目和功能、某些全身疾病(如糖尿病等)、吸烟等。

(一)牙菌斑

光滑坚硬的牙齿为细菌提供了一个稳定而不脱落的附着表面,加上有些部位不易清洁,使菌斑生物膜得以积聚,最初形成龈上菌斑。堆积日久的菌斑会引起牙龈炎症,使龈沟加深、龈沟液增多后,菌斑也逐渐向龈下延伸发展龈下环境的氧分压低,有利于厌氧菌及螺旋体等的繁殖生长,加上有丰富的龈沟液提供营养,又不易受刷牙等机械性干扰。因此,龈下菌斑得以发展成为对牙周组织有较大毒力的生物膜。本节主要介绍龈下菌斑。

1. 龈下菌斑的结构

龈下菌斑可分为附着菌斑和非附着菌斑两部分(图8-1)。前者附着于牙根和龈下牙石表面,它与龈上菌斑相延续,其细菌成分及结构均与龈上菌斑相似,其中一些细菌能产酸和其他致龋物质,导致根面龋;也可矿化后形成龈下牙石,并附着菌斑是位于附着菌斑表面的、松散而无一定排列结构的细菌群,其中主要为革兰阴性细菌、大量螺旋体和有活动能力的细菌。非附着菌斑与袋上皮和接近结合上皮处的牙根面接触,有些细菌能进入上皮内和(或)上皮下的结缔组织;在一些发展迅速的牙周炎,非附着菌斑明显增厚,其中革兰阴性厌氧菌和螺旋体增多,这些微生物的毒性较大,使炎症和破坏加剧进行。

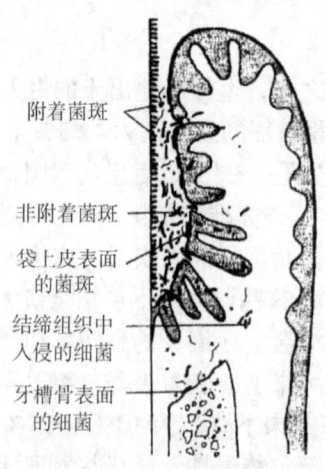

图8-1 龈下菌斑的结构

近年来认为牙菌斑是一种生物膜,其中的细菌相互黏附成无氧的小团块,包裹在由自身分泌的基质内,在基质中有液体通道,起输送氧气、营养和代谢物的作用。菌斑生物膜的这种结构不利于宿主的防御成分,如白细胞、抗体、补体等,接近并消灭微生物,使细菌得到自我保护。因此须用机械方法清除菌斑。关于牙周致病菌虽然还了解得不够,但这方面的研究受到极大重视。因为这对不同类型牙周病的诊断和鉴别、疾病活动期的判断、了解病因及机制、预防和控制疾病等均有很重要的意义。

2. 菌斑微生物的特异性

在20世纪70年代以前，人们一直认为在牙周健康者与牙周病患者之间、患病的不同个体之间及同一个体的不同牙位之间，其菌斑成分是相似的；导致牙周疾病的原因主要是细菌数量增多，或机体抵抗力降低所致，此即非特异菌斑学说。然而此观点却不能解释为何有的个体长期存在多量菌斑和牙龈炎症，却不发展为牙周炎；而另一些人则菌斑量少，炎症较轻，但牙槽骨吸收却很严重。20世纪70年代初期，厌氧微生物培养技术的发展，使菌斑中的厌氧菌得以被分离检测出来，由此了解到龈下菌斑和龈上菌斑的成分有很大不同。目前估计口腔和牙菌斑中的微生物已达700多种，但其中还有约一半不能被培养分离出来，在深牙周袋中革兰阴性厌氧菌达70%以上。不同个体之间，甚至同一人的不同牙位，菌斑微生物的成分有很大差别。1976年，Loesche正式提出特异菌斑学说。该假说认为牙周疾病可能是一组病因和临床进程各异而症候相似的疾病，菌斑中大多数细菌不会致病，只是某些特殊细菌数目增多或占优势时，才导致牙周病发生。迄今为止的牙周微生物学研究报告，虽然结果不尽一致，但总的规律支持此学说，即健康牙位的菌斑成分与牙周疾病处大不相同，各类牙周疾病的优势菌群也各不相同。

（1）健康牙龈：牙周健康者的龈沟很浅，其龈上和龈下菌斑的内容大致相似。主要为革兰阳性球菌和杆菌，也有少数革兰阴性菌，很少出现螺旋体和能自主运动的细菌（能动菌），正常龈沟内螺旋体不超过2%~3%。经常地清除龈上菌斑可防止陈旧的、致病力强的"成熟"菌斑，也有利于防止龈下菌斑的形成。

（2）慢性龈缘炎：龈上菌斑的厚度和细菌数目均大大超过正常部位，且以革兰阴性杆菌为主。在长期的龈炎患者中，革兰阴性菌，如牙龈卟啉单胞菌（Pg）、中间普氏菌（Pi）、具核梭杆菌（Fn）和螺旋体（Td）的比例明显增高，螺旋体可达25%~45%。

（3）慢性牙周炎：患处的龈上菌斑与慢性牙龈炎时的龈上菌斑无大区别，但其深牙周袋中的菌斑中厌氧菌可达70%~90%。如牙龈卟啉单胞菌、福赛拟杆菌（现改名Tannerellaforsythia，Tf）、中间普氏菌、具核梭杆菌等，螺旋体占龈下微生物的40%~50%。

（4）侵袭性牙周炎：龈下菌斑中，虽然革兰阴性厌氧菌亦占65%左右，但菌斑总量一般较慢性牙周炎少，且主要为非附着菌斑。欧美学者报告本型牙周炎的主要致病菌为伴放线菌嗜血菌（Aa），但我国和日本的该型患者中此菌的检出率很低，且多为低毒性株，而以牙龈卟啉单胞菌、中间普氏菌、螺旋体等为优势菌。

3. 细菌入侵牙周组织

在重症牙周炎患牙的牙周袋壁上皮和结缔组织内，甚至牙槽骨表面均可见到有细菌入侵，包括螺旋体、产黑色素普雷沃菌群、伴放线菌嗜血菌等。这些微生物多具有抵御白细胞吞噬的能力，因而能越过机体防御线而进入牙龈组织。有人主张在治疗侵袭性牙周炎时，除了消除龈下菌斑及牙石外，还应全身使用抗生素或用手术方法彻底消除入侵到牙周组织内的微生物，才能防止细菌重新定植牙面而使病变复发。

（二）殆创伤

殆创伤的字面含义是指由于不正常的咬合力造成咀嚼系统某些部位的病理性损害或适应性变化，过大的咬合力可造成牙周组织病变、牙体硬组织磨损、牙根吸收、牙髓病变、颞下颌关节功能紊乱及咀嚼肌群痉挛疼痛等。本节仅叙述殆创伤对牙周组织的影响。

牙周组织对于增大的殆功能具有一定的适应能力，这种适应能力因人而异，也因殆力的大小、方向、频度及持续时间等而异，其中以力的作用方向最为重要。牙周膜主纤维束的排列及结构对于与牙齿长轴一致的殆力具有最大的耐受性，此时占主纤维束大多数的斜纤维处于张力状态，可将殆力传递到牙槽骨壁，促使新骨形成；此时只有根尖区的牙周膜纤维处于受压状态，该区可发生骨吸收。牙周组织对水平方向（侧方）或扭转力的耐受性较差，易造成损伤。持续的压力或频繁地受压力均对牙周组织损伤较大。

1. 牙周组织对过大殆力的反应

正常的咬合功能刺激对于保持牙周组织的正常代谢和结构状态是必需的，牙周组织也对咬合功能有一定的适应调整能力。当殆力超过其适应能力时，即发生牙周组织的损伤，称为殆创伤。但它是指组织学所见到的损伤性变化，而不是指咬合力本身，与殆力的大小不一定相关。导致创伤的殆关系称为创伤性殆（traumaticocclusion），如牙齿的过早接触、过高的修复体、牙尖干扰、夜间磨牙及正畸治疗加力不当等。但并非所有错殆畸形或不协调的殆关系均会造成殆创伤。

2. 殆创伤可分为原发性殆创伤和继发性殆创伤

前者指异常的殆力作用于健康的牙周组织，如过高的修复体、基牙受力不当、牙齿倾斜、正畸加力过大等；继发性殆创伤是指正常或过大的殆力作用于病变的牙周支持组织或虽经治疗但支持组织已减少的牙齿，这种原来可以耐受的正常强度的殆力对患牙来说已成为超负荷，因而导致继发性殆创伤。在临床上，牙周炎患者常两者并存，难以区分，也无必要区分。

3. 殆伤与牙周炎的关系

关于殆创伤在牙周炎发生、发展中的作用，虽然早在将近一个世纪前即开始了研究，却直到20世纪70年代才有较多的有严格对照的动物实验研究，但临床研究仍如凤毛麟角，主要因为缺乏明确的对殆创伤的临床诊断指标。长期以来临床医师认为，创伤性殆是引起垂直性骨吸收和牙周袋的原因。然而，20世纪80年代大量的研究，包括流行病学调查、尸检标本观察及对实验动物的观察，对此问题有了新的认识。Waerthaug从尸体标本上观察到，垂直性骨吸收也可发生于无殆创伤、但有菌斑及慢性牙周炎的牙齿。他认为垂直性和水平性骨吸收都是由菌斑引起的炎症所致，只是垂直吸收发生在牙槽间隔较宽处，在菌斑多而炎症重的一侧骨吸收多，而邻牙的炎症较轻，骨吸收较少，因此形成了垂直性骨吸收。

动物实验的结果提供了可靠的证据。在无牙龈炎症的情况下，对猴或犬的实验牙施以"摇晃性"的双向过大殆力，使实验牙的近、远中侧均受到压力和张力，出现牙槽嵴的垂直吸收、牙周膜楔形增宽和牙齿松动。但所有的实验牙均不形成牙周袋或牙龈炎，不发生附着丧失。明确的结论是：单纯的殆创伤只引起牙周支持组织（牙槽骨、牙周膜、牙骨质）的改变，而不影响牙龈组织（图8-2）。然而，当牙周组织原已存在因菌斑引起的炎症时，殆创伤就可能起协同的破坏作用（codestructive）。对已患有人工牙周炎的猎犬施加过大的殆力后，牙周组织的破坏明显地重于无殆创伤的单纯牙周炎侧。有人报告，对牙周炎和殆创伤并存的动物，如果只消除殆创伤而不治疗炎症，则牙周破坏继续发展，组织不能修复；只有当炎症和殆创伤均消除后，牙槽骨才能有适当的修复，牙齿动度减轻。动物实验和临床观察均表明，牙周炎经过治疗，炎症消除后，即使仍存在一定程度的殆干扰，牙齿动度仍可减轻，咀嚼功能改善，牙周破坏不再进展。若在消炎后再进行调殆，建立平衡殆，则牙齿动度进一步减轻，功能改善。

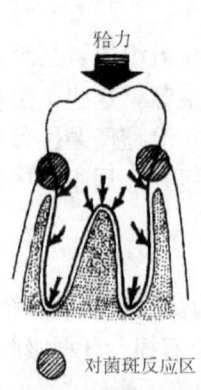

图8-2 菌斑和殆创伤作用于牙周组织的不同部位

归纳起来，目前关于殆创伤对牙周组织作用的认识如下。

（1）单纯的殆创伤不会引起牙龈的炎症或形成牙周袋，仅使受压侧的牙槽骨吸收，牙周膜间隙增宽，牙松动。当过大的殆力消除后，或牙因受力而移位，使该殆力不再是过强时，牙槽骨可以修复，牙周膜宽度恢复正常，或虽仍较宽，但病变静止。

（2）当长期的殆创伤伴随明显的牙周炎或局部刺激因素时，它会加重牙周袋和牙槽骨吸收。在牙周炎的治疗中，消除炎症是第一位的，在正畸治疗前必须先治疗已有的牙龈炎症。

（3）𬌗创伤会增加牙齿的动度，但动度增加并不一定是诊断𬌗创伤的指征。因为牙周膜增宽和牙齿松动可能是以往有过𬌗创伤的结果。自限性牙齿松动在没有牙龈炎症的情况下，不造成牙周组织的破坏。

（三）全身易感因素

牙周炎是多因素疾病，宿主对细菌的应答反应是决定牙周炎发生与否，以及病情轻重、范围大小、发展速度、疗效好坏等的必要因素。1986年，Loe等报告，在对斯里兰卡某茶场工人进行的牙周疾病自然发展状况的研究中，发现在没有人工干预的情况下，15年内有8%个体的牙周病情进展迅速，81%的个体呈缓慢加重，而11%则几乎无进展。这种差异与菌斑、牙石量及牙龈炎的程度无关，说明机体的差异起主要作用。能影响机体对微生物反应的全身因素和环境因素简介如下。

1. 遗传因素

牙周炎不是遗传性疾病，但某些遗传因素可以增加宿主对牙周炎的易感性。有些类型的牙周炎具有家族聚集性和种族好发性，关于双生子的研究结果也表明遗传对临床病情的影响约占38%~82%，某些遗传疾病患者有严重的牙周炎（如Down综合征、掌跖角化-牙周破坏综合征等）。近年来学者们对牙周炎患者的基因多态性进行深入研究，发现不吸烟的慢性牙周炎患者中，IL-1α和IL-1β基因多态性与牙周组织的破坏程度有关，该基因阳性的不吸烟者有重度牙周炎症的概率比阴性者高6.8倍。对其他基因，如TNF-α、FcγR、维生素D受体、雌激素受体等的研究方兴未艾，但是牙周炎是多基因疾病，某些基因的影响尚需经过大量的综合研究才能确定。

Page等近来重新提出先天性牙骨质发育不全使牙周膜的附着及更新受阻，可能是本病的原因。也有人认为同一家庭内的多发患者，可能是由于伴放线菌嗜血菌等主要致病菌的交叉感染。总之，关于牙周炎的遗传背景尚需进一步研究。

2. 白细胞数目减少或功能缺陷

中性粒细胞是机体针对菌斑微生物的第一道防线。有大量的文献报道，某些类型的牙周炎患者中性粒细胞和（或）单核细胞的功能缺陷，主要为白细胞的趋化功能低下，有的患者吞噬功能和胞内杀菌功能也有缺陷。此类情况多见于侵袭性牙周炎患者，常有家族聚集倾向（患者的同胞可以无牙周炎，但却有白细胞功能异常；或反之）和种族特点（如黑色人种侵袭性牙周炎的患病率高，且易有白细胞功能缺陷）。此种患者虽有白细胞功能缺陷，但一般并无身体其他处的感染性疾病。然而也有不少侵袭性牙周炎患者的白细胞功能正常。其他一些有白细胞缺陷的遗传疾病，如周期性白细胞减少症、白细胞黏附缺陷症、Down综合征、掌跖角化-牙周破坏综合征等均可有重度的牙周炎并伴有全身其他症状。

3. 某些系统性疾病

（1）糖尿病：糖尿病患者易患牙周炎，是早已有大量报道的事实。近年来，有科学证据表明糖尿病是牙周炎的危险因素之一（比值比2.1~3.0）。糖尿病并不直接引起牙周炎，近年来发现糖化终末产物（AGEs）与其细胞受体作用的加强是使糖尿病患者的牙周破坏加重的机制。AGEs刺激吞噬细胞释放细胞因子，如TNF-α和白介素等，导致胶原和骨的破坏。Ⅰ型糖尿病（胰岛素依赖型）比Ⅱ型糖尿病（非胰岛素依赖型）更易发生牙周炎，且其病情及进展程度均重于Ⅱ型糖尿病者。近年来公认糖尿病与牙周炎之间有双向影响，任何一方病情的控制均有利于另一疾病的好转和控制。其机制值得深入研究。

（2）艾滋病：1981年，人类首例艾滋病被报道，1987年，Winkler等即报告了艾滋病患者的牙周炎。人在受到人类免疫缺陷病毒（HIV）感染后，血清呈现抗体阳性，但临床上尚无症状，为HIV携带者。从感染到发病的潜伏期可长达数年乃至十年。HIV感染者的T淋巴细胞受到攻击，牙龈组织内和周缘血中的T辅助细胞明显减少，由于全身免疫功能的降低，容易发生口腔内的机遇性感染，包括真菌、病毒、细菌等。HIV阳性的龈炎或牙周炎处的微生物与HIV阴性者并无明显差别，主要为牙龈卟啉单胞菌、伴放线菌嗜血菌、中间普氏菌和具核梭杆菌等。龈下菌斑中白色念珠菌的检出率显著高于非HIV感染的牙周炎患者。

（3）骨质疏松：雌激素对骨质有保护作用，妇女绝经期后由于雌激素水平的下降，易使骨量减少、骨的脆性增加，虽不引起明显症状，但易发生骨折或骨的畸形。有学者报告，正常人下颌骨密度与脊柱和腕骨的骨量相关，骨质疏松者的下颌骨密度也低。然而对于牙槽骨部位的骨密度与脊柱骨密度的比较尚缺乏可靠的手段，而且现有的关于骨质疏松与牙周炎关系的研究结果也缺乏一致性，两者的关系尚有待进一步研究。

4. 吸烟

吸烟过程中产生4 000种以上的有害物质，如尼古丁、亚硝基胺、一氧化碳等。大量的研究已证实，吸烟是牙周病尤其是牙周炎的高危因素，吸烟者的牙周炎患病率、病情程度、失牙率和全口无牙率均明显高于非吸烟者，牙周炎的治疗效果差、易复发，且与吸烟量正相关。戒烟者的牙周炎程度及治疗效果介于吸烟者和非吸烟者之间。有学者报告，对牙周治疗反应不佳的"顽固性牙周炎"中有86%～90%为吸烟者。

吸烟导致牙周病的机制可能有下列方面：①使局部小血管收缩，影响血运；②降低中性粒细胞的趋化和吞噬功能；③降低牙龈局部的氧张力，有害物质进入龈沟液，有利于龈下厌氧致病菌的生存；④吸烟者的口腔卫生一般较差，牙面的烟垢、牙石有碍菌斑控制；⑤抑制成纤维细胞生长，还可能抑制成骨细胞。

5. 精神压力

精神压力（stress）是机体对不幸事件或精神紧张的心理和生理反应。导致肾上腺皮质激素、促皮质激素的过度分泌，以及炎症免疫介质，如细胞因子、前列腺素的释放，甚至影响宿主的防御系统功能。最明显的例子是急性坏死性溃疡性牙龈炎患者绝大多数有精神压力作为发病因素，如学生考试、工作极度劳累等（同时也常有大量吸烟）。至于精神压力与牙周炎的关系则尚不能确切肯定。有报告认为，精神压力中以经济拮据与牙周炎的附着丧失和骨吸收的关系最明显，然而个体对这种压力的应对能力（coping ability）更为重要。此外在精神压力下，机体的行为、生活方式也可改变，如吸烟增多、忽视口腔卫生、酗酒等也会对牙周病产生影响。

三、临床病理学

（一）牙周袋形成及牙龈的炎症

牙周袋是病理性加深的龈沟，是牙周炎最重要的临床和病理学表征之一。龈沟的加深可由下列情况引起：①由于牙龈肿大使龈缘位置向牙冠方向移动，因牙周支持组织并未破坏，称为龈袋或假性牙周袋。②上皮附着向根尖方向迁徙，并与牙面分离，形成牙周袋。这种袋是真性牙周袋。③以上两种情况同时存在。

1. 牙周袋的组织病理学

（1）软组织壁：上皮显著增殖和变性，上皮钉突和侧壁上皮都由于炎症而受到白细胞的浸润，上皮水肿，细胞呈空泡变性。由于上皮细胞的变性和坏死，形成袋内壁溃疡，使下方炎症严重的结缔组织暴露。袋底的结合上皮呈不规则的增殖。结缔组织水肿，其中有浆细胞（约80%）和淋巴细胞致密地浸润，多形核白细胞散布其间。血管增多、扩张及充血。用电镜观察重度牙周炎的袋内壁，可见上皮细胞剥脱，细菌可进入上皮细胞的间隙，并深入结缔组织中。也可见白细胞吞噬细菌的各阶段，以及内壁炎症区、出血区及溃疡区。

牙周袋的软组织壁处于组织破坏和修复的动态平衡中。破坏性变化包括炎性渗出物及由于局部刺激所引起的变性；修复性变化包括血管的形成、成纤维细胞和胶原纤维的新生、企图修复因炎症而破坏的组织，但由于局部刺激继续存在，组织无法彻底愈合。

炎症渗出与修复之间的强弱关系决定着牙周袋壁的颜色、致密度和表面结构。若渗出占优势，则袋壁呈暗红色、松软易碎、表面光亮；若修复过程占优势，则袋壁坚韧且呈粉红色。临床上医师不应只观察牙周袋的外表，因为牙周袋最严重的病变发生于内壁。有的牙周袋内壁有炎症和溃疡，而其外侧则被胶原纤维所包围，使牙龈外观似乎正常。这时，进行牙周袋探诊以观察探诊后有无出血，对了解袋内壁的炎症状况很有帮助。

（2）牙周袋的内容物：牙周袋内主要是细菌及其产物（酶、内毒素及其他有害产物）、脱落的上皮细胞、食物残渣及有活力或已变性坏死的白细胞，后者即为脓液。牙周袋内还有龈沟液，其中含有多种具有防御功能的物质，如抗体、补体等，也含有组织分解和炎症的产物。将牙周袋的内容物及牙垢的过滤液注入动物皮下，仍能引起感染和脓肿，证明其含有毒性。牙周袋溢脓是牙周炎的常见症状，但它的有无或脓的多少与牙周袋的深度及支持组织破坏程度无直接关系。

（3）根面壁：根面壁是指暴露于牙周袋内的牙根面。未经治疗的牙周袋内的根面一般都有牙石沉积，龈下牙石的表面永远有菌斑。因此根面壁可以使感染留驻，使牙周治疗复杂化。在牙石下方的牙骨质可发生结构和化学性质方面的改变。

①结构改变。a. 牙骨质表面脱矿：由于菌斑内细菌产酸，以及蛋白溶解酶使 Sharpey 纤维破坏，导致牙骨质脱矿、软化。细菌还可进入牙本质小管，严重时，坏死的牙骨质可以从牙根表面剥脱，易产生根面龋。b. 牙骨质高矿化区：当牙龈退缩，牙根暴露于口腔时，与唾液中的无机成分可使牙根面发生再矿化，主要为羟磷灰石，再矿化层约厚 $10\sim20\mu m$。

②化学改变。袋内根面的牙骨质脱矿，钙、磷含量降低，而暴露于口腔的牙根面中，钙、磷、镁、氟等均可增高，成为高矿化层而抗龋。但牙骨质中也可渗入有害物质，如内毒素等，细菌可进入牙骨质深达牙骨质-牙本质界。体外试验表明将牙周病患牙的根面碎片与牙龈成纤维细胞共同培养时，成纤维细胞发生不可逆的形态变化，且无黏附作用，而对照组的正常牙根则对细胞生长和黏附无毒害作用。

2. 临床表现

（1）用牙周探针沿着牙面进行探诊，可确定牙周袋的位置及其范围。通常以 ≤ 3 mm 作为正常龈沟的深度。若探诊深度超过 3 mm，则应根据袋底所在位置来判断其为真性或假性牙周袋。有时，牙周袋的形成可同时存在牙龈的退缩，此时龈缘的位置就不在牙冠上，而在牙根上。因而不能单凭探诊所得的牙周袋深度，即从龈缘到袋底的距离来判断疾病的严重程度，而应看袋底在根面上的位置，即牙周附着丧失（attachment loss）的程度而定。相同的牙周袋深度可以有不同的牙周附着丧失（图 8-3）。

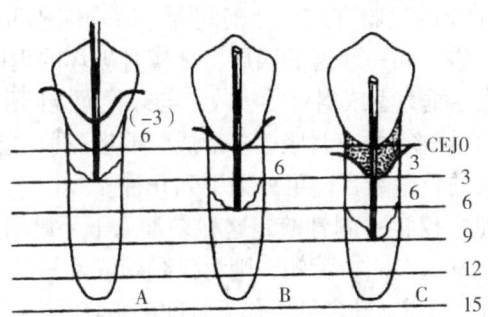

图 8-3 探诊深度（PD）与附着水平

A. PD = 6 mm，（-3）为假性袋，附着丧失 3 mm；B. PD 和附着丧失均为 6 mm；C. PD = 6 mm，龈退缩 3 mm，附着丧失为 9 mm，CEJ = 釉牙骨质界

（2）有牙周袋部位的牙龈呈现不同程度的炎症，色鲜红或暗红。牙龈光亮水肿、松软，点彩消失。龈缘圆钝并与牙面分离。轻压牙龈时可有脓液，有口臭。深袋引流不畅时，可发生急性脓肿。

（3）刷牙、进食时或探查牙周袋时，牙龈流血。

（4）一般无疼痛，但有的患者可有局部发胀。

3. 牙周袋的类型

（1）根据袋的形态及袋底与相邻组织的关系，可分为三类。

①龈袋：由于牙龈炎引起的牙龈肥大或增生而使龈缘向冠方延伸，从而使龈沟加深。下方的结缔组织并无破坏，龈袋底仍位于釉牙骨质界处，亦称假性牙周袋。

②骨上袋：牙周支持组织发生破坏后所形成的真性牙周袋，袋底位于釉牙骨质界的根方。骨上袋的袋底位于牙槽骨嵴的冠方，牙槽骨一般呈水平型吸收。

③骨下袋：牙周袋底位于牙槽骨嵴的根方，此种袋的袋壁位于牙根面和牙槽骨之间，牙槽骨为垂直型吸收。

（2）牙周袋也可按其累及牙面的情况分为三类。

①单面袋：只涉及一个牙面的牙周袋。

②复合袋：涉及两个以上牙面的牙周袋。

③复杂袋：是一种螺旋形袋，起源于一个根面，但扭曲旋回于一个以上的牙面或磨牙的根分叉区，临床检查中应避免遗漏复合袋及复杂袋。

（二）牙槽骨吸收

牙槽骨吸收是牙周炎的另一个主要病理变化。由于牙槽骨的吸收，使牙齿失去支持而逐渐松动，最终脱落或拔除。牙槽骨是人体骨骼系统中代谢和改建最活跃的部分。在生理情况下，牙槽骨的吸收与新生是平衡的，故牙槽骨高度保持稳定。当骨吸收增加或骨新生减少，或两者并存时，即发生骨丧失。

1. 牙槽骨吸收的组织病理学

牙周炎时的牙槽骨吸收主要是由局部因素所引起，全身因素的作用尚不明确。局部因素为慢性炎症和咬合创伤。

（1）炎症：当牙龈的慢性炎症向深部扩延达到牙槽骨附近时，骨表面和骨髓腔内分化出破骨细胞，发生陷窝状骨吸收，或使骨小梁吸收变细。在距炎症中心较远处，可有骨的修复性再生。在被吸收的骨小梁的另一侧，也可见到新骨的沉积。骨吸收和修复性再生常在不同时期、不同部位出现。后者是牙周炎治疗后再生性修复的生物学基础。

（2）咬合创伤：在牙周炎时，常伴有原发性或继发性咬合创伤。受压侧发生骨吸收，受牵引侧发生骨质新生。一般因咬合创伤引起的常为牙槽骨垂直吸收，形成骨下袋，而炎症则多引起水平吸收，但在牙槽间隔较宽时也可因炎症而发生垂直吸收。

2. 牙槽骨破坏的形式

在牙周炎时，牙槽骨的破坏可表现为如下几种形式。

（1）水平型吸收：这是最常见的吸收方式。牙槽间隔、唇颊侧或舌侧的嵴顶边缘呈水平吸收，而使牙槽嵴高度降低，通常形成骨上袋。同一牙齿的四周，牙槽骨破坏的程度不一定相等。

（2）垂直型吸收：牙槽骨发生垂直型或斜行的吸收，与牙根面之间形成角形的骨缺损。牙槽嵴顶的高度降低不多，而牙根周围的骨吸收较多。垂直骨吸收多形成骨下袋（骨内袋），即牙周袋底位于骨嵴的根方。

骨下袋根据骨质破坏后剩余的骨壁数目，可分为下列几种。

①一壁骨袋：骨质破坏严重，仅存一侧骨壁，这种袋常见于牙槽间隔区，因颊、舌侧骨壁均被破坏而仅有一侧的邻面骨壁残留。若发生在颊、舌侧，则为仅剩颊或舌侧的一个骨壁。

②二壁骨袋：骨袋仅剩留两个骨壁。最多见于邻面骨间隔破坏，仅剩颊、舌两个骨壁。此外亦可有颊、邻骨壁或舌、邻骨壁。

③三壁骨袋：袋的一个壁是牙根面，其他三个壁是骨质，即邻、颊、舌侧均有骨壁存在。这种三壁骨袋还常见于最后一个磨牙的远中区，由于该处牙槽骨宽而厚，较易形成三壁骨袋。

④四壁骨袋：牙根四周均为垂直吸收形成的骨下袋，因此具有颊、舌、近中、远中四面骨壁。牙根位于骨下袋中央，而骨壁与牙根不相贴合，因此虽称四壁袋，实质上相当于一壁袋，治疗效果较差。

⑤混合壁袋：垂直吸收在各个骨壁的进展不同，牙周手术中常可见骨内袋的近根尖部分的骨壁数目多于近冠端的骨壁数。例如：颊侧骨板吸收较多，则可在根方为颊、舌、远中的三壁袋，而在冠端则仅有舌、邻的二壁袋，称为混合壁袋。

（3）凹坑状骨吸收：牙槽中隔的骨嵴顶中央吸收较多，而颊舌侧骨较高，形成弹坑状或火山口状的骨缺损。它的形成是因为龈谷区菌斑易于堆积，又易受局部刺激而发生牙周破坏；此外由于邻面接触关系不佳，造成食物嵌塞，也是引起凹坑状骨吸收的原因之一。有人报道，凹坑状骨吸收约占全部牙周炎骨缺损的35.2%，在下颌牙占62%，后牙的凹坑状骨吸收约为前牙区的2倍。

（4）其他形式的骨变化：由于各部位牙槽骨吸收不均匀，使原来整齐而呈薄刃状的骨缘成为参差不齐。正常情况下牙间骨隔较高，而颊舌侧骨嵴较低，呈波浪形。当邻面骨破坏而下凹，而颊舌面骨嵴未吸收，使骨缘呈现反波浪形的缺损。

由于外生骨疣或扶壁性骨增生、适应性修复等而使唇、颊面的骨增生，使牙槽嵴呈"唇"形或骨架状增厚。这些虽是骨组织对破坏的代偿性修复的表现，但常造成不利于菌斑控制的形态改变。

3. 临床表现

牙槽骨吸收的方式和程度可以用X线片来显示，但X线片主要显示牙齿近远中的骨质破坏情况，颊、舌侧骨板因与牙齿及其他组织重叠而显示不清晰。牙周炎最初表现为牙槽嵴顶的硬骨板消失，或嵴顶模糊呈虫蚀状，以后，牙槽骨高度降低。正常情况下，牙槽嵴顶到釉牙骨质界的距离为1～2 mm，若超过2 mm则可视为有牙槽骨吸收。骨吸收的程度一般按吸收区占牙根长度的比例来描述，如吸收为根长的1/3、1/2、2/3等。邻面的垂直吸收在X线片上很容易发现，大多数垂直吸收都形成骨下袋。但在X线片上难以确定是几壁骨袋，只有在手术翻开牙龈后才能确定。凹坑状吸收也难以在X线片上显示。应该指出，良好的X线片投照条件及正确的投照角度是提供正确的临床诊断的保证。用长焦距球管的平行投照，可减少失真程度。

（三）牙松动及病理性移位

1. 牙松动度

正常的牙有一定范围的动度，主要是水平向的，也有极微小的轴向动度，但临床不易观察到。生理性的动度随人而异，也随不同的时间而异。晨起时动度最大，日间动度较小。牙周炎病程进展缓慢，早期牙齿并不松动，直到牙槽骨破坏到一定程度时牙齿才松动。临床医师易将没有严重骨吸收的牙齿松动与𬌗创伤等同起来。实际上牙齿松动既可以反映检查当时存在着过度的功能，也可反映过去曾有的𬌗创伤已经过组织改建而适应。后者可称为自限性松动，此时除牙松动和X线片显示牙周膜间隙增宽外，硬骨板是完整、连续的，甚至可以比正常增厚。此种情况应与进行性松动区别，后者是指𬌗创伤继续存在，松动度逐渐加重，硬骨板消失或模糊。

影响牙齿松动的因素如下：①支持骨减少；②咬合创伤及不正常的咬合习惯，如夜间磨牙、不自觉地咬紧牙；③牙周膜的急性炎症；④牙周手术后，松动度有暂时性增加；⑤妊娠期、月经期及应用激素类避孕药者；⑥局部解剖因素，如牙根短小、接触点丧失等。

临床上确定松动度的标准为。

1度：略大于生理性松动度，颊舌向松动度相加小于1 mm。

2度：颊舌向或近远中松动度1～2 mm。

3度：颊舌向及近远中向松动度大于2 mm，并伴有垂直向松动。

2. 病理性移位

牙齿在牙弓中的正常位置是由许多因素平衡着的。例如：①健康的牙周支持组织及其正常的高度；②施于牙齿的力包括咬合力及来自唇、舌、颊的力，相互平衡；③牙的形态及牙尖的倾斜度；④完整的牙列；⑤生理的近中移位倾向；⑥接触点的形状、位置和接触关系。其中任何一种或数种因素的改变，都可能导致病理性移位。然而，牙周炎的患牙由于支持组织的破坏和丧失，是造成牙病理性移位的最常见原因。当牙槽骨高度降低后，发生继发性咬合创伤，原来健康的牙周组织可以耐受的咬合力对患牙已成为过大的咬合力，使患牙发生移位。

病理性移位好发于前牙，也可发生于后牙。一般向𬌗力方向移位，常和牙扭转同时发生。侵袭性牙周炎患者早期即可发生上、下前牙向唇侧移位，出现较大的牙间隙。缺失的牙若不及时修复，常造成邻牙向空隙倾斜或移位。这种移位并非因牙周病引起的，但牙周病患牙更易发生，而且此种移位常易导致或加重牙周病。

（四）病程进展及活动期

20世纪70年代以来，一些学者对有关牙周病的病程及活动性的传统概念提出异议。旧概念认为牙周炎的破坏过程是缓慢的、直线形进行性的。1983年，Socransky等对65名未接受治疗的成人牙周炎患者随访7年，观察其附着水平的变化，平均每人每个牙位的附着丧失为0.18 mm/年。但实际上，在全面观察过程中，仅12%的部位有明显的附着丧失。1984年，他们提出了关于人类慢性破坏性牙周炎的进展可能有三种模式（图8-4）。

1. 传统的观点

认为有些牙位发生牙周支持组织破坏，而且持续地缓慢进展和加重，而另一些牙则不发生破坏。

2. 无规则的暴发型

牙周破坏可发生于任何牙位，呈不规则的、短期的发作，然后进入缓解期。

3. 不同步的多部位暴发型

某些牙位表现为在某一特定时期内暴发活动性的破坏，然后是一段较长的静止期、在此期间可此起彼伏，甚至个别部位可以有好转。

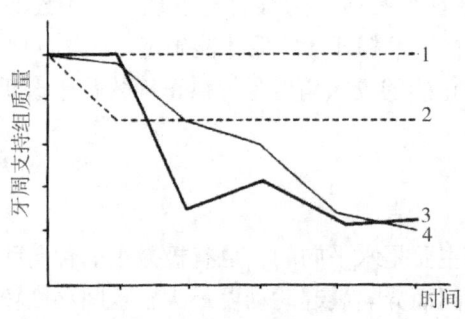

图8-4 牙周病进展的不同模式

1. 全口多数牙保持稳定；2. 部分牙位发生新的病变或爆发活动期，随后静止；3. 多个牙位发生多次活动性破坏，期间也可有修复；4. 传统的观点：持续、缓慢的进展

当前认为牙周炎的发生有部位特异性（site specific），而且呈现偶发（episodic）的活动性破坏。目前尚缺乏理想的判断活动期的客观指标，一般以定期测量附着丧失程度来监测。

四、检查和诊断

牙周炎的病理变化和临床表现比较复杂，累及的组织包括软、硬组织；每位患者常有多个牙患病，且各个患牙的病情不尽相同。要求对每位患者在细致全面地检查的基础上，不仅做出牙周炎的诊断，还应确定其所患牙周炎的类型、总体及各个患牙的组织破坏程度、目前是否处于疾病的活动期等，还应检查和发现有关的致病危险因素。这样才能做出完善、正确的治疗计划和判断预后。

（一）全身情况及系统病史

初诊时应观察患者的一般状况，如有无急性病容、体质等。应询问有无与牙周病关系较密切的系统病，如：①异常的出血倾向；②过敏史；③高血压、糖尿病、肝病、风湿热、心脏病等；④传染性疾病；⑤职业病；⑥女性应询问月经情况，是否妊娠或服用激素类避孕药等。若有上述病史，则应询问治疗及用药情况。还应询问牙周病史及治疗情况、家族史、口腔卫生习惯等。

（二）牙周检查

1. 牙龈

擦干牙龈，观察全口牙龈的颜色、外形有无肿胀或退缩、质地松软或坚韧、表面有无点彩、是否易出血或有自动出血、有无脓肿、附着龈的宽度、龈缘的位置（有无退缩或增生）等。临床常以牙龈指数或出血指数来客观地表示牙龈炎症的程度。

（1）牙龈指数（Cingival Index，GI）：由 Loe 和 Sil-ness 提出。

0 = 正常牙龈

1 = 轻度水肿和颜色改变，探诊后不出血

2 = 中度炎症：发红、水肿，探诊后出血

3 = 重度炎症：明显发红、水肿，有溃疡或自动出血倾向

（2）出血指数（Bleeding Index，BI）。

0 = 正常牙龈

1 = 牙龈轻度水肿，探诊不出血

2 = 牙龈有炎症，探诊后点状出血

3 = 牙龈有炎症，探诊后有线状出血

4 = 牙龈炎症明显，探诊后流血溢出龈沟（袋）

5 = 牙龈炎症明显，有自动出血倾向

有的学者以患者全口牙有探诊后出血的百分比，来反映该患者的牙龈炎症程度（bleeding on probing，BOp%）。探诊时探针一般不直插袋底，而是轻触袋内壁。

2. 菌斑、牙石及其他局部刺激因素

目前常用的菌斑指数均为检测龈上菌斑的量，着重观察龈缘附近的菌斑量，对龈下菌斑的量，尚缺乏有效的客观指标。

（1）菌斑指数（plaque index，PlI）：由 Silness 和 Loe 提出。

0 = 在近龈缘处牙面无菌斑

1 = 肉眼看不到龈缘区有菌斑，只有用探针尖的侧面划过牙面时才能发现

2 = 在龈缘区或邻面看到中等量的菌斑

3 = 在龈缘区及邻近牙面有大量软垢

（2）改良的 Quigley-Hein 菌斑指数

0 = 牙面无菌斑

1 = 在龈缘附近的牙面有斑点状散在的菌斑

2 = 牙颈部的菌斑呈薄而连续的带状，但不超过 1 mm 宽

3 = 牙颈部菌斑超过 1 mm 但未超过牙冠的 1/3

4 = 菌斑覆盖牙面超过 1/3，但未超过 2/3

5 = 菌斑覆盖牙面超过 2/3

本指数较适用于临床试验中观察某一疗法对菌斑的影响。为了显示菌斑，可用 2% 碱性品红溶液涂布于牙面，等待数秒钟后嘱患者漱口，牙面有菌斑处染为红色。还应检查有无其他加重菌斑、牙石堆积的因素，如不良修复体、食物嵌塞、解剖异常等。

3. 牙周袋探诊

牙周袋探诊应包括袋的位置、深度、类型及内容物等，应使用钝头、带刻度的牙周探针。探诊的力量约为 20～25 g，不可过大，以免穿透结合上皮。

为了探明不同牙面、不同形态的牙周袋（如复杂袋、窄而深的袋等），应将牙周探针沿着牙体长轴对各个牙面探查。以颊侧为例，探针插入颊侧远中袋内后，以提插行走的方式向颊面中央和颊面近中移动，以探明同一牙齿上不同深度的牙周袋。

牙周探针应与牙长轴平行，探针尖端贴紧牙根面向袋底方向深入。在探邻面时，应将探针紧靠接触区，并保持与牙长轴平行。当邻面的龈谷区有骨吸收形成凹坑状骨袋时，应将探针紧靠接触点并向邻面中央略倾斜，以探得邻面袋的最深处（图 8-5）。

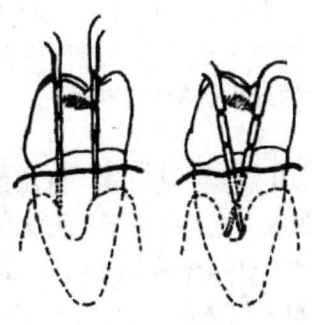

图 8-5 探查邻面袋时探针的角度

牙周袋探诊除了测得深度外，还应观察探后有无出血、龈下石的多少等。有时还应探查牙周附着水平，即从牙周袋底到釉牙骨质界的距离，这对了解牙周组织的破坏程度比较可靠。先用牙周探针探得牙周袋

深度，然后将探针沿牙根面退出，同时用探针尖端"寻找"釉牙骨质界，到达釉牙骨质界时，得到一个由釉牙骨质界到龈缘的毫米数。将袋深度减去由釉牙骨质界到龈缘的距离，即为该部位附着丧失的程度。若两个读数相减为零，说明无附着丧失，若牙龈退缩使龈缘位于釉牙骨质界的根方，则应将两个读数相加，得出附着丧失的程度。

全口牙周袋探诊深度及附着水平的探测十分费时，根据条件及需要，可对每个牙只记录一个最严重的部位，也可记录一个牙齿的4个部位（颊面的近中、中央和远中，舌面中央），或6个部位（颊面和舌面各记录近中、中央及远中）。

4. 根分叉病变的检查

用牙周探针探查多根牙的分叉区有无深袋及分叉区骨质的破坏。在发现有根分叉病变时，可用牙科尖探针以水平方向探入分叉区，以确定病损的严重程度还应注意分叉的大小、根柱的长短、是否有釉突等，这些都关系到预后及疗效。X线片在根分叉病变的诊断中有一定参考价值，但因影像重叠及投照角度的影响，通常实际病变要比X线片的表现更为严重。

5. 牙松动度

将牙科镊的喙部并拢后，放在后𬌗面窝沟内，向颊舌方向或近远中方向轻摇牙冠，观察牙冠水平位移的方向和幅度。前牙可用镊子夹住切缘并摇动牙冠。

6. 𬌗及𬌗功能的检查

𬌗及𬌗功能的检查包括上下颌闭合状态下的𬌗关系，以及下颌运动时的状况。

（1）𬌗关系检查：观察牙列是否完整。当上下牙弓相对时，覆𬌗覆盖关系是否正常，有无深覆𬌗或反𬌗、对刃𬌗、锁𬌗等；上下前牙的中线是否一致；有无排列拥挤；𬌗关系的类型；牙齿有无过度的不均匀磨耗等。

（2）检查与咬合有关的颌位是否正常：嘱患者放松地端坐，上下牙微分开，然后轻轻闭口，当上下牙任何一处刚有轻微接触时即停止闭口，此时即为肌位（MCP）。再嘱其将上下牙全部咬紧达牙尖交错位（ICP），简称牙位。观察由肌位至牙位的过程中，牙齿有无滑动，下颌有无偏移。若无滑动或偏移，表示牙位与肌位一致；若由轻咬至重咬过程中牙有滑动或下颌偏移，则表示牙位与肌位不一致，𬌗不稳定。

（3）检查有无𬌗干扰：正常的𬌗应在下颌水平运动中平滑无阻；前伸𬌗前牙接触时，后牙应无接触；工作侧接触时，非工作侧应无接触。如果非工作侧有接触，或前伸𬌗时后牙有接触，则形成𬌗干扰。

嘱患者下颌前伸至上下切牙的切缘相对，若前牙并非均匀接触而有个别高点，则为前伸𬌗的前牙早接触；若后牙有接触，则为前伸𬌗干扰。可用薄型的脱色纸或蜡片来检查早接触点，也可用牙线或用血管镊夹住玻璃纸条放在后牙区，若前伸时后牙能咬住牙线或玻璃纸，说明后牙有𬌗干扰。

嘱患者下颌向一侧运动，先检查工作侧牙齿是否有均匀接触，有无高点（工作侧早接触）；再用牙线或玻璃纸条检查非工作侧有无𬌗干扰。

7. X线检

查X线片对于了解牙周炎骨组织破坏的情况具有重要的参考价值，但它在很大程度上受X线片投照质量的影响，故应结合临床检查进行判断。𬌗翼片对于发现早期的牙槽骨吸收有较好的效果，用长焦距牙科X线机拍摄的牙片，由于X线与牙长轴垂直，使牙槽骨及牙根的影像比较接近实际，可减少因投照角度所造成的假象。曲面体层片的牙槽骨影像较模糊，一般不宜用于牙周炎患者牙槽骨的准确判断。

在分析牙周炎的X线片时，应注意以下各点：①牙冠、牙根的形态，牙根有无吸收或牙骨质增生；②牙槽嵴顶的高度及形态；③牙槽骨的吸收方式；④硬骨板有无增厚、连续性中断或消失；⑤骨小梁的排列和密度；⑥牙周膜间隙的宽度（正常为0.18～0.25 mm）；⑦根分叉部有无病变；⑧根面牙石附着情况；⑨其他牙体、根尖周疾病及修复体的情况等。

8. 特殊检查

上述各项是牙周病的常规检查内容，对于确诊牙周炎以及确定患病的严重程度十分有用，但对于牙周炎的分型以及活动期的确定则尚感不足。近年来有不少新发展的检查方法，能在一定程度上辅助常规检查的不足。

（1）微生物学检查：用厌氧培养法来分离和鉴定龈下菌群对了解患处致病菌的种类和量、判断疗效及监测活动期和复发，有重要意义。但其方法复杂、费时，且目前对哪些菌能引起牙周炎尚不够明确，还有大量的微生物尚不能用培养法分离。临床可用暗视野显微镜或相差显微镜观察龈下菌斑中螺旋体和能动菌的百分比，若超过15%则提示有较重的感染。球菌的百分比越高，则越接近健康。也可用2%刚果红负染色法，计数螺旋体和球菌的百分比。用间接免疫荧光法，可检测菌斑中的多种微生物，有较好的特异性和敏感性（80%~100%）。其他如用DNA探针、单克隆抗体、聚合酶链反应（PCR）和细菌酶等来快速检测某些致病菌，也是十分有前途的方法。

（2）恒压电子探针：牙周探诊深度与牙周组织炎症程度及胶原纤维破坏的程度有关，也受探诊力量大小、探针直径等因素的影响。同一部位在不同时间，甚至同一时间由不同医师探诊所得结果的重复性较差（经常在1mm左右）。因此，近年来，国外研制了能固定探诊压力（一般为20~25g）的电子探针，与计算机相连，能自动记录探诊深度，还有的电子探针能自动测得釉牙骨质界。这些使牙周探诊的误差能明显减少。但探针放置的位置及角度仍会影响结果，因此在一些严格设计的纵向临床试验中还须采用固定的参照物，如特制的树脂𬌗垫等。

（3）免疫学检查：包括体液免疫和细胞免疫。大量研究表明患者血清和龈沟液内存在高滴度的针对某些致病菌（或其毒性产物）的特异抗体。如60%~90%的侵袭性牙周炎患者的血清中抗伴放线菌嗜血菌的抗体IgG明显高于正常人，治疗后该抗体水平显著下降；龈沟液中特异抗体水平与龈下菌斑中同一细菌的量相关等。有些侵袭性牙周炎患者或反映全身疾病的牙周炎，有中性粒细胞和（或）单核细胞的趋化功能或吞噬功能异常。进行白细胞功能的测定有助于分类诊断。

（4）龈沟液的量和生化成分的分析牙龈发炎时和深袋中，龈沟液量增多。龈沟液中还含有多种来源于细菌或宿主组织的生化成分，如酶、炎症介质、细菌毒素、组织破坏分解的产物等，这些物质的量及其动态变化，可能成为发现或预测牙周炎活动期的客观指标。

（5）放射学诊断首先要求采用可重复的、标准的投照方法，使图像清晰、准确。然后采用计算机辅助方法进行精确的测量和显示。对于治疗前和治疗后不同时期所拍摄的X线片，可采用数字减影技术进行骨密度和骨量的比较，能观察到牙槽骨微细的变化。其他如用放射性核素示踪观察骨的新生和吸收等。

第二节　白血病龈病损

白血病（leukemia）是造血系统的恶性肿瘤，各型白血病均可出现口腔表征，其中以急性非淋巴细胞白血病（或称急性髓样白血病）最常见。牙龈是最易侵犯的组织之一，不少病例是以牙龈肿胀和牙龈出血为首发症状，因此早期诊断往往是由口腔科医师所作出，应引起高度重视。

一、病因和病理

白血病的确切病因虽然至今不明，但许多因素被认为和白血病的发病有关，病毒可能是主要的因素。此外，尚有遗传因素、放射线、化学毒物或药物等因素。以往的研究已证实，C型RNA肿瘤病毒或称逆转录病毒是哺乳类动物，如小鼠、猫、牛、绵羊和灵长类动物自发性白血病的病因。这种病毒能通过内生的逆转录酶按照RNA顺序合成DNA的复制品，即前病毒，当其插入宿主的染色体DNA中后可诱发恶变；遗传因素和某些白血病发病有关，白血病患者中有白血病家族史者占8.1%，而对照组仅0.5%。近亲结婚人群急性淋巴细胞白血病的发生率是普通人群的30倍；电离辐射有致白血病作用，其作用与放射剂量大小及辐射部位有关，一次较大剂量或多次小剂量均有致白血病作用；全身和放射野较大的照射，特别是骨髓受到照射，可导致骨髓抑制和免疫抑制，照射后数月仍可观察到染色体的断裂和重组。放射线能导致双股DNA可逆性断裂，从而使细胞内致瘤病毒复制和排出；在化学因素中，苯的致白血病作用较明确，且以急性粒细胞白血病和红白血病为主，烷化剂和细胞毒药物可致继发性白血病也较肯定。

白血病本身不会引起牙龈炎,而是由于白血病患者的末梢血中存在大量不成熟的无功能的白细胞,这些白细胞在牙龈组织内大量浸润积聚,使牙龈肿大,并非结缔组织本身的增生。患者由于全身衰弱和局部牙龈的肿胀、出血,使菌斑大量堆积,更加重了继发的炎症。引起牙龈过长的大多为急性或亚急性白血病,单核细胞性白血病较多见,慢性白血病一般无明显的牙周表现。

组织学所见为牙龈上皮和结缔组织内充满密集的、不成熟的白细胞,偶见正常中性白细胞、淋巴细胞和浆细胞。结缔组织高度水肿变性,胶原纤维被幼稚白细胞所代替。血管腔内可见白血病细胞形成栓塞,并常见坏死和假膜。细胞性质取决于白血病的类型。

二、临床表现

急性白血病患者多数存在口腔症状。患者常因牙龈肿胀,出血不止而首先到口腔科就诊。白血病的主要表现有以下几种。

(1)大多为儿童及青年患者。起病较急,表现为乏力,不同程度发热,热型不定,有贫血及显著的口腔和皮下、黏膜自发出血现象。

(2)口腔表现多为牙龈明显肿大,波及牙间乳头、边缘龈和附着龈,外形不规则呈结节状,颜色暗红或苍白(为病变白细胞大量浸润所致,并非牙龈结缔组织本身的增生)。

(3)有的牙龈发生坏死、溃疡,有自发痛、口臭、牙齿松动。

(4)牙龈和黏膜自发性出血,且不易止住。

(5)由于牙龈肿胀、出血,口内自洁作用差,使菌斑大量堆积,加重牙龈炎症。

(6)还可表现为牙齿松动、口臭、局部淋巴结肿大等,并有低热、乏力、贫血等全身症状。

三、诊断和鉴别诊断

1. 诊断

根据上述典型的临床表现,及时作血细胞分析及血涂片检查,发现白细胞数目异常(多数病例显著增高,个别病例减少)及形态的异常(如血涂片检查见大量幼稚细胞),便可做出初步诊断。骨髓检查可明确诊断。对于可疑患者还应注意其他部位,如皮肤、黏膜是否存在出血和瘀斑等。

2. 鉴别诊断

该病表现为牙龈肿大的龈病损应注意与牙龈的炎症性增生、药物性龈增生和龈纤维瘤病鉴别,以牙龈出血为主要表现的龈病损应与菌斑性龈炎和血液系统其他疾病鉴别。

四、治疗

(1)及时转诊至内科确诊,并与血液科医师密切配合治疗。

(2)切忌牙龈手术和活体组织检查。

(3)牙龈出血以保守治疗为主,压迫止血。局部可用止血药,如用含有肾上腺素的小棉球压迫止血,牙周塞治剂、云南白药等都可暂时止血。

(4)在全身情况允许时可进行简单的洁治术以减轻牙龈炎症,但应避免组织创伤。给含漱药,如0.12%氯己定、2%~4%碳酸氢钠液、1%~3%过氧化氢液及1%次氯酸钠液,并指导含漱。

(5)伴有脓肿时,在脓肿初期禁忌切开,待脓液形成时,尽可能不切开引流,以避免病情复杂化(感染扩散、出血不止、伤口不愈)。为减轻症状,可局部穿刺、抽吸脓液(仅脓液多时切开)手术时,避免过度挤压,切口过大。

(6)口腔卫生指导,加强口腔护理应指导患者使用软毛牙刷、正确地刷牙和使用牙线等,保持口腔清洁,减轻牙龈的炎症。每日2次使用0.12%~0.2%氯己定溶液漱口有助于减少菌斑,消除炎症。

第三节 慢性牙周炎

慢性牙周炎（CP）原名成人牙周炎（adult peridontitis，AP）或者慢性成人牙周炎（chronic adult periodontitis，CAP）。更改名称是因为此类牙周炎最常见于成年人，但也可发生于儿童和青少年，而且由于本病的进程缓慢，通常难以确定真正的发病年龄。大部分慢性牙周炎呈缓慢加重，但也可出现间歇性的活动期。此时牙周组织的破坏加速，随后又可转入静止期。大部分慢性牙周炎患者根本不出现爆发性的活动期。

本病为最常见的一类牙周炎，约占牙周炎患者的95%，由长期存在的慢性牙龈炎向深部牙周组织扩展而引起。牙龈炎和牙周炎之间虽有明确的病理学区别，但在临床上，两者却是逐渐、隐匿地过渡。因此早期发现和诊断牙周炎十分重要，因为牙周炎的后果远比牙龈炎严重。

一、临床表现

本病一般侵犯全口多数牙齿，也有少数患者仅发生于一组牙（如前牙）或少数牙。发病有一定的牙位特异性，磨牙和下前牙区以及邻接面由于菌斑牙石易堆积，故较易患病。牙周袋的炎症、附着丧失和牙槽骨吸收在牙周炎的早期即已出现，但因程度较轻，一般无明显不适。临床主要的症状为刷牙或进食时出血，或口内有异味，但通常不引起患者的重视。及至形成深牙周袋后，出现牙松动、咀嚼无力或疼痛，甚至发生急性牙周脓肿等，才去就诊，此时多已为晚期。

牙周袋处的牙龈呈现不同程度的慢性炎症，颜色暗红或鲜红、质地松软、点彩消失、边缘圆钝且不与牙面贴附。有些患者由于长期的慢性炎症，使牙龈有部分纤维性增生、变厚，表面炎症不明显，但牙周探诊后，袋内壁有出血，也可有脓。牙周袋探诊深度（PD）超过3 mm，且有附着丧失。如有牙龈退缩，则探诊深度可能在正常范围，但可见釉牙骨质界已暴露。因此附着丧失能更准确地反映牙周支持组织的破坏。

慢性牙周炎根据附着丧失和骨吸收的范围（extent）及其严重程度（severity）可进一步分型。范围是指根据患病的牙数将其分为局限型和广泛型，全口牙中有附着丧失和骨吸收的位点（site）数占总位点数≤30%者为局限型；若>30%的位点受累，则为广泛型。也可根据牙周袋深度、结缔组织附着丧失和骨吸收的程度来分为轻度、中度和重度。上述指标中以附着丧失为重点，它与炎症的程度大多一致，但也可不一致。一般随病程的延长和年龄的增长而使病情累积、加重。流行病学调查资料表明，牙周病的患病率虽高，但重症牙周炎只发生于约10%~15%的人群。

轻度：牙龈有炎症和探诊出血，牙周袋深度≤4 mm，附着丧失1~2 mm，X线片显示牙槽骨吸收不超过根长的1/3，可有轻度口臭。

中度：牙龈有炎症和探诊出血，也可有脓。牙周袋深度≤6 mm，附着丧失3~4 mm，X线片显示牙槽骨水平型或角型吸收超过根长的1/3，但不超过根长的1/2。牙齿可能有轻度松动，多根牙的根分叉区可能有轻度病变。

重度：炎症较明显或发生牙周脓肿。牙周袋>6 mm，附着丧失≥5 mm，X线片示牙槽骨吸收超过根长的1/2，多根牙有根分叉病变，牙多有松动。

慢性牙周炎患者除有上述特征外，晚期常可出现其他伴发症状，如①：由于牙松动、移位和龈乳头退缩，造成食物嵌塞；②由于牙周支持组织减少，造成继发性𬌗创伤；③牙龈退缩使牙根暴露，对温度敏感，并容易发生根面龋，在前牙还会影响美观；④深牙周袋内脓液引流不畅时，或身体抵抗力降低时，可发生急性牙周脓肿；⑤深牙周袋接近根尖时，可引起逆行性牙髓炎；⑥牙周袋溢脓和牙间隙内食物嵌塞，可引起口臭。

二、诊断特征

（1）多为成年人，也可见于儿童或青少年。
（2）有明显的菌斑、牙石及局部刺激因素，且与牙周组织的炎症和破坏程度比较一致。

(3) 根据累及的牙位数，可进一步分为局限型（＜30%位点）和广泛型（＞30%）；根据牙周附着丧失的程度，可分为轻度（AL 1～2 mm）、中度（AL 3～4 mm）和重度（AL ≥ 5 mm）。

(4) 患病率和病情随年龄增大而加重，病情一般缓慢进展而加重，也可间有快速进展的活动期。

(5) 全身一般健康，也可有某些危险因素，如吸烟、精神压力、骨质疏松等。

中度以上的慢性牙周炎诊断并不困难，但早期牙周炎与牙龈炎的区别不甚明显，须通过仔细检查而及时诊断，以免贻误正确的治疗（表8-1）。

表8-1 牙龈炎和早期牙周炎的区别

	牙龈炎	早期牙周炎
牙龈炎症	有	有
牙周袋	假性牙周袋	真性牙周袋
附着丧失	无	有，能探到釉牙骨质界
牙槽骨吸收	无	嵴顶吸收，或硬骨板消失
治疗结果	病变可逆，牙龈组织恢复正常	炎症消退，病变静止，但已破坏的支持组织难以完全恢复正常

在确诊为慢性牙周炎后，还应通过仔细的病史询问和必要的检查，发现患者有无牙周炎的易感因素，如全身疾病、吸烟等；并根据病情确定其严重程度、目前牙周炎是否为活动期等，并据此制订针对性的治疗计划和判断预后。

三、治疗原则

慢性牙周炎早期治疗的效果较好，能使病变停止进展，牙槽骨有少量修复。只要患者能认真清除菌斑并定期复查，则疗效能长期保持。治疗应以消除菌斑、牙石等局部刺激因素为主，辅以手术等方法。由于口腔内各个牙的患病程度和病因刺激物的多少不一致，必须针对每个患牙的具体情况，制订全面的治疗计划。

1. 局部治疗

(1) 控制菌斑：菌斑是牙周炎的主要病原刺激物，而且清除之后还会不断在牙面堆积。因此必须向患者进行细致的讲解和指导，使其充分理解坚持不懈地清除菌斑的重要性。此种指导应贯穿于治疗的全过程，每次就诊时均应检查患者菌斑控制的程度，并作记录。有菌斑的牙面应占全部牙面的20%以下才算合格。牙周炎在龈上牙石被刮除以后，如菌斑控制方法未被掌握，牙石重新沉积的速度是很快的。

(2) 彻底清除牙石，平整根面：龈上牙石的清除称为洁治术，龈下牙石的清除称为龈下刮治或深部刮治。龈下刮治除了刮除龈下石外，还须将暴露在牙周袋内的含有大量内毒素的病变牙骨质刮除，使根面平整而光滑。根面平整使微生物数量大大减少，并搅乱了生物膜的结构，改变了龈下的环境，使细菌不易重新附着。牙龈结缔组织有可能附着于根面，形成新附着。

经过彻底的洁治和根面平整后，临床上可见牙龈的炎症和肿胀消退，出血和溢脓停止，牙周袋变浅、变紧。袋变浅是由于牙龈退缩及袋壁胶原纤维的新生，使牙龈变得致密，探针不再穿透结合上皮进入结缔组织内；也可能有新的结缔组织附着于根面。洁治和刮治术是牙周炎的基础治疗，任何其他治疗手段只应作为基础治疗的补充手段。

(3) 牙周袋及根面的药物处理：大多数患者在根面平整后，组织能顺利愈合，不需药物处理。对一些炎症严重、肉芽增生的深牙周袋，在刮治后可用药物处理袋壁。必要时可用复方碘液，它有较强的消炎、收敛作用，注意避免烧灼邻近的黏膜。

近年来，牙周袋内局部放置缓释型的抗菌药物取得较好的临床效果，药物能较长时间停留于牙周袋内，起到较好的疗效。可选用的药物如甲硝唑、四环素及其同族药物如米诺环素、氯己定（洗必泰）等。有人报道，用含有上述药物的凝胶或溶液冲洗牙周袋，取得良好的临床疗效，袋内的微生物也消失或明显减少。但药物治疗只能作为机械方法清除牙石后的辅助治疗，不能取代除石治疗。

（4）牙周手术：上述治疗后，若仍有较深的牙周袋，或根面牙石不易彻底清除，炎症不能控制，则可进行牙周手术。其优点是可以在直视下彻底刮除根面的牙石及不健康的肉芽组织，必要时还可修整牙槽骨的外形或截除患根、矫正软组织的外形等等。手术后牙周袋变浅、炎症消退、骨质吸收停止、甚至可有少量骨修复。理想的手术效果是形成新附着，使牙周膜的结缔组织细胞重新在根面沉积牙骨质，并形成新的牙周膜纤维束和牙槽骨。这就是牙周组织的再生性手术，是目前临床和理论研究的热点，临床取得一定的成果，但效果有待提高。

（5）松动牙固定术：用各种材料和方法制成牙周夹板，将一组患牙与其相邻的稳固牙齿联结在一起，使𬌗力分散于一组牙上，减少了患牙承受的超重力或侧向扭转力的损害。这种固定术有利于牙周组织的修复。一般在松牙固定后，牙齿稳固、咀嚼功能改善。有些病例在治疗数月后，X线片可见牙槽骨硬骨板致密等效果。本法的缺点是，对局部的菌斑控制措施有一定的妨碍。因此，一定要从有利于菌斑控制方面改善设计，才能使本法持久应用。如果患者有缺失牙齿需要修复，而基牙或邻近的患牙因松动而需要固定，也可在可摘式义齿上设计一定的固定装置，或用制作良好的固定桥来固定松动牙。并非所有松动牙都需要固定，主要是患牙动度持续加重、影响咀嚼功能者才需要固定。

（6）调𬌗：如果X线片显示牙槽骨角形缺损或牙周膜增宽，就要对该牙做有无𬌗干扰的检查。如有扣诊震颤，再用蜡片法或咬合纸法查明早接触点的部位及大小，然后进行选磨。如果不能查到𬌗干扰，说明该牙目前并不存在创伤，可能是曾经有过创伤，但由于早接触点已被磨损，或由于牙周组织的自身调节，创伤已经缓解，这种情况不必做调𬌗处理。

（7）拔除不能保留的患牙：严重而无法挽救的患牙必须及早拔除，以免影响治疗和增加再感染的机会。拔牙创的愈合可使原来的牙周病变区破坏停止而出现修复性改变，这一转机对邻牙的治疗有着良好的影响。

（8）坚持维护期治疗：牙周炎经过正规治疗后，一般能取得较好的效果，但长期疗效的保持取决于是否能定期复查和进行必要的后续治疗，患者的自我菌斑控制也是至关重要的。根据患者的病情以及菌斑控制的好坏来确定复查的间隔时间，每次复查均应对患者进行必要的口腔卫生指导和预防性洁治。若有病情未被控制的牙位，则应进行相应的治疗。总之，牙周炎的治疗绝非一劳永逸的，维护期治疗是保持长期疗效的关键。

2. 全身治疗

慢性牙周炎除非出现急性症状，一般不需采用抗生素类药物。对严重病例可口服甲硝唑0.2 g，每日3～4次，共服一周。或服螺旋霉素0.2 g，每日4次，共服5～7天。有些患者有慢性系统性疾病，如糖尿病、心血管疾患等，应与内科医师配合，积极治疗和控制全身疾病。成功的牙周治疗对糖尿病的控制也有积极意义。

大多数慢性牙周炎患者经过恰当的治疗后，病情可得到控制，但也有少数患者疗效很差。1978年，Hirschfeld等报告，对600名牙周炎患者追踪观察平均22年后，83%患者疗效良好、13%病情加重、4%则明显恶化（人均失牙10～23个）。过去把后两类患者称为难治性牙周炎或顽固性牙周炎。这些患者可能有特殊的致病菌，或牙体和牙周病变的形态妨碍了彻底地清除病原刺激物。有人报告此类患者常为重度吸烟者。

第四节　侵袭性牙周炎

侵袭性牙周炎（aggressive periodontitis，AgP）是一组在临床表现和实验室检查（包括化验和微生物学检查）均与慢性牙周炎有明显区别的、相对少见的牙周炎。它包含了1989年旧分类中的三个类型，即青少年牙周炎、快速进展性牙周炎和青春前期牙周炎，一度曾将这三个类型合称为早发性牙周炎（EOP）。实际上这类牙周炎虽多发于年轻人，但也可见于成年人。本病一般来说发展较迅猛，但也可转为间断性的静止期，而且临床上对进展速度也不易判断。因此在1999年的国际研讨会上建议更名为侵袭性牙周炎。

一、侵袭性牙周炎的危险因素

对侵袭性牙周炎的病因尚未完全明了，大量的病因证据主要源于过去对青少年牙周炎的研究结果。现认为某些特定微生物的感染及机体防御能力的缺陷是引起侵袭性牙周炎的两方面主要因素。

1. 微生物

大量的研究表明伴放线菌嗜血菌（Aa）是侵袭性牙周炎的主要致病菌，其主要依据如下。

（1）从局限性青少年牙周炎患牙的龈下菌斑中可分离出 Aa，阳性率高达 90%～100%，而同一患者口中的健康牙或健康人则检出率明显的低（<20%），慢性牙周炎患者 Aa 的检出率也低于局限性青少年牙周炎。但也有些学者（尤其是中国和日本）报告未能检出 Aa，或是所检出的 Aa 为低毒性株，而主要分离出牙龈卟啉单胞菌、腐蚀艾肯菌、中间普氏菌、具核梭杆菌等。这可能是由于重症患者的深牙周袋改变了微生态环境，使一些严格厌氧菌成为优势菌，而 Aa 不再占主导；也可能确实存在着种族和地区的差异。广泛型侵袭性牙周炎的龈下菌群主要为牙龈卟啉单胞菌、福赛拟杆菌（现名为 Tanncrella forsythia, Tf）、腐蚀艾肯菌等。也有学者报告，在牙周健康者和儿童口腔中也可检出 Aa，但占总菌的比例较低。

（2）伴放线菌嗜血菌产生多种对牙周组织有毒性和破坏作用的毒性产物。例如：白细胞毒素，能损伤乃至杀死中性粒细胞和单核细胞，并引起动物的实验性牙周炎。Aa 表面的膜泡脱落可使毒素播散。还产生上皮毒素、骨吸收毒素、细胞坏死膨胀毒素和致凋亡毒素等。

（3）引发宿主的免疫反应：局限型侵袭性牙周炎（LAgP）患者的血清中有明显升高的抗 Aa 抗体，牙龈局部和龈沟液内也产生大量的特异抗体甚至高于血清水平，说明这种免疫反应发生于牙龈局部。Aa 产生的内毒素可激活上皮细胞、中性粒细胞、成纤维细胞和单核细胞产生大量的细胞因子，引发炎症反应。

（4）牙周治疗可使 Aa 量明显减少或消失，当病变复发时，该菌又复出现。Slots 等报告，由于 Aa 能入侵牙周组织，单纯的机械治疗不能消除 Aa，临床疗效欠佳，口服四环素后，Aa 消失，临床疗效转佳。

近年来有些学者报告，从牙周袋内分离出病毒、真菌，甚至原生动物，可能与牙周病有关。

2. 全身背景

（1）白细胞功能缺陷：已有大量研究证明本病患者有周缘血的中性粒细胞（PMN）和（或）单核细胞的趋化功能降低。有的学者报告，吞噬功能也有障碍，这种缺陷带有家族性，患者的同胞中有的也可患侵袭性牙周炎，或虽未患牙周炎，却也有白细胞功能缺陷。但侵袭性牙周炎患者的白细胞功能缺陷并不导致全身其他部位的感染性疾病。

（2）产生特异抗体：研究还表明与 Aa 的糖类抗原发生反应的抗体主要是 IgG_2 亚类，在局限型侵袭性牙周炎患者中升高，而广泛型侵袭性牙周炎则缺乏此亚类。提示 IgG_2 抗体起保护作用，可阻止病变的扩散。

（3）遗传背景：本病常有家族聚集现象，也有种族易感性的差异，如 1987 年，Saxby 报告，7 266 名 15～19 岁的英国学生中，局限性青少年牙周炎的总患病率为 0.1%，其中白种人 0.2%、非洲裔人为 0.8%、亚裔人 0.2%。黑人中患局限性青少年牙周炎的概率远高于白人和亚洲人。本病也可能有遗传背景。有研究报告，FcγRⅡ基因多态性、维生素 D 受体基因多态性等可能为本病的易感因素。

（4）牙骨质发育异常：1928 年，Cottlieb 曾提出本病的原因是牙骨质的继续形成受到抑制，妨碍了牙周膜纤维附着于牙体。此后有少量报道，发现局限性青少年牙周炎患者的牙根尖而细，牙骨质发育不良，甚至无牙骨质，不仅已暴露于牙周袋内的牙根如此，在其根方尚未发生病变处的牙骨质也有发育不良。说明这种缺陷不是疾病的结果，而是发育中的问题。国内有报告侵袭性牙周炎患者发生单根牙牙根形态异常的概率高于牙周健康者和慢性牙周炎患者；有牙根形态异常的牙，其牙槽骨吸收重于形态正常者。

3. 环境和行为因素

吸烟的量和时间是影响年轻人牙周破坏范围的重要因素之一。吸烟的广泛型侵袭性牙周炎患者比不吸烟的广泛型侵袭性牙周炎患者患牙数多、附着丧失量也多。吸烟对局限型患者的影响似较小。口腔卫生的好坏也对疾病有影响。

总之，现代的观点认为牙周炎不是由单一种细菌引起的，而是多种微生物共同和相互作用；高毒性的致病菌是必需的致病因子，而高易感性宿主的防御功能低下和（或）过度的炎症反应所导致牙周组织的破坏是发病的重要因素；吸烟、遗传基因等调节因素也可能起一定的促进作用。

二、组织病理学改变

侵袭性牙周炎的组织学变化与慢性牙周炎无明显区别，均以慢性炎症为主。免疫组织化学研究发现，本病的牙龈结缔组织内也以浆细胞浸润为主，但其中产生 IgA 的细胞少于慢性牙周炎者，游走到袋上皮内的中性粒细胞数目也较少，这两种现象可能是细菌易于入侵的原因之一。电镜观察到在袋壁上皮、牙龈结缔组织甚至牙槽骨的表面可有细菌入侵，主要为革兰阴性菌及螺旋体。近年还有学者报告，中性粒细胞和单核细胞对细菌的过度反应，密集的白细胞浸润及过量的细胞因子和炎症介质表达，可能导致严重的牙周炎症和破坏。

三、临床表现

根据患牙的分布可将侵袭性牙周炎分为局限型（LAgP）和广泛型（GAgP）。局限型大致相当于过去的局限型青少年牙周炎；广泛型相当于过去的弥漫型青少年牙周炎和快速进展性牙周炎。局限型侵袭性牙周炎和广泛型侵袭性牙周炎的临床特征有相同之处，也各有其不同之处。在我国，典型的局限型侵袭性牙周炎较为少见，这一方面可能由于患者就诊较晚，病变已蔓延至全口多个牙，另一方面可能有种族背景。

1. 快速进展的牙周组织破坏

快速的牙周附着丧失和骨吸收是侵袭性牙周炎的主要特点。严格来说，"快速"的确定应依据在两个时间点所获得的临床记录或 X 线片来判断，然而此种资料不易获得。临床上常根据"严重的牙周破坏发生在较年轻的患者"来做出快速进展的判断。有人估计，本型患者的牙周破坏速度比慢性牙周炎快 3—4 倍，患者常在 20 岁左右即已须拔牙或牙自行脱落。

2. 年龄与性别

本病患者一般年龄较小，发病可始于青春期前后，因早期无明显症状，患者就诊时常已 20 岁左右。有学者报告，广泛型的平均年龄大于局限型患者，一般也在 30 岁以下，但也可发生于 35 岁以上的成年人。女性多于男性，但也有人报告年幼者以女性为多，稍长后性别无差异。

3. 口腔卫生情况

本病一个突出的表现是局限型患者的菌斑、牙石量很少，牙龈表面的炎症轻微，但却已有深牙周袋，牙周组织破坏程度与局部刺激物的量不成比例。牙龈表面虽然无明显炎症，实际上在深袋部位是有龈下菌斑的，而且袋壁也有炎症和探诊后出血。广泛型的菌斑、牙石量因人而异，多数患者有大量的菌斑和牙石，也可很少；牙龈有明显的炎症，呈鲜红色，并可伴有龈缘区肉芽性增殖，易出血，可有溢脓，晚期还可以发生牙周脓肿。

4. 好发牙位

1999 年，新分类法规定，局限型侵袭性牙周炎的特征是"局限于第一恒磨牙或切牙的邻面有附着丧失，至少波及两个恒牙，其中一个为第一磨牙。其他患牙（非第一磨牙和切牙）不超过两个。"换言之，典型的患牙局限于第一恒磨牙和上下切牙，多为左右对称。X 线片可见第一磨牙的近远中均有垂直型骨吸收，形成典型的"弧形吸收"，在切牙区多为水平型骨吸收。但早期的患者不一定波及所有的切牙和第一磨牙。广泛型的特征为"广泛的邻面附着丧失，侵犯第一磨牙和切牙以外的牙数在三颗以上。"也就是说，侵犯全口大多数牙。

5. 家族聚集性

家族中常有多人患本病，患者的同胞有 50% 患病机会。其遗传背景可能与白细胞功能缺陷有关，也有人认为是 X 连锁性遗传或常染色体显性遗传等。但也有一些学者认为是由于牙周致病菌在家族中的传播所致。临床上并非每位侵袭性牙周炎患者均有家族史。

6. 全身情况

侵袭性牙周炎患者一般全身健康，无明显的系统性疾病，但部分患者具有中性粒细胞及（或）单核细胞的功能缺陷。多数患者对常规治疗，如刮治和全身药物治疗，有明显的疗效，但也有少数患者经任何治疗效果都不佳，病情迅速加重直至牙齿丧失。

广泛型和局限型究竟是两个独立的类型，抑或广泛型侵袭性牙周炎是局限型发展和加重的结果，尚不肯定，但有不少研究结果支持两者为同一疾病不同阶段的观点。例如：①年幼者以局限型较多，而年长者患牙数目增多，以广泛型为多。②局限型患者血清中的抗 Aa 特异抗体水平明显地高于广泛型患者，起保护作用的 IgG_2 亚类水平也高于广泛型。可能机体对致病菌挑战所产生的免疫反应使感染局限，而广泛型患者的抗体反应较弱，使感染扩散。③有些广泛型侵袭性牙周炎患者的第一磨牙和切牙病情较重，且有典型的"弧形吸收"影像，提示这些患者可能由局限型病变发展而来。

四、诊断特点

本病应抓住早期诊断这一环，因患者初起时无明显症状，待就诊时多已为晚期。如果一名青春期前后的年轻患者，菌斑、牙石等刺激物不多，炎症不明显，但发现有少数牙松动、移位或邻面深袋，局部刺激因子与病变程度不一致等，则应引起重视。重点检查切牙及第一磨牙邻面，并拍摄 X 线片，𬌗翼片有助于发现早期病变。有条件时，可做微生物学检查，发现伴放线菌嗜血菌或大量的牙龈卟啉单胞菌，或检查中性多形核白细胞有无趋化和吞噬功能的异常，若为阳性，对诊断本病十分有利。早期诊断及治疗对保留患牙和控制病情极为重要。对于侵袭性牙周炎患者的同胞进行牙周检查，有助于早期发现其他病例。

临床上常以年龄（35 岁以下）和全口大多数牙的重度牙周破坏，作为诊断广泛型侵袭性牙周炎的标准，也就是说牙周破坏程度与年龄不相称。但必须明确的是，并非所有年轻患者的重度牙周炎均可诊断为侵袭性牙周炎，应先排除一些明显的局部和全身因素。如①是否有严重的错𬌗导致咬合创伤，加速了牙周炎的病程；②是否曾接受过不正规的正畸治疗，或在正畸治疗前未认真治疗已存在的牙周病；③有无食物嵌塞、邻面龋、牙髓及根尖周病、不良修复体等局部促进因素，加重了菌斑堆积，造成牙龈的炎症和快速的附着丧失；④有无伴随的全身疾病，如未经控制的糖尿病、白细胞黏附缺陷、HIV 感染等。上述①～③的存在可以加速慢性牙周炎的牙槽骨吸收和附着丧失；如有④则应列入伴有全身疾病的牙周炎中，其治疗也不仅限于口腔科。如有条件检测患者周缘血的中性粒细胞和单核细胞的趋化及吞噬功能、血清 IgG_2 水平，或微生物学检测，则有助于诊断。有时阳性家族史也有助于诊断本病（表 8-2）。

表 8-2　侵袭性牙周炎的诊断特点

1. 年龄一般在 35 岁以下，但也可超过
2. 无明显的全身疾病
3. 快速的骨吸收和附着丧失
4. 家族聚集性
5. 牙周组织破坏程度与菌斑及局部刺激量不一致

注：*慢性牙周炎与侵袭性牙周炎的鉴别主要应排除后者（AgP）

最近有学者提出，在有的年轻人和青少年，有个别牙齿出现附着丧失，但其他方面不符合早发性牙周炎者，可称之为偶发性附着丧失。例如，个别牙因咬合创伤或错𬌗所致的牙龈退缩、拔除智齿后第二磨牙远中的附着丧失等。这些个体可能为侵袭性牙周炎或慢性牙周炎的易感者，应密切加以复查和监测，以利早期诊断。

五、治疗原则

1. 早期治疗，防止复发

本病常导致患者早年失牙，因此特别强调早期、彻底的治疗，主要是彻底消除感染。治疗原则基本同慢性牙周炎，洁治、刮治和根面平整等基础治疗是必不可少的，多数患者对此有较好的疗效。治疗后病变转入静止期。但因为伴放线菌嗜血菌及其他细菌可入侵牙周组织，单靠机械刮治不易彻底消除入侵的细菌，有的患者还需用翻瓣手术清除组织内的微生物。本病治疗后较易复发（国外报道复发率约为1/4），因此应加强定期的复查和必要的后续治疗。根据每位患者菌斑和炎症的控制情况，确定复查的间隔期。开始时约为每1~2个月一次，半年后若病情稳定，可逐渐延长。

2. 抗菌药物的应用

Slots等报告，本病单纯用刮治术不能消除入侵牙龈中的伴放线菌嗜血菌，残存的微生物容易重新在牙根面定植，使病变复发。因此主张全身服用抗生素作为辅助疗法。国外主张使用四环素0.25 g每日4次，共服2~3周。但在我国，由于20世纪四环素的滥用导致耐药菌株，对国内患者效果不理想。也可用小剂量多西环素（强力霉素），50 mg每日两次。这两种药除有抑菌作用外，还有抑制胶原酶的作用，可减少牙周组织的破坏。近年来还主张在龈下刮治后口服甲硝唑和阿莫西林（羟氨苄青霉素），两者合用效果优于单一用药。在根面平整后的深牙周袋内放置缓释的抗菌制剂，如甲硝唑、米诺环素、氯己定等，也有良好疗效。文献报道，可减少龈下菌斑的重新定植，减少病变的复发。

3. 调整机体防御功能

宿主对细菌感染的防御反应在侵袭性牙周炎的发病和发展方面起重要的作用。近年来人们试图通过调节宿主的免疫和炎症反应过程来减轻或治疗牙周炎。例如多西环素可抑制胶原酶，非甾体类抗炎药（NSAIDs）可抑制花生四烯酸产生前列腺素，阻断和抑制骨吸收，这些均有良好的前景。祖国医学强调全身调理，国内有些学者报告用六味地黄丸为基础的固齿丸（膏），在牙周基础治疗后服用数月，可提高疗效和明显减少复发率。服药后，患者的白细胞趋化和吞噬功能以及免疫功能也有所改善。吸烟是牙周炎的危险因素，应劝患者戒烟。还应努力发现和调整其他全身因素及宿主防御反应方面的缺陷。

4. 综合治疗

在病情不太重而有牙移位的患者，可在炎症控制后，用正畸方法将移位的牙复位排齐，但正畸过程中务必加强菌斑控制和牙周病情的监控，加力也宜轻缓。牙体或牙列的修复也要注意应有利于菌斑控制。

如前所述，侵袭性牙周炎的治疗需要强化的、综合的治疗，更要强调基础治疗后的定时维护治疗。Buchmann等对13名侵袭性牙周炎患者进行基础治疗、阿莫西林+甲硝唑和手术治疗后，每年3~4次复查、复治，共追踪观察5年。临床附着水平从基线到治疗后3个月时改善2.23 mm，此后的5年内，94.6%的人附着水平保持稳定，仅2%~5%有加重或反复发作的附着丧失。

总之，牙周炎是一组临床表现为慢性炎症和支持组织破坏的疾病，它们都是感染性疾病，有些人长期带菌却不发病，而另一些人却发生牙龈炎或牙周炎。牙周感染与身体其他部位的慢性感染有相同之处，但又有其独特之处，主要是牙体、牙周组织的特点所决定。龈牙结合部直接暴露在充满各种微生物的口腔环境中，细菌生物膜长期不断地定植于表面坚硬且不脱落（non-shedding）的牙面上，又有丰富的来自唾液和龈沟液的营养；牙根及牙周膜、牙槽骨则是包埋在结缔组织内，与全身各系统及组织有密切的联系，宿主的防御系统能达到牙周组织的大部分，但又受到一定的限制。这些都决定着牙周炎的慢性、不易彻底控制、容易复发、与全身情况有双向影响等特点。

牙周炎是多因素疾病，决定着发病与否和病情程度的因素有微生物的种类、毒性和数量，宿主对微生物的应战能力，环境因素（如吸烟、精神压力等），某些全身疾病和状况的影响（如内分泌、遗传因素）等。有证据表明牙周炎也是一个多基因疾病，不是由单个基因所决定的。

牙周炎在临床上表现为多类型（CP, AgP等）。治疗主要是除去菌斑及其他促进因子，但对不同类型、不同阶段的牙周炎及其并发病变，需要使用多种手段（非手术、手术、药物、正畸、修复等）的综合治疗。

牙周炎的治疗并非一劳永逸的，而需要终身维护和必要的重复治疗。最可庆幸和重要的一点是：牙周炎和牙龈炎都是可以预防的疾病，通过公众自我保护意识的加强、防治条件的改善及口腔医务工作者不懈的努力，牙周病是可以被消灭和控制的。

第九章 口腔黏膜疾病

第一节 复发性阿弗他溃疡

复发性阿弗他溃疡（recurrent aphthous ulcer，RAU）又称复发性阿弗他性口炎（recurrent aphthous stomatitis，RAS）、复发性口腔溃疡（recurrent oral ulcer，ROU），是最常见的口腔黏膜溃疡类疾病。调查发现，10%～25%的人群患有该病，在特定人群中，RAU的患病率可高达50%，女性的患病率一般高于男性，好发于10～30岁。本病具有周期性、复发性、自限性特征，溃疡灼痛明显，故病名被冠以希腊文"阿弗他"（灼痛）。目前病因及致病机制仍不明，无确切的实验室指标可作为诊断依据。

一、病因病理

（1）病因：病因不明，但存在明显的个体差异。有遗传、环境和免疫"三联因素论"，即遗传背景加上适当的环境因素（包括精神神经体质、心理行为状态、生活工作和社会环境等）引发异常的免疫反应而出现RAU特征性病损。也有"二联因素论"，即外源性感染因素（病毒和细菌）和内源性诱导因素（激素的变化、精神心理因素、营养缺乏、系统性疾病及免疫功能紊乱）相互作用而致病。学界的趋同看法是RAU的发生是多种因素综合作用的结果。

①免疫因素：近年对RAU的病因研究多集中在免疫学方面，其中又以细胞免疫为主，患者存在细胞免疫功能的下降和T淋巴细胞亚群失衡。对RAU患者T淋巴细胞亚群的分析、功能测定和淋巴因子研究提示，T淋巴细胞在RAU的发病中起重要作用。也有研究发现，RAU患者的血液循环中存在抗口腔黏膜抗体，血清中循环免疫复合物（CIC）阳性率及依赖抗体的杀伤细胞（ADCC）在RAU早期阶段即有活性增加。但作为自身免疫性疾病普遍存在的抗核抗体却未能找到，说明体液免疫和自身免疫反应是RAU发病的可能因素之一。所以有学者认为，它可能是一种自身免疫性疾病。

②遗传因素：家系研究发现，无论父母是否患RAU，子女出现该病概率不同。父母都患病，其子女的患病概率为62.1%；父母一方患病者，其子女的患病概率为43.2%；父母双方均无该病者，其子女的患病概率为22.8%。进一步以遗传性疾病的单基因遗传、多基因遗传、遗传标记物和遗传物质等三方面对RAU的研究表明，RAU的发病有遗传倾向。

一是单基因遗传研究，常采用家族系谱分析法作为遗传病的重要诊断依据。有人对六个家族四代人中318人的患病情况进行分析，发现RAU的发病第一代为23.3%，第二代为39.9%，第三代为40%，第四代为39.4%，有明显的家族性，但没有找到性连锁遗传等单基因遗传的证据。

二是RAU患者血液中的HLA基因产物—HLA抗原的研究表明，患者携带HLA-A2、B12、B5、AW29、DR4的频率明显高于正常人。利用HLA——A、B、C和抗HLA-DR的单克隆抗体对RAU局部病损组织的上皮细胞进行HLA-Ⅰ、Ⅱ类抗原的研究，结果发现，溃疡前期HLA-Ⅰ、Ⅱ类抗原只存在于基底细胞层，溃疡期大量出现于整个上皮层，愈合后HLA重新大大减少，其规律与T淋巴细胞亚群CD_8^+Tc的变化完全吻合，说明CD_8^+Tc对上皮的破坏与遗传标记物HLA基因产生的调控有极其密切的关系。

三是遗传物质研究，微核是染色体断片在细胞分裂过程中形成的一种核外遗传物质。微核出现率反映染色体脆性大小。研究发现，RAU患者微核率较正常人高，且与溃疡数目有一定关系，外周血淋巴细胞姐妹染色单体交换率（SCE）也有增多现象。患者的染色体结构畸变率、分布及类型在亲子两代均与健康人有明显不同，说明染色体不稳定性结构和DNA修复缺损可能是遗传获得方式，对RAU发病有影响。

③系统性疾病因素：临床经验总结和流行病学调查发现，RAU与消化道疾病（包括胃溃疡、十二指肠溃疡、溃疡性结肠炎、局限性肠炎、肝胆疾病及由寄生虫感染等）和内分泌紊乱（如月经紊乱）密切相关。

④感染因素：基于RAU某些类型与单纯疱疹病毒引起的疱疹性龈口炎有相似的临床表现，并有人从溃疡表面培养出L型链球菌，用分子生物学技术检出幽门螺杆菌且抗菌治疗效果较好，还有人对283例RAU患者行结核菌素试验，结果73.5%阳性，67.3%抗结核抗体阳性，故被认为RAU与感染有关。另外，有人从病损中分离出腺病毒，然而大部分对病毒进行培养的研究都没能从RAU病损区直接分离到HSV、HHV、EBV、HCMV等病毒；而且有人认为，由于腺病毒在体内广泛分布，即使在RAU病损中检测出阳性结果，其临床意义也不大。因此大多数学者认为，这些感染证据是病因还是继发现象值得进一步探讨，感染是否作为RAU的发病因素或RAU是否属于感染性疾病目前仍有争议。

⑤环境因素：人格问卷调查结果表明，RAU患者的A型行为类型得分高于正常人，回顾发病1年内多数人有明显的重要生活事件存在。有人发现，学生的RAU复发率在考试前明显上升；经常更换工作岗位的人在工作环境变化时期容易复发RAU；男性RAU患者的好发月份与气候环境的急剧变化呈正相关，说明RAU与紧张刺激的心理反应密切相关；国外有人对RAU患者常用的12种食品添加剂、维生素B_1、B_2、B_6、B_{12}及叶酸等摄入情况，血清中缺锌、缺铁、高铜等进行研究，发现均与RAU发生有一定的相关性。说明生活节奏和生活习惯、工作、气候、食物、营养等等生活工作环境和社会环境均对RAU的发生有一定的影响。

⑥其他因素：有关RAU发病因素远远不止上述5个方面，尚有许多其他因素值得探讨。例如：戒烟、牙膏成分12-烷硫酸钠、氧自由基、微循环状态异常等。

（2）病理：病损早期黏膜上皮细胞内及细胞间水肿，可形成上皮内疱。上皮内及血管周围有密集的淋巴细胞、单核细胞浸润，随后有多形核白细胞、浆细胞浸润，上皮溶解破溃脱落形成溃疡。RAU病损的溃疡期表现为溃疡表面有纤维素性渗出物形成假膜或坏死组织覆盖；固有层内胶原纤维水肿变性、均质化或弯曲断裂，甚至破坏消失；炎症细胞大量浸润；毛细血管充血扩张，血管内皮细胞肿胀，管腔狭窄甚至闭塞，有小的局限性坏死区，或见血管内玻璃样血栓。重型RAU病损可深及黏膜下层，除炎症表现外，还有小唾液腺腺泡破坏、腺管扩张、腺管上皮增生，直至腺小叶结构消失，由密集的淋巴细胞替代，呈淋巴滤泡样结构。

二、临床表现

为反复发作的圆形或椭圆形溃疡，具有"黄、红、凹、痛"的临床特征，即溃疡表面覆盖黄色假膜、周围有红晕带、中央凹陷、疼痛明显。溃疡的发作周期长短不一，可分为发作期（前驱期-溃疡期）、愈合期和间歇期，且具有不治自愈的自限性。

根据临床特征通常将 RAU 分为三种类型。

1. 轻型复发性阿弗他溃疡（minor aphthous ulcer，MiRAU）

初发患者多为此型，为最常见的一型，约占 80%。起初局灶性黏膜充血水肿，呈粟粒状红点，灼痛明显，继而形成圆形或椭圆形浅表溃疡，直径 5～10 mm。溃疡数一般 3～5 个，最多不超过 10 个。散在分布。约 5 天左右开始在溃疡面有肉芽组织形成，创面缩小，红肿消退，疼痛减轻。10～14 天溃疡愈合，不留瘢痕。复发间隙期从半月至数月不等，也有此起彼伏迁延不断的情况。一般无明显全身症状与体征。

2. 重型复发性阿弗他溃疡（major aphthous ulcer，MaRAU）

重型复发性阿弗他溃疡亦称复发性坏死性黏膜腺周围炎（Periadenitis mucosa necrotica recurrens）或腺周口疮。此型好发于青春期。溃疡大而深，似"弹坑"，深达黏膜下层腺体及腺周组织，直径大于 10 mm，周围组织红肿微隆起，基底微硬，表面有灰黄色假膜或灰白色坏死组织。溃疡期持续可达 1～2 个月或更长。每次 1～2 个，疼痛剧烈，愈后有瘢痕或导致组织缺损，溃疡也可在先前愈合处再次复发，导致更大的瘢痕和组织缺损。影响语言及吞咽。初始好发于口角，其后有向口腔后部移行的发病趋势。常伴低热、乏力等全身不适症状和局部区域淋巴结肿痛。

3. 疱疹型复发性阿弗他溃疡（herpetiform ulcers，HU）

疱疹型复发性阿弗他溃疡亦称口炎型口疮。其特点是溃疡小，直径 1～2 mm，但数目多，有数十个或更多，散在分布如"满天星"，以舌腹、口底多见。相邻的溃疡可融合成片，黏膜充血发红，疼痛加重，唾液分泌增加。可伴有头痛、低热等全身不适及局部淋巴结肿痛等症状。

三、诊断与鉴别诊断

1. 诊断要点

由于 RAU 没有特异性的实验室检测指标，因此 RAU 的诊断主要以病史特点（复发性、周期性、自限性）及临床特征（黄、红、凹、痛）为依据，一般不需要做特别的实验室检查以及活检。必要时可做三大常规、免疫功能检查、血液流变学测定、微量元素及内分泌测定，对及时发现与 RAU 关联的系统性疾病有积极意义。对大而深、病程长的溃疡，应警惕癌性溃疡的可能，必要时可以做活检明确诊断。

2. 鉴别诊断

（1）重型复发性阿弗他溃疡（MaRAU）：与创伤性溃疡、癌性溃疡、结核性溃疡、坏死性涎腺化生的鉴别：见表 9-1。

（2）疱疹型复发性阿弗他溃疡（HU）：与急性疱疹性龈口炎的鉴别见表 9-2。

表 9-1 重型复发性阿弗他溃疡（MaRAU）与其他溃疡的鉴别

项目	MaRAU	创伤性溃疡	癌性溃疡	结核性溃疡	坏死性涎腺化生
年龄、性别	多见中青年	不限	多见老年	多见中青年	多见男性
好发部位	口腔后部	唇、颊、舌、磨牙后区	舌腹舌缘、口底、软腭复合体	唇、前庭沟、舌	硬腭、硬软腭交界
溃疡特征	深浅不一，形状规则，边缘齐无浸润性	深浅不一，形状不规则，与损伤因素吻合	深浅不一，边缘不齐，周围有浸润，质硬，底部菜花状	深在，形状不规则，周围轻度浸润，呈鼠噬状，底部肉芽组织	深及骨面，边缘可隆起，底部肉芽组织
周期性复发	有	无	无	无	无
自限性	有	无	无	无	有
全身情况	较好	弱或恶病质	肺结核体征	弱或较好	
病理	慢性炎症	慢性炎症	细胞癌变	朗汉斯巨细胞	小涎腺坏死

表 9-2　疱疹型复发性阿弗他溃疡（HU）与急性疱疹性龈口炎的鉴别

项目	HU	急性疱疹性龈口炎
好发年龄	中青年	婴幼儿
发作情况	反复发作	急性发作
病损特点	1. 密集小溃疡，散在不融合，无发疱期 2. 损害一般限于口腔的非角化黏膜 3. 无皮肤损害	1. 成簇小水疱，水疱破裂后融合成大片浅表溃疡 2. 损害可发生于口腔黏膜各处，包括牙龈、硬腭、舌、颊、唇 3. 可伴皮肤损害
全身反应	较轻	较重

四、治疗

1. 治疗原则

（1）积极寻找 RAU 发生的相关诱因，并加以控制。

（2）加强心理疏导，缓解紧张情绪。

（3）优先选择局部治疗，其中局部应用糖皮质激素已成为治疗 RAU 的一线药物。对于症状较重及复发频繁的患者，采用中西医结合的局部和全身联合用药。

由于 RAU 的病因及发病机制尚未完全明确，目前国内外还没有根治 RAU 的特效方法，因此 RAU 的治疗以对症治疗、减轻疼痛、促进愈合、延长间歇期为主。中医辨证论治和外治法在改善患者全身脏腑气血功能状态和减轻局部症状方面疗效较好，中西医结合治疗对病情较重患者具有优势。

2. 治疗

（1）局部用药：目的是消炎、止痛、防止继发感染、促进愈合，是改善 RAU 症状的有效方法，对此研究报道最多。常用的药物如下。

①消炎类药物。

膜剂：用羧甲基纤维素钠、山梨醇为基质，加入金霉素、氯己定以及表面麻醉剂、皮质激素等制成药膜，贴于患处。也可用羧丙基甲基纤维素（HPC）和鞣酸、水杨酸、硼酸制成霜剂，涂布于溃疡表面，通过脂化作用形成具有吸附作用的难溶性薄膜，起到保护溃疡表面的作用。

软膏或凝胶：用 0.1% 曲安西龙（去炎松、醋酸氟羟泼尼松）软膏等涂于溃疡面。

含漱剂：用 0.1% 高锰酸钾液、0.1% 依沙吖啶液（利凡诺）、0.02% 呋喃西林液、3% 复方硼砂溶液、0.02% 盐酸双氯苯双胍乙烷（氯己定）液等含漱，每天 4~5 次，每次 10 mL，含于口中 5~10 分钟后唾弃。但应注意，长期使用氯己定漱口有舌苔变黑、牙齿染色等副作用，停药后舌苔发黑会自行消除。

含片：含服西地碘片，每日 3 次，每次 1 片，具有广谱杀菌、收敛作用；含服溶菌酶片，每日 3~5 次，每次 1 片，有抗菌、抗病毒和消肿止痛作用。

超声雾化剂：将庆大霉素注射液 8 万单位、地塞米松注射液 5 mL、2% 利多卡因或 1% 丁卡因 20 mL 加入生理盐水到 200 mL，制成合剂后用于雾化，每日 1 次，每次 15~20 分钟，3 天为 1 个疗程。

②止痛类药物：包括利多卡因凝胶，喷剂，苯佐卡因凝胶，苄达明喷雾剂，含漱液等。仅限在疼痛难忍、严重影响进食和生活质量时使用，以防成瘾。擦干溃疡面后可用棉签蘸取少量止痛药液涂布于溃疡处，有迅速麻醉止痛效果。

③促进愈合类药物：重组人表皮生长因子凝胶、外用溶液，重组牛碱性成纤维细胞生长因子凝胶、外用溶液。

④糖皮质激素类药物：曲安奈德口腔糊剂，地塞米松软膏、喷雾剂、含漱液，泼尼松软膏，倍他米松含漱液，氢化可的松黏附片，氟轻松乳膏，丙酸倍氯米松喷雾剂、乳膏等。

⑤局部封闭：对经久不愈或疼痛明显的 MaRAU，可做溃疡黏膜下封闭注射，每个封闭点局部浸润注射 5~10 mL，有止痛和促进愈合作用。常用曲安奈德混悬液加等量的 2% 利多卡因液，每 1~2 周

局部封闭1次；或醋酸泼尼松龙混悬液加等量的2%利多卡因液，每周局部封闭1～2次。

⑥其他局部制剂：氨来咕诺糊剂、口腔贴片，甘珀酸钠含漱液，环孢素含漱液，5-氨基水杨酸乳膏，双氯芬透明质酸酯凝胶，硫糖铝混悬液。

（2）全身用药：目的是对因治疗、减少复发、争取缓解。全身治疗有望在消除致病因素、纠正诱发因子的基础上，改变RAU患者的发作规律，延长间歇期，缩短溃疡期，使病情得到缓解。常用的药物和方法如下。

①糖皮质激素：包括泼尼松、地塞米松、泼尼松龙等。该类药物有抗炎、抗过敏、降低毛细血管通透性、减少炎性渗出、抑制组胺释放等多重作用，但长期大剂量使用可出现类似肾上腺皮质功能亢进症、向心性肥胖、痤疮、多毛、闭经、乏力、低血钾、血压升高、血糖尿糖升高、骨质疏松、胃肠道反应、失眠、血栓症等不良反应，已有感染或胃溃疡者可能加重。长期使用后骤然停药可能引起撤药反应。

用药方法以泼尼松片为例，每片5 mg，开始时每日10～30 mg，每日3次等量服用；或采取"晨高暮低法"，即早晨服用全日总剂量的3/4或2/3，午后服用1/4或1/3；或采用"隔日疗法"，即将2天的总剂量在隔日早晨机体肾上腺皮质激素分泌高峰时1次顿服，可提高药效。待溃疡控制后逐渐减量，每3～5日减量1次，每次按20%左右递减，维持量为每日5～10 mg。当维持量已减至正常基础需要量（每天5～7.5 mg）以下，视病情稳定即可停药。

②免疫抑制剂：包括沙利度胺、硫唑嘌呤、环磷酰胺、甲氨蝶呤、环孢素、己酮可可碱等。这类药物有非特异性地杀伤抗原敏感性小淋巴细胞、抑制其转化为淋巴母细胞、抑制细胞DNA合成和细胞增殖等作用。长期大量使用有骨髓抑制、粒细胞减少乃至全血降低、肾功能损伤，可见恶心、呕吐、皮疹、皮炎、色素沉着、脱发、黄疸、腹水等不良反应，故使用前必须了解肝肾功能和血象。

例如，沙利度胺片原是抗晕药和抗麻风反应药，后发现有免疫抑制作用，临床应用于MaRAU等顽固性溃疡有较好疗效。每片25 mg，开始剂量为每日100 mg，分2次服用，1周后减为每日50 mg，连续1～2个月。该药的严重副作用为致畸胎（"海豹婴儿"），故生育期的RAU患者慎用，孕妇禁用。其他副作用有过敏性皮炎、干燥、头晕、嗜睡、恶心、下肢水肿、腹痛等，停药后一般均能消失。

硫唑嘌呤片每片50 mg，每日2次，每次25 mg，口服，一般疗程应控制在2周之内，最长为4～6周。

③免疫增强剂：包括转移因子、胸腺素、丙种球蛋白等。其中，主动免疫制剂有激发机体免疫系统产生免疫应答的作用。例如，转移因子注射液（TF）注射于上臂内侧或大腿内侧皮下淋巴组织较丰富部位，每周1～2次，每次1支，1 mL。胸腺素每支2 mg或5 mg，每日或隔日肌肉注射1次，每次1支。卡介苗（BCG），每支0.5 mg，每周2～3次，每次1支，肌肉注射，20天为1个疗程。

被动免疫制剂丙种球蛋白等，对免疫功能降低者有效。肌肉注射，每隔1～2周注射1次，每次3～6 mL。

④生物治疗：干扰素-α2a、粒-巨噬细胞集落刺激因子、前列腺素E_2、阿达木、依那西普、英夫利昔单抗。

⑤其他治疗药物：包括针对系统性疾病、精神神经症状、营养状态等内科用药，以及民间不少有效的单方、验方值得研究。

五、预防与调护

（1）加强体育锻炼，提高机体对疾病的抗御能力。

（2）保持乐观精神，避免焦虑情绪。保证充足睡眠，提高睡眠质量。

（3）避免过食辛辣、肥甘厚腻等刺激之品，以免伤及脾胃。防止粗糙、硬性食物（膨化、油炸食品）和过烫食物对黏膜的创伤。营养均衡，饮食清淡，少食烧烤、腌制、辛辣食物，保持有规律的进餐习惯。

（4）注意生活起居规律，避免过度劳累。

（5）去除口腔局部刺激因素，避免口腔黏膜损伤，保持口腔环境卫生。

六、预后

本病预后良好，很少有严重的并发症。但因迁延反复、缠绵不愈的特点，给患者带来痛苦和不便。有的可迁延反复数十年而不愈，亦可有反复发作一段时间后而自行缓解，不再反复，亦可过一时期又再反复。

第二节 口腔单纯性疱疹

口腔单纯性疱疹由感染单纯疱疹病毒（herpes simplex virus，HSV）引起。人类是单纯疱疹病毒的天然宿主，口腔、皮肤、眼、阴部、神经系统是易感染部位，临床上根据是否首次感染分为原发性疱疹性口炎（primary herpetic stomatitis）和复发性疱疹性口炎（recurrent herpetic stomatitis）两大类。前者以口腔黏膜充血、水疱、浅表性溃疡为临床特征。后者是因潜伏于体内的病毒在感冒、发烧、疲劳等条件下发生的复发性损害，以口唇及口周成簇小水疱、溃破、渗出、结痂为临床特征。本病有自限性，可复发。儿童多原发性疱疹性口炎，成人多复发性疱疹性口炎。原发感染可能在体内广泛扩散，引起脑炎、脑膜炎以及其他危及生命的并发症，但临床较少见。

一、病因病理

（1）病因：病原体为单纯疱疹病毒，是疱疹病毒的一种，根据病毒核苷酸序列的差别，分为Ⅰ型和Ⅱ型。原发性疱疹性口炎由Ⅰ型病毒引起。该病毒初次感染人体后常潜伏于神经节或泪腺、唾液腺，在情绪烦躁、重病、曝晒、外伤、疲劳等因素刺激下，潜伏的病毒沿感觉神经干向外迁移到神经末梢，并在邻近的上皮细胞复制，引起复发性损害。

（2）病理：有特殊的细胞学改变，包括病毒侵入宿主易感上皮细胞后产生的细胞核包涵体、细胞气球样变性和因胞质量水肿而出现的网状变性、多核巨细胞、上皮内疱或上皮下疱。受害细胞坏死脱落后形成溃疡和糜烂，多个相邻的损害相互融合则形成边界不规则的浅溃疡。

二、临床表现

1. 原发性疱疹性口炎

初次感染而发本病。儿童多见，以6岁以下尤其是6个月到2岁更多，成人亦可见。感染单纯疱疹病毒后经潜伏期4～7天，儿童出现发热、流涎、拒食、烦躁不安，成人则有发热、头痛、肌肉疼痛、乏力、咽喉疼痛等症状。再经1～2天后口腔黏膜广泛充血水肿，出现成簇小水疱，疱壁较薄，不久溃破，形成浅表溃疡，甚者融合成大面积糜烂，附着龈和边缘龈也有明显的急性炎症损害，整个病程7～10天，自限性痊愈。部分患者可于口周皮肤、鼻翼、颏下等处并发疱疹。

2. 复发性疱疹性口炎

初次感染后30%～50%患者可复发。复发性疱疹性口炎多见于成年人。复发部位一般多在原先发作过的位置或邻近。复发时间一般间隔数月，但也可数周、数日后再次发作。病损局部先有灼热疼痛、肿胀发痒感觉，继之出现红斑发疱，水疱逐渐扩大融合，疱破后糜烂或干涸结痂。病程有自限性，约10日愈合，不留瘢痕，但可有色素沉着。

复发的诱因包括情绪烦躁、重病、曝晒、外伤、疲劳、感冒发热等，对免疫功能正常的患者，复发性口腔内单纯疱疹病毒感染实际上很少见，并且比初次发作症状轻。有免疫缺陷的患者口腔面部感染较重，且易播散。

三、实验室及其他检查

1. 补体结合试验

初发者可有补体结合抗体升高。

2. 病理涂片

取疱疹的基底物直接涂片，可发现被病毒损害的上皮细胞，如气球样变性水肿的细胞，以及多核巨细胞、核内包涵体等。

四、诊断与鉴别诊断

1. 诊断要点

根据"成簇的小水疱、疱破后浅溃疡、结痂、自限性愈合后不留瘢痕"等临床特点可对大多数病例做出诊断。一般不需借助实验室检查。

2. 鉴别诊断

口腔单纯性疱疹需与球菌性口炎、疱疹型复发性阿弗他溃疡（口炎型口疮）、带状疱疹、手—足—口病、疱疹性咽峡炎、多形性红斑等疾病相鉴别。

（1）口腔单纯性疱疹与球菌性口炎的鉴别：球菌性口炎小儿、成人均可发病，无季节性。可发生于口腔任何部位，起病较急，病损局部充血、潮红、糜烂，但界限清楚。可融合成片，上覆光滑致密的灰白色或黄褐色假膜，不易拭去，涂片培养可找到致病性球菌。

（2）口腔单纯性疱疹与口炎型口疮的鉴别：损害为散在分布的口腔内单个小溃疡，皮肤损害少见，溃疡数量较多，但不丛集成簇，不造成龈炎。

（3）口腔单纯性疱疹与带状疱疹的鉴别：带状疱疹由水痘—带状疱疹病毒引起，疱疹病损沿三叉神经的分支走向分布于颜面皮肤和口腔黏膜。水疱较大，疱疹聚集成簇，排列呈带状，但不超过中线。疼痛剧烈，愈合后原损害处仍持续疼痛较长时间。本病任何年龄都可发生，愈合后不再复发。

（4）口腔单纯性疱疹与手—足—口病的鉴别：手—足—口病由柯萨奇病毒A16感染引起。前驱症状有低热、困倦与局部淋巴结肿大，其后口腔黏膜、手掌、足底出现散在水疱、丘疹与斑疹，数量不等。斑疹周围有红晕，中央为小水疱，无明显压痛，口腔损害遍布于唇、颊、舌、腭等处，疱破成为溃疡，经5~10天后愈合。

（5）口腔单纯性疱疹与疱疹性咽峡炎的鉴别：疱疹性咽峡炎因感染柯萨奇病毒A4引起。以口腔后部疱疹性损害为主，不累及皮肤，牙龈不受损害。临床表现似急性疱疹性龈口炎，但前驱症状和全身反应较轻，病损限于软腭、悬雍垂、扁桃体等处，初起为丛集成簇的小水疱，不久溃破成溃疡。病程约7天。

（6）口腔单纯性疱疹与多形性红斑的鉴别：多形性红斑为口腔黏膜突发性广泛糜烂性急性疾病，常涉及唇部，有糜烂、结痂、出血，但弥散性龈炎非常少见，皮肤损害为特征性靶形红斑或虹膜状红斑。诱发的因素包括感染、药物的使用，但也可无明确诱因而发病。

五、治疗

1. 治疗原则

（1）以抗病毒药物治疗为首选，可用阿昔洛韦（无环鸟苷）、利巴韦林（病毒唑）、干扰素、聚肌胞等，但迄今为止，对于口腔单纯疱疹病毒感染仍缺乏理想的抗病毒药物。

（2）免疫调节剂胸腺素、转移因子等有调节和增强免疫功能的作用，但不能解决复发问题。

（3）中医药辨证施治，可以减轻局部和全身症状，缩短病程。

（4）局部使用抗病毒药物对复发性唇疱疹有效：急性疱疹性龈口炎有全身症状时，应采取卧床休息、供给足够营养等支持措施，并防止继发感染。

2. 治疗

（1）抗病毒药物：阿昔洛韦（无环鸟苷），每次200 mg，每日4次，共5天；利巴韦林（病毒唑），每次200 mg，每日3次。

（2）免疫增强剂。①聚肌胞：肌注，每次2 mg，每3日1次，共5次。②胸腺素：肌注，每次5 mg，隔日1次。③左旋咪唑：每次50 mg，每日3次，每周服用2天，停5天。

（3）局部治疗：5%碘苷（疱疹净）的二甲基亚砜液，或5%阿昔洛韦膏，局部涂抹每日4~6次；

唇疱疹继发感染用温生理盐水或0.01%硫酸锌，湿敷患处，每日2次；新霉素或杆菌肽软膏涂搽局部，每日2次。

六、预防与调护

（1）增强体质，预防感冒。
（2）不宜过量食用肥腻浓厚及辛辣的食物。
（3）对原发性疱疹性口炎患者应予以隔离休息，特别要避免与其他儿童、婴儿接触。
（4）感染患者应注意保持口腔卫生，以防继发感染。

第三节 口腔念珠菌病

口腔念珠菌病（oral candidiasis）是由念珠菌引起的急性、亚急性或慢性真菌病。念珠菌是一种真菌，属隐球酵母科。在迄今发现的150种里仅有白色念珠菌、热带念珠菌、类星形念珠菌、克柔念珠菌、近平滑念珠菌、高里念珠菌、假热带念珠菌等7种有致病性。其中又以白色念珠菌的正常人群带菌率最高，致病力最强。但白色念珠菌是条件致病菌，即健康带菌者可以表现为无临床症状，只在防御能力下降时才转化为有临床体征的口腔念珠菌病。近年来，抗生素和免疫抑制剂的滥用易引发菌群失调和免疫力降低，艾滋病的出现和蔓延，亦增多了口腔黏膜念珠菌病的发生率。同时，由于真菌耐药性的增加，使得口腔念珠菌病的治疗难度上升。因此，提高对口腔念珠菌病的认识，防止因漏诊、误诊延误治疗十分重要。

一、病因病理

（1）病因：白色念珠菌呈椭圆形酵母细胞样，以芽生孢子型存在，其毒力与其菌丝、黏附力、侵袭酶，以及表面受体有关。白色念珠菌是口腔念珠菌病的主要病原菌。该菌在大多数正常人的口腔中可以检出，与宿主有共生关系，正常情况下并不致病。

下述诱因可使宿主致病。①念珠菌本身毒力增强：当白色念珠菌由芽生孢子型转为假菌丝型时毒力增强，具有致病性。②患者的防御功能降低：年老体弱或长期患病，特别是干燥综合征、消化道溃疡、恶性疾病放疗后、大手术后致使身体抵抗力极度低下时；新生儿出生半年内，血清白色念珠菌抑制因子含量比母体低，易感染致病。③原发性或继发性免疫缺陷：先天免疫功能低下，如胸腺萎缩，X线的大量照射，无α-球蛋白血症，以及影响免疫功能的网状内皮系统疾病，如淋巴瘤、霍奇金病、白血病等均易并发念珠菌病。获得性免疫缺陷综合征（艾滋病）也可引起本病发生。④代谢或内分泌疾病：铁代谢异常，血中铁含量降低；糖尿病引起糖代谢异常，血糖升高；甲状腺功能低下、艾狄森病、脑垂体功能低下、内分泌功能低下易合并念珠菌病；妊娠妇女孕激素水平升高而致阴道念珠菌病，分娩时易感染婴儿。⑤维生素缺乏：维生素A缺乏、上皮细胞角化变性、角层增厚而致白色念珠菌大量繁殖而致病；维生素B及叶酸缺乏引起黏膜的退行性病变、机械屏障作用下降，使白色念珠菌易于侵入，导致感染。⑥医源性因素：医治疾病过程中使用抗生素、肾上腺皮质激素、免疫抑制剂、化疗、放疗等，使宿主防御功能下降，破坏体内生态平衡，致菌群失调，而利于念珠菌的感染。⑦其他因素：环境因素和工作条件均与白色念珠菌发病有关。如在低温潮湿的条件下工作易发生皮肤念珠菌病；慢性局部刺激，如义齿、矫形器、过度吸烟等均可为白色念珠菌感染的因素；接触传染也是致病的重要因素。

（2）病理：口腔白色念珠菌病的病理以上皮不全角化增生为特征。PAS染色可见白色念珠菌菌丝垂直侵入棘层细胞上方的角化层，棘层增厚，基底层以及固有层大量炎性细胞聚集可有微脓肿形成。

二、临床表现

口腔念珠菌病临床分型并不统一，目前比较公认的是按主要病变部位的分类法，包括念珠菌性口炎、念珠菌性唇炎与口角炎、慢性黏膜皮肤念珠菌病。本节主要介绍念珠菌性口炎（candidal stomatitis）的临床表现类型。

1. 急性假膜型

急性假膜型又称"新生儿鹅口疮""雪口病",因该型好发于出生后 2～8 日的新生婴儿而名之,发生率达 4%。好发部位为颊、舌、软腭及唇。损害区先黏膜充血、水肿,有灼热、干燥、刺痛感。后出现散在的色白如雪的柔软小斑点,状如凝乳略高出黏膜,不久相互融合为白色或蓝白色丝绒状斑片。斑片稍用力可擦去,暴露出红的黏膜糜烂面和轻度出血。患儿烦躁不安、啼哭、哺乳困难,有时有轻度发热,全身反应较轻。极少数病例可能蔓延至咽、食道、肺或进入血液循环,引起心内膜或脑膜念珠菌病,可危及生命。涂片可见典型念珠菌菌丝。该型也可发生于任何年龄,但少见。

2. 急性萎缩型

急性萎缩型多见于成年人,根据其临床表现特点和常见发病因素又称"急性红斑型口炎""抗生素性口炎"。临床表现特点是外形弥散的口腔黏膜红斑,以舌背黏膜多见,两颊、上腭及口角亦可发生红斑,唇部亦偶有发生。严重者舌乳头萎缩消失,舌背黏膜呈光滑鲜红状或糜烂充血,损害周围丝状乳头增生。在后牙前庭沟等不易摩擦部位可伴鹅口疮样损害。同时患者常有味觉异常或丧失,口干,黏膜灼痛。涂片不易见到典型念珠菌菌丝。该型常见于广谱抗生素长期应用者,或患者原患消耗性疾病、白血病、营养不良、内分泌紊乱、肿瘤化疗后等。

3. 慢性萎缩型

该型因红色病损以及多见于戴义齿者而又称为"慢性红斑型口炎"或"义齿性口炎"。临床表现为义齿基托承托区黏膜形成鲜红色界限弥散的广泛红斑。严重者腭黏膜水肿和牙槽嵴边缘水肿,上颌义齿基托后缘线腭部病损区与正常区间分界清晰。基托组织面和承托区黏膜密合状态不佳者,红斑表面可有颗粒形成。患者自觉灼痛、不适感。该型患者多数为日夜戴义齿的老年人,女性多于男性。

4. 慢性增生型

因病损色白如白斑,又称为"念珠菌性白斑",是口腔黏膜一种慢性增生性念珠菌病。该型病程长、病情较重,有癌变危险,多见于颊、舌背及腭黏膜、颊黏膜病损,常对称地位于口角内侧三角区,呈结节状或颗粒状增生,或为固着紧密的白色角质斑块。腭部病损可由"义齿性口炎"发展而来,黏膜呈乳头状增生或肉芽肿样增生。舌背病损,多见于长期吸烟者,表现为丝状乳头增殖,色灰黑,称为"黑毛舌"。

三、实验室及其他检查

1. 直接镜检法

轻刮损害表层,刮取物置于载玻片上,滴 10% 氢氧化钾数滴,覆盖玻片,在微火焰上加热以溶解角质,于低倍或高倍镜下直接观察菌丝和孢子。

2. 唾液培养法

收集非刺激性混合唾液 1～2 mL,接种于沙氏平皿上,常规培养,记录每毫升唾液形成的念珠菌菌落数。

3. 病理学检查法

活检标本光镜下可见前述病理特征。

4. 其他方法

其他方法包括免疫法、基因检测法等。因假阳性率高或操作不便,而未能在临床上大量使用。

四、诊断与鉴别诊断

1. 诊断要点

根据各型典型的临床症状、病史、全身情况,可以判断有无念珠菌感染以及可能的诱因。病损区涂片直接镜检及唾液念珠菌培养阳性,可以确诊。慢性增生型白色念珠菌病属癌前病变应引起重视,必要时需要病理学检查做出疾病程度的诊断。

2. 鉴别诊断

口腔念珠菌病需与球菌性口炎、白喉、扁平苔藓等疾病相鉴别。

（1）口腔念珠菌病与球菌性口炎（膜性口炎）的鉴别：球菌性口炎是由金黄色葡萄球菌、溶血性链球菌、肺炎双球菌等球菌感染引起的口腔黏膜急性感染性炎症，可发生于口腔黏膜任何部位，病损区充血水肿明显，有大量纤维蛋白原从血管内渗出，凝结成灰白色或灰黄色假膜，表面光滑致密，略高于黏膜面，可伴有全身反应，区域淋巴结肿大，涂片检查或细菌培养可确定病原菌。

（2）口腔念珠菌病与白喉的鉴别：白喉为明显的灰白色假膜覆盖于扁桃体，不易擦去，若强行剥离则创面渗血。局部无明显炎症反应，但全身中毒症状明显，淋巴结肿大，涂片可见白喉杆菌。

（3）口腔念珠菌病与扁平苔藓的鉴别：扁平苔藓呈白色网纹状病损，可交替出现糜烂，病程较长。

五、治疗

1. 治疗原则

因含片溶解缓慢，药物与口腔黏膜接触充分，随吞咽可覆盖咽喉与食管，故片剂被认为是较为有效的局部制剂。口腔念珠菌病以局部治疗为主，但严重病例及慢性念珠菌病需辅以全身治疗。对黏膜明显充血水肿、萎缩发红、全身症状明显者，可采用辨证施治与抗真菌药物配合治疗。

2. 治疗

（1）局部治疗。①2%～4%碳酸氢钠（小苏打）溶液：含漱或清洗局部，每1～2小时1次，每次5分钟。②氯己定：可选用0.5%溶液或1%凝胶局部涂布、冲洗或含漱。③甲紫：选用0.05%甲紫液外涂口腔黏膜病损区，每日3次。

（2）抗真菌药物治疗。①制霉菌素：局部用5万～10万U/mL的水混悬液涂布，每2～3小时1次，可咽下。儿童口服每次10万U，每日3次；成人口服每次50万～100万U，每日3次。口服副作用小，偶有恶心、腹泻或食欲减退，疗程7～10天。②硝酸咪康唑：硝酸咪康唑商品名达克宁，可局部使用。散剂可用于口腔黏膜，霜剂适用于舌炎及口角炎，疗程一般为10天。③克霉唑：成人每日口服3次，每次0.5 g，剂量不超过3 g。该药的主要不良反应为肠道反应，长期应用可能引起肝功能异常和白细胞减少，目前多作为局部制剂使用。④酮康唑：剂量为每日1次口服，每日200 mg，2～4周为1个疗程。该药不可与制酸药或抗胆碱药同服，以免影响吸收。

（3）免疫治疗。对身体衰弱，有免疫缺损病或与之有关的全身疾病及慢性念珠菌感染的患者，常需辅以增强免疫力的综合治疗。可选用①转移因子：淋巴结周围皮下注射，每次3 U，每周1～2次。②胸腺素：肌注，每次2～10 mg，每周1～2次。③脂多糖：肌注，每次2 mL，每日1次，20次为1个疗程。④其他：补充铁剂、维生素A、多次少量输血等。

（4）手术治疗。是非常规治疗方法。特对慢性增殖型念珠菌病经治疗3～4个月疗效不显著者使用，以防止癌变为目的。

六、预防与调护

（1）哺乳期婴儿、久病患儿应注意保持口腔清洁卫生，可选用淡盐水或2%碳酸氢钠溶液搽洗口腔。

（2）乳母哺乳前洗净乳头，奶瓶要经常消毒。

（3）注意义齿卫生，义齿性口炎患者在治疗的同时，需行义齿重衬。

（4）合理应用抗生素及免疫抑制剂，有系统性疾病需长期应用者，应经常用1%～2%小苏打水漱口。

（5）冬季防止口唇干裂，可应用甘油等护肤品，纠正舔唇习惯。

（6）避免产房交叉感染，接生工具以及分娩过程注意消毒。

七、预后

预后一般良好。急性假膜型损害通过正确的治疗可以得到痊愈。但据报道，慢性增殖型白色念珠菌病有4%的癌变可能，故应引起高度重视。

第四节　口腔扁平苔藓

口腔扁平苔藓（Oral Lichen Planus，OLP）是一种非感染性慢性浅表性炎症。病变可于口腔黏膜和皮肤先后或同时发生，也可以单独发生。口腔黏膜表现为珠光色白色条纹交织成条索状、网状、树枝状、环状及斑块状等多种形态，也可以先后出现或重叠发生丘疹、水疱、糜烂、萎缩、色素沉着等病损。该病发病率不超过1%，好发年龄为13～80岁。男女比例为1∶1.5，患者伴皮肤损害的概率约有54%，因有恶变可能，有人将其归于癌前状态。

一、病因病理

（1）病因：尚未明确，可能与下列因素有关。

①细菌与病毒感染：有人提出与幽门螺杆菌感染有关，也有人在病损上皮细胞中发现类似病毒的核内小体，但都需要更多研究和更直接的证据证实。

②神经精神因素：临床可以发现很多口腔扁平苔藓患者有精神紧张、精神抑郁、精神创伤病史，并在精神神经功能紊乱时病情加重。有人做了临床调查，结果有50%的患者存在精神紧张和焦虑。

③内分泌功能紊乱：有人报道，本病与雌二醇 E_2 以及睾酮 T 水平下降有关。

④免疫因素：日益增多的对口腔扁平苔藓免疫状态的研究发现，本病与病损部位的淋巴细胞浸润带直接有关。进一步的研究表明，口腔扁平苔藓很可能是一种T淋巴细胞介导的机体免疫应答。

⑤遗传因素：有人发现，本病有家族集聚现象，并找到一些家系进行基因研究，报道了一些出现频率较高的白细胞抗原位点，但也有人提出不同意见。

⑥系统性疾病因素：有报道称，有超过30%的本病患者同时存在肝病、消化道疾病、高血压病、糖尿病等。但不能证明本病是由这些系统性疾病引起的。

（2）病理：本病的特征性病理表现为上皮不全角化、基底层液化变性、固有层密集的淋巴细胞浸润带。

二、实验室及其他检查

1. 病理检查

典型表现如上述。

2. 血液流变学测定

全血比黏度、红细胞电泳时间、细胞聚集指数、血小板黏附率、全血还原比黏度、血小板聚集率、血浆纤维结合蛋白率、纤维蛋白原等指数均增高。

3. T细胞亚群（OKT 单克隆抗体）测定

OKT_3 下降，OKT_4 下降或升高，OKT_4/OKT_8 比例下降。

4. 血清干扰素（IFN-r）、白细胞介素（IL-2）

检查二者均增高。

5. 幽门螺杆菌检测

部分患者病损区幽门螺杆菌检测阳性。

三、诊断与鉴别诊断

1. 诊断要点

口腔颊、舌、唇、龈等黏膜有白色斑纹，呈条索状、网状、树枝状、环状等，间或有糜烂、充血。反复发作，病程迁延不愈。

2. 鉴别诊断

口腔扁平苔藓需与皮脂腺异位、口腔白斑、口腔红斑、盘状红斑狼疮等鉴别。

（1）口腔扁平苔藓与皮脂腺异位的鉴别：皮脂腺异位呈淡黄色颗粒状，而非条纹，分布密集或散在，表面光滑，质地柔软，多发于颊黏膜与唇红。

（2）口腔扁平苔藓与口腔白斑的鉴别：单独发生于舌背部的口腔扁平苔藓需与白斑区别。舌背扁平苔藓病损灰白而透蓝色，舌乳头萎缩微凹，质地较软，平滑润泽。白斑多为白色斑块，有裂隙，界限清楚，触之较粗糙，病程进展缓慢，无自觉症状。

（3）口腔扁平苔藓与口腔红斑的鉴别：口腔红斑临床表现特征为持续存在的鲜红色斑，边缘清楚，触诊柔软，类似"天鹅绒"样。无明显疼痛或不适。

（4）口腔扁平苔藓与盘状红斑狼疮的鉴别：盘状红斑狼疮多发于下唇唇红缘与皮肤黏膜交界处，病损中央萎缩如盘状，周围有白色放射状条纹。可有糜烂、出血、结痂。

四、治疗

1. 治疗原则

目前尚无特效疗法。西医治疗本病以肾上腺皮质类固醇和磷酸氯喹为主，对改善黏膜充血糜烂有一定效果，但对过度角化无作用，长期服用有副作用。中医药治疗有安全、持久、稳定的特点，对糜烂充血及白纹均有一定的改善作用。临床应根据患者病情采取中西医结合治疗。

2. 治疗

（1）病情稳定者可选用维生素 B_1、维生素 B_{12}、维生素 E、维生素 A、维生素 B_6 等口服。

（2）糜烂病损长期不愈者，可考虑应用肾上腺皮质类固醇及免疫抑制剂，但细胞免疫功能低下者应以免疫增强剂治疗。幽门螺杆菌检测阳性者可选用抗幽门螺杆菌药物。

①肾上腺皮质类固醇：如泼尼松，每次 15 mg，每日 3 次，共服 1~2 周。可用角炎舒松注射液等激素类药物局部注射。

②免疫抑制剂：磷酸氯喹，每次 0.25 g，每日 2 次，1 个月为 1 个疗程，需定期检查白细胞数。雷公藤，每日 2 次，每次 3~4 片。昆明山海棠，每日 3 次，每次 2 片，需定期检查肝功能。

③免疫增强制：转移因子皮下注射，每次 1 mg，每周 1~2 次，10 支为 1 个疗程。

④抗幽门螺杆菌：枸橼酸铋钾剂，每次 110 mg，每日 4 次，2 个月为 1 个疗程、配合甲硝唑，每次 200 mg，每日 3 次；羟氨下青霉素，每次 250 mg，每日 3 次。

⑤伴真菌感染者参照有关章节适当选用抗真菌药物治疗。

五、预防与调护

（1）生活有规律，适当进行体育锻炼。保持精神愉快。

（2）避免酸、辣、烫、麻、涩等刺激性食物，戒烟酒。

（3）保持口腔卫生，消除口腔内的局部刺激物，例如去除不良修复体、残根残冠、牙结石等。

六、预后

本病一般预后良好，患者可长期处于稳定状态。但对反复急性发作而充血、糜烂经治不愈或基底变硬的患者应提高警惕，需要及时进行活体组织检查，防止癌变。

第十章 口腔颌面部损伤性疾病

第一节 口腔颌面部软组织损伤

一、擦伤

擦伤为皮肤表皮层及真皮浅层与粗糙面的物体摩擦而引起的损害，常与挫伤合并发生。

（一）临床表现

（1）面部的擦伤多发生于较突出的部位，如颏部、颧部、鼻尖及唇部等处。

（2）创面边缘不整齐，少量渗血，创面常有泥沙、煤渣等污物附着，有时可见创面有淡黄色血浆渗出，创面有烧灼样疼痛。

（二）治疗

清洁创面，除去附着于创面的泥沙或其他异物，创面周围皮肤可用碘酒、酒精消毒，创面用生理盐水及 3% H_2O_2 清洗，任其干燥结痂，数日即可愈合。创面较大皮肤缺损较多者，可用油纱布覆盖创面，预防感染。对于创面未经清洁而有继发感染的擦伤，应行湿敷，一般 1 周左右也能愈合。

二、挫伤

挫伤多由于钝物直接打击或硬质物体直接撞击所致皮下组织、肌肉，甚至骨与关节的损伤，造成组织内溢血，形成瘀斑或血肿，表面皮肤无开放创口。

（一）临床表现

（1）局部皮肤瘀血、肿胀和疼痛。

（2）颞下颌关节发生挫伤后，可发生关节内或关节周围溢血、疼痛、张口受限或轻度错𬌗。血肿的纤维化可导致关节强直。

（二）治疗

治疗原则是止血、止痛、预防感染、促进血肿吸收和恢复功能。

（1）早期采取止血措施，使组织溢血局限化和停止。常用的方法是冷敷和加压包扎。如已形成血肿，在止血后可用热敷、理疗以促进血肿吸收。如血肿较大，止血后，可在无菌条件下，用粗针穿刺血肿，将血液抽出，然后加压包扎。如血肿过大，且已凝结，或压迫呼吸道，则应手术切开，将内容物放出。如果有感染，也应切开冲洗，清除坏死的血凝块及感染物，建立引流，同时用抗生素控制感染。

（2）颞下颌关节挫伤的治疗，可根据不同情况分别对待。如果关节内有大量溢血，可用无菌注射器吸出血液。对一般的挫伤，则可采取关节减压与休息的办法，即在磨牙间放置2～3mm厚的橡皮垫，左右各一块，再用弹性绷带将下颌颏部向上吊紧，使髁状突下降，松解关节内压力，减轻疼痛。伤后10～15天，即应开始作按摩、理疗、张口锻炼，以促使功能恢复，防止发生关节内强直。

三、挫裂伤

由较大力量的钝器造成的颌面部皮肤、软组织及颌骨的开放性损伤。创口的特点是裂口较深，创缘不整齐，常呈锯齿状，裂口较广伴发绀色坏死组织及挫伤的症状，深层可伴发开放性骨折。

清创时应充分洗刷伤口，除去坏死组织，修整边缘，彻底止血对位缝合。如伴有骨折，应同时处理好骨折，先使骨折复位固定后再缝合软组织伤口。若组织缺损，可同期或待后期整复。

四、刺伤

刺伤是由尖锐的物品如缝针、刀片、木片或牙碎片等物刺入软组织而发生。创口的特点是入口小而伤道深。可以是非贯通伤或贯通伤。刺入物若折断可存留在组织内形成异物。刺入物也可将沙土和细菌带入创口深部，引起继发感染。颌面部刺伤，可刺入口腔、鼻腔、鼻窦、眼眶、甚至深达颅底等部位。

清创时应彻底清除异物和止血，应用抗生素防治感染，注射破伤风抗毒素。硬腭部刺伤如未穿通骨质，清洗后可任其自愈。

五、切割伤

切割伤是由于锐利物如刀片或玻璃碎片等割裂软组织而引起的开放性损伤，其特点是边缘整齐。如伤及颌外动脉则有大量出血；如切断面神经，可造成面瘫。

清创缝合。遇有面神经较大分支切断时，应尽可能在清创后立即进行神经吻合术，以加速面神经功能的恢复，防止或减轻畸形。腮腺导管断裂者及早对位吻合或再造开口。颈总动脉或颈内动脉损伤时需作动脉吻合。切割伤如无感染，清创缝合后可以迅速愈合。

六、撕脱伤

撕脱伤为较大的机械力量将组织撕裂或撕脱。撕脱伤创口的边缘不整齐，出血多，常有肌肉、血管、神经及骨骼暴露。撕脱伤伤情较严重，疼痛剧烈，易发生休克和继发感染。

有休克者应先纠正休克，否则应及时清创，复位缝合。如为撕脱伤又有血管可行吻合者，应即吻合血管后行再植术；如无血管可供吻合，在伤后6小时内，应将撕脱的皮肤在清创后，切削成近似全厚或中厚皮片作再植。如组织不能利用，在控制感染的基础上，应及早进行断层皮肤移植，消灭创面。

七、咬伤

咬伤指由动物或人的牙齿所造成的创伤。动物咬伤可造成颌面部大块组织撕脱，使深部组织和骨面暴露，或伴开放性骨折。其创口污染较重，易于感染。人咬伤一般伤势较轻，多伴有鼻、唇、耳等器官缺损。

处理时应首先彻底清创，无组织、器官缺损者严密对位缝合。有组织、器官缺损者应视情况不同处理。如组织块或器官片段离体时间短、破坏及污染轻、体积较小，则处理后予以再植；如为大面积撕脱，部分患者可在彻底清创后即刻以皮肤移植或局部皮瓣修复，另一部分创面情况差者可经换药使创面愈合后行二期修复。颌骨骨折应尽量同期复位固定。

八、爆炸伤

爆炸伤指由爆炸所造成的颌面部严重损伤。创口极不整齐，外翻且多伴组织缺损，创面污染严重，有大量坏死组织及异物，并常伴开放性粉碎骨折或骨缺损。可伴有休克或颅脑损伤。

保持呼吸道通畅，纠正休克并及时处理颅脑损伤等严重并发症。尽早彻底清创，尽量保留可存活的软组织，对位或定向拉拢缝合以消灭创面。尽量同期行颌骨骨折复位固定，如有困难可简单固定待二期处理。大面积软组织缺损留待二期修复。

第二节　牙和牙槽骨损伤

牙及牙槽骨损伤较常见，可以单独发生，也可以和颌面其他损伤同时发生。前牙及上颌牙槽骨，因位置较突出，容易受到损伤。

一、牙挫伤

（一）临床表现与诊断

牙挫伤主要是直接或间接的外力作用使牙周膜和牙髓受损伤。由于伤后可发生创伤性牙周膜炎，特别是接近根尖孔处，血管常发生破裂、出血，致使患牙有明显叩痛和不同程度的松动。自觉牙伸长，对咬合压力和冷热刺激都很敏感等。如同时有牙龈撕裂伤，则可有出血及局部肿胀。损害轻者，尤其是青少年患者，损伤多可自行恢复，若损伤较重，甚至根尖孔处主要血管撕裂，则引起牙髓坏死，在临床上表现为牙冠逐渐变色，牙髓活力由迟钝渐渐变为无活力反应。偶然也可以出现牙髓炎症状。此种坏死的牙髓有时除牙冠变色外，可以终生不出现症状，也无危害。但也可以发生继发性感染，并引起根尖周围组织的急性或慢性炎症。

（二）治疗

牙挫伤的治疗比较简单，轻者可不作特殊处理。损伤较重者应使患牙得到休息，在1~2周内避免承受压力，可调磨对殆牙，使其与患牙不接触，也不要用患牙咀嚼食物。如果牙松动较明显，可作简单结扎固定。创伤牙齿定期观察，每月复查1次。半年后若无自觉症状，牙冠不变色，牙髓活力正常，可不必处理；如牙冠变色，牙髓活力不正常时，应考虑做根管治疗。

二、牙脱位

较重的暴力撞击可使牙齿发生部分脱位和完全脱位。

（一）临床表现与诊断

牙在牙槽窝内的位置有明显改变或甚至脱出。牙部分脱位，一般有松动、移位和疼痛，而且常常妨碍咬合；向深部嵌入者，则牙冠暴露部分变短，位置低于咬合平面。完全脱位者牙已脱离牙槽窝，或仅有软组织粘连。牙脱位时，局部牙龈可有撕裂伤与红肿，并可伴有牙槽突骨折。

（二）治疗

牙脱位的治疗，以尽量保存牙为原则。如部分脱位，不论是移位、半脱位或嵌入深部，都应使牙恢复到正常位置，然后固定2~3周；如牙已完全脱落，而时间不长，可将脱位的牙进行处理后再植。脱位固定的牙要定期复查，当牙冠变色或牙髓活力迟钝时，应做根管治疗。

牙脱位固定的常用方法有以下几种。

1. 牙弓夹板固定法

先将脱位的牙复位，再将牙弓夹板弯成与局部牙弓一致的弧度，与每个牙相紧贴。夹板的长短，根据要固定的范围而定。原则上牙弓结扎的正常的固位牙数应大于脱位牙的两倍，注意应先结扎健康牙，后结扎脱位牙。所有结扎丝的头，在扭紧后剪短，并推压在牙间隙处，以免刺激口腔黏膜。

2. 金属丝结扎法

用一根长结扎丝围绕损伤牙及其两侧2~3个健康牙的唇（颊）舌侧，做一总的环绕结扎；再用短的结扎丝在每个牙间做补充垂直向结扎，使长结扎丝圈收紧，对单个牙的固定用"8"字结扎法。

三、牙折

牙折常由于外力直接撞击而产生，也可因间接的上、下牙相撞所造成。平时由于跌伤致使上前牙、特别是上中切牙的折断为最多见。

（一）临床表现与诊断

按解剖部位，牙折可分为冠折、根折和冠根联合折3类。冠折又可分为穿通牙髓与未穿通牙髓两种。冠根联合折也有斜折和纵折两类。冠折如穿通牙髓，则刺激症状明显；未穿通牙髓者，可有轻微的感觉过敏，或全无感觉异常。根折的主要特点是牙松动和触、压痛，折断线愈接近牙颈部，则松动度愈大；如折断线接近根尖区，也可无明显的松动。冠根联合折断，可见部分牙冠有折裂、活动，但与根部相连，在冠部可察见裂隙，并有明显咬合痛或触压痛。测牙髓活力、摄牙X线片等有助于对牙折的诊断。

（二）治疗

根据牙折的不同类型，采用不同的治疗方法。切缘折断少许只暴露牙本质者，可将锐利边缘磨去，然后脱敏治疗。切缘折断较多，但未露牙髓时，也可用上法保护断面。观察数月后如无症状，即可用套冠或光固化树脂修复缺损部分。牙冠折断已露牙髓，或在牙颈部折断但未到牙龈下时，应行根管治疗，然后用桩冠修复缺损部分。根折可用牙弓夹板或金属丝结扎固定，或用根管钉插入固定。冠根联合纵折，如有条件可行根管治疗后用套冠恢复其功能，否则可拔除。

四、乳牙损伤

乳牙损伤的处理有一定的特殊性，因保存正常的乳牙列，对今后恒牙萌出，颌面部发育及成长都很重要。因此，应当尽量设法保留受损伤的乳牙。

（一）临床表现与诊断

乳牙损伤的部位，多见于乳前牙，特别是上颌乳前牙。其损伤类型亦可分冠折、根折、嵌入、半脱位及脱位等，但以嵌入及半脱位为最多见。

（二）治疗

冠折、根折的处理与恒牙大体相同。儿童乳前牙因损伤而半脱位，若无感染，又距恒牙萌出尚有一定时间，可在局麻下用手法复位，然后用金属丝结扎固定。如有感染，则常需拔除。对向唇侧或腭侧半脱位或脱位的乳前牙，可应用牙弓夹板固定，并应调𬌗，使其暂时脱离咬合关系。

乳前牙因损伤牙冠嵌入牙槽内1/3～2/3者，可应用抗炎药物，预防感染，等待其再萌出；如牙冠完全嵌入，又无感染，复位后固定6～8周；如牙周组织破坏，并有感染者，则应拔除。损伤后经保存疗法处理的乳牙，应严密观察3～6个月，如发现牙髓坏死，应施行根管治疗，但一般只限于前牙；对嵌入的乳牙，应观察对恒牙的萌出有无影响。凡乳牙损伤需要拔除者，4岁以上儿童，为了防止邻牙向近中移动致恒牙萌出错位，应该做牙列间隙保持器，以保证未来的恒牙列排列整齐，获得正常的咬合关系。

五、牙槽突骨折

牙槽突骨折常因外力直接作用于局部的牙槽突而引起。多见于上前牙，可以单独发生，也可以伴有上、下颌骨或其他部位骨折和软组织损伤。

（一）临床表现与诊断

牙槽突骨折常伴有唇组织和牙龈的肿胀及撕裂伤。骨折片有明显的移动度，摇动单个牙，可见邻近数牙随之活动。出现这一症状，即可证实该部位牙槽突已折断。骨折片移位，取决于外力作用的方向，多半是向后向内移位，从而引起咬合错乱。较少发生嵌入性骨折。牙槽突骨折多伴有牙损伤，如牙折或脱位。在检查时，要注意牙槽突骨折线平面的部位，以便能够及时地诊断出是否存在牙根和上颌窦壁的骨折。为此，可摄颌骨正位或侧位X线片以助诊断。

（二）治疗

牙槽突骨折的治疗，首先应将移位的牙槽骨恢复到正常的解剖位置，然后根据不同情况，选择适当的固定方法。一般牙槽突骨折，在复位后常选用金属丝牙弓夹板结扎、固定2～3周，如不能立即复位者，也可做牵引复位固定。

第三节 上颌骨骨折

上颌骨骨折发生率比下颌骨少。据有关资料统计，上颌骨骨折的发生率占颌面骨损伤总数的15%～27%。

一、上颌骨骨折分类

最常使用的上颌骨骨折分类是Le Fort分型。

1. Le Fort Ⅰ型

此型又称上颌骨低位骨折。骨折线相当于下薄弱线，即从梨状孔下部开始，在牙槽突底部及上颌结节的上方，水平向后延伸至翼突。这类损伤可包括鼻中隔及上颌窦，同时可有牙槽突及牙的损伤，仅借助口腔及上颌窦等黏膜与骨折片相连。摇动骨折片上的牙，可见整个骨折块随之移动。

2. Le Fort Ⅱ型

此型又称锥型或颧弓下骨折。骨折线相当于中薄弱线，横过鼻梁，沿眶内侧壁向下到眶底；然后通过颧骨下方或颧上颌缝到达蝶骨翼突。有时可以波及筛窦而达颅前窝，出现脑脊液鼻漏。有鼻及眶下缘的变形、鼻腔侧壁及上颌窦的损伤。

3. Le Fort Ⅲ型

此型又称上颌骨高位骨折或颧弓上骨折。骨折线相当于上薄弱线，横过鼻梁、眶部，再经过颧骨和颧弓上方，向后达翼突，形成完全的颅面分离。多伴有颅脑损伤、颅底骨折。面部中分凹陷并变长；眼睑结膜下出血，眼球下移；眶周皮下瘀血，耳、鼻出血或出现脑脊液鼻漏等。此外，在上颌骨上尚可发生垂直骨折又称矢状骨折或正中骨折。骨折线将腭骨分成左右两半，使上颌牙弓变宽。在临床上骨折线并不一定都是如此典型。由于暴力方向和大小不同，可呈现为非典型性骨折。两侧骨折线常不在同一平面或不属同一类型，也可以发生单侧上颌骨骨折。

在各型上颌骨骨折中，常有各种合并伤，其中以颅脑损伤发生率最高，尤其在Le Fon Ⅱ、Ⅲ型骨折时几乎全部有合并伤。

二、临床表现

上颌骨骨折的临床表现，除具有一般骨折的共同症状和体征如肿胀、疼痛、出血、移位及畸形外，还有一些特有的表现。

1. 面形改变

上颌骨骨折后，骨折段的移位取决于外力的大小、方向和颌骨本身的重量，常向下坠，使面中1/3变长，翼外肌和翼内肌的牵拉，可将骨折片拉向后下，可出现面中部凹陷、后缩，称为"碟形面"。如上颌骨骨折仅仅是裂缝骨折，则不发生移位。

2. 咬合错乱

上颌骨发生横断骨折时，向后下移位，可使后牙早接触，前牙开，如一侧横断骨折下垂，患侧早接触，健侧开𬌗。

3. "眼镜"状瘀斑

这是上颌骨Le Fort Ⅱ、Ⅲ型骨折后，出现的一种特殊体征。由于眼睑及眶周组织疏松，伤后发生水肿，加之骨折后组织内出血淤积其间，使眼球四周的软组织呈青紫色肿胀区，好似佩戴了墨镜。虽然在单纯软组织伤或颧骨骨折时也可能出现类似体征，但结合眼其他症状和体征可以鉴别。

4. 口、鼻腔出血

上颌骨骨折常合并口、鼻腔黏膜撕裂或鼻窦黏膜损伤。有时口腔内并无破损，血仅由鼻孔流出，或同时由后鼻孔经口咽部流至口腔。

5. 眼的变化

上颌骨骨折波及眶底时，可出现一系列眼的症状和体征，如眼球结膜下出血、眼球移位和复视等。如损伤动眼神经或外展神经，可使眼球运动障碍；如伤及视神经或眼球，则引起视觉障碍或失明。

6. 脑脊液漏

上颌骨骨折时如伴发颅底骨折，骨折线经过蝶窦、额窦或筛窦时，发生硬脑膜撕裂，可出现脑脊液鼻漏。如合并有耳岩部损伤，还可发生脑脊液耳漏。

三、诊断

通过询问病史，查体，结合X线片观察，对上颌骨骨折的诊断并不困难。首先应问明受伤的原因，了解致伤力的性质、大小、速度、方向和受力部位等，可作为诊断的重要依据。同时要了解患者受伤后有无上颌骨骨折的相关症状，如面中部疼痛或麻木，口、鼻有无伤口和出血，牙咬合异常，鼻阻塞和呼吸困难等。

观察面中1/3部有无伤口、肿胀、出血或瘀斑，有无"碟形面"或长面等面形改变；口、鼻有无伤口和出血；鼻、耳部有无脑脊液漏；有无张口受限及咬合关系错乱；检查上颌骨有无异常动度、摩擦音和台阶等。X线摄片以华氏位为主，必要时加照头颅侧位片，上颌咬合片等。在X线片上可观察：骨折线的部位、数量、方向，骨折类型，骨折段移位情况，牙与骨折线的关系等。CT可清晰显示上颌骨各面骨折及移位情况。

四、治疗

1. 早期处理

注意有无颅脑、胸及腹腔等处合并伤，有严重合并伤的伤员，以处理合并伤为主。对上颌骨的创伤可先作简单应急处理，以减轻症状，稳定骨折片，待后期复位治疗。上颌骨骨折时由于骨折段向下后方移位，将软腭压接于舌根部，使口腔、咽腔缩小，同时鼻腔黏膜肿胀、出血，鼻道受阻，都可引起呼吸困难，应注意防止窒息。

2. 复位与固定

上颌骨骨折的治疗原则是使错位的骨折段复位，获得上、下颌牙的原有咬合关系后进行固定。

（1）复位方法。

①手法复位：在新鲜的单纯性骨折的早期，骨折段比较活动，用手或借助于上颌骨复位钳，易于将错位的上颌骨回复到正常位置。手法复位，方法简单，一般在局麻下即可进行，简单的骨折，也可不用麻醉。②牵引复位：骨折后时间稍长，骨折处已有部分纤维性愈合，或骨折段被挤压至一侧或嵌入性内陷，或造成腭正中裂开，向外侧移位，用手法复位不能完全回复到原有位置，或一时无法用手法复位时，则采用牵引复位。③手术复位：如骨折段移位时间较长，骨折处已发生纤维愈合或骨性愈合，用上述2种方法都难以复位时，则需采用手术复位，即重新切开错位愈合的部位，造成再次骨折，而后用合适器械撬动、推、拉，使骨折段复位到正常解剖位置。如伴有颧骨、鼻骨或额、眶区骨折时，现多采用头皮冠状切口，向下翻起额、颞部大皮瓣，可以充分显露额、鼻、眶及颧区及部分上颌骨骨面，便于在直视下进行骨折段复位和固定，容易做到解剖复位，取得较好的治疗效果。此种手术切口，隐蔽在发际线以上，术后无面部瘢痕，患者比较愿意接受。尤其适用于在额鼻眶颧区有多处骨折的病例，可以避免在面部做多处切口。

（2）固定方法：上颌骨骨折的固定方法有几种类型，原则上是利用没有受伤的颅、面骨骼固定上颌骨骨折段，同时作颌向固定，以恢复咬合关系。固定方法较多，最常用以下几种。

①颌间牵引固定加颅颌固定：于上下牙列上安置有挂钩的牙弓夹板，使骨折段复位后按需要的方向

和力量在上、下颌之间挂若干橡皮圈进行固定，并以颅颌弹性绷带或颏兜将上、下颌骨一起固定于颅骨上。上颌骨骨折一般固定3周左右。

②切开复位+内固定：在开放性上颌骨骨折、上颌骨无牙可作固定、上颌骨多发及粉碎性骨折或骨折处已发生纤维性愈合的病例，均可采用切开复位，复位后以微型或小型钛夹板行坚强内固定。在上颌骨LeFort Ⅱ型和LeFort Ⅲ型骨折时，由于牵涉的骨折部位较多，可选用头皮冠状切口，切开至帽状腱膜下层，将头皮及颞面部皮瓣向下翻转，可显露出额、颞、眶、鼻、颧弓、颧骨及上颌骨骨面，必要时可加做口内前庭沟切口，从口内进一步显露上颌骨骨折部位。这种切口由于可充分显露多处骨折的部位，便于探查、骨折段复位及固定的操作，尤其适用于陈旧性上颌骨骨折合并颧骨、鼻。

第四节 下颌骨骨折

下颌骨骨折的发生率占颌面骨骨折的55%～72%，好发部位有颏部、颏孔部、下颌角部及髁状突部。其中以颏正中、颏孔部、髁状突颈部较多见，磨牙区和升支部相对较少。

一、临床表现

下颌骨骨折时除会发生一般骨折所具有的肿胀、疼痛、出血和功能障碍等症状和体征外，由于下颌骨的解剖生理特点，骨折时有一些特殊的临床表现。

1. 骨折段移位

下颌骨骨折后，有多种因素可以影响骨折段的移位，其中以咀嚼肌对颌骨的牵拉为主要原因，其他因素还有外力的方向、骨折的部位、骨折线的方向和倾斜度及骨折段上是否有牙存留等。不同部位其骨折段移位情况如下。

（1）颏正中部骨折：下颌骨颏正中部骨折，可以是单发的、双发的线形骨折或粉碎性骨折。在单发的正中颏部线形骨折时，由于骨折线两侧肌的牵拉力量相等，方向相对，常无明显移位或不发生移位，如为斜行骨折，一侧骨折片有颏棘，一侧骨折片无，则可能发生移位。如为颏部双发骨折，两骨折线之间的颏骨折段可因颏舌骨肌、颏舌肌、下颌舌骨肌和二腹肌前腹的牵拉，而向后下移位。如为颏部粉碎性骨折或伴有骨质缺损，则两侧骨折段由于下颌舌骨肌的牵引，而向中线方向移位，使下颌骨前端变窄。后两种情况，都可使舌后退，有引起呼吸困难，甚至发生窒息的可能，应特别注意。

（2）颏孔区骨折：单侧颏孔部骨折，多为垂直骨折或斜行骨折，常将下颌骨分成前后两段，前骨折段与健侧下颌骨保持连续性，由双侧降颌肌群的牵引，向下、后方移位并稍偏向患侧，同时因有健侧关节为支点，故稍向内转而使前牙微呈开𬌗；如果骨折断端彼此重叠，则颏部后退更显著，向患侧移位也更为明显。后骨折段因所附升颌肌群的牵引，多向前上方移位，并微偏向健侧。

（3）下颌角部骨折：此类骨折也是将下颌骨分为前后两个骨折段。如果骨折线正在下颌角，两个骨折段都有嚼肌与翼内肌附丽，骨折段可不发生错位；若骨折线在这些肌肉附着处的前方，则前骨折段因降颌肌群的牵引，向下、向后移位，与颏孔区骨折的情况相似。

下颌骨骨折的移位与骨折线方向及骨折段上有无牙存在也有一定的关系。如果上下颌都有牙，骨折线系由下颌骨下缘从后向前上斜行至牙槽突，由于升颌肌群的牵引，可将后骨折段拉向上内侧，直至上下牙接触为止。如后骨折段无牙，则向上移位更明显。如果骨折线的方向从下颌下缘自前向后上斜行至牙槽突，则这类骨折片移位可不明显。

（4）髁状突骨折：髁状突骨折多发生于它的颈部。骨折后的髁状突，常因其所附着的翼外肌的牵拉而向前内方移位。同时，下颌升支部受嚼肌、翼内肌和颞肌的牵拉而向上移位，使患侧牙早接触而健侧牙及前牙形成开𬌗。双侧髁状突发生骨折时，两侧下颌升支被拉向上方，后牙早接触，前牙明显开颌。

（5）多发骨折：下颌骨发生多发骨折时，骨折段的移位常无一定的规律。有肌肉附着的骨折段一般向肌肉牵拉方向发生移位；无肌肉附着或原附着的肌肉也损伤断裂，则骨折段常随外力方向或重力而发生移位。

2. 咬合错乱

咬合错乱是颌骨骨折中最常见和最有特点的体征。下颌骨骨折后，骨折段多有移位，有时即使只有轻度移位，也可出现咬合错乱。自觉症状是牙咬不上，咬合无力或咬合疼痛。客观检查则发现早接触、反𬌗、开𬌗，多数牙无接触关系或咬不住置于上下牙间的压舌板。

3. 骨折段异常动度

正常情况下，是全下颌骨整体协调的生理运动。当下颌骨骨折后，则可出现分段不协调的异常动度，同时可出现骨折断端间的异常摩擦感、摩擦音或骨断端形成的台阶。

4. 牙龈及黏膜撕裂

下颌体部的骨折常致骨折处的牙龈和黏膜撕裂，成为开放性骨折，并可伴发牙折、牙挫伤、牙脱位或牙缺失。

5. 骨折附近软组织出血或肿胀

骨折时均伴有局部出血，血液可从与骨折相通的面部伤口或口内牙龈撕裂处流出，也可积聚在组织内形成血肿。下牙槽血管如发生断裂，血液可渗至口底组织内，形成口底血肿。

6. 感觉异常

下颌骨骨折后，可因骨折断端活动或摩擦，发生疼痛。如伴发下牙槽神经损伤或断裂，则出现同侧下唇麻木。

7. 功能障碍

下颌骨骨折患者可由于疼痛、骨折段移位和咬合错乱，限制了正常的下颌骨运动，影响咀嚼、进食和吞咽。因局部水肿、血肿和涎液增多等，可影响正常呼吸，严重者可发生呼吸道梗阻。

二、诊断

询问病史时应了解受伤的原因、时间、部位、外力的大小及方向等。然后检查患者的全身情况和局部情况。观察颌面部有无创口、肿胀、出血和瘀血的部位。检查有无牙列移位、咬合错乱、开闭口障碍、下唇麻木、牙龈撕裂、局部压痛、台阶状移位和下颌骨异常动度等。X线摄片检查可进一步明确有无骨折线及骨折线的数目、方向、类型、范围及骨折段移位情况，同时注意有无其他颅面骨损伤。应拍摄下颌曲面断层片、下颌骨侧位片等。

三、治疗

1. 下颌骨骨折的复位方法

（1）手法复位：在单纯线形骨折的早期，骨折处尚未发生纤维性愈合，可用手法复位，将移位的骨折段回复至正常位置。

（2）牵引复位：多应用于手法复位效果不满意，或骨折处已有纤维性愈合，不能手法复位者，可应用牙弓夹板和橡皮圈作颌间牵引，即在上、下颌牙列上结扎、安置带有挂钩的牙弓夹板，然后根据骨折段需要复位的方向，套上橡皮圈，做弹性牵引，使骨折段逐渐恢复到正常的位置。在下颌骨体部有明显移位的骨折段，可采用分段式牙弓夹板，结扎在骨折线两侧的牙列上，套上橡皮圈作牵引。在牵引过程中，应经常检查复位的效果和骨折段移动的方向，随时调整橡皮圈牵引的方向和力量。

（3）切开复位：对新鲜开放性骨折，常可在软组织清创的同时，作骨折的复位和内固定。对于不能作手法复位的复杂性骨折，为了争取较好的复位、固定效果，也可采取手术切开复位的方法。对于骨折移位时间已较长，骨折处已有致密的纤维性或骨性错位愈合者，只有采用手术切开复位，才能将错位愈合中所形成的纤维组织切开，或将骨性愈合处凿开，将骨断端游离，使骨折段正确复位，并作骨断端的坚强内固定。

2. 下颌骨骨折的固定方法

（1）单颌固定：单颌固定的优点是固定后仍可张口活动，对进食和语言的影响较小，便于保持口腔卫生，同时，一定的功能活动对增进局部血运和骨折愈合有利。但单颌固定法的固定力量有限，不能对抗较大的移位力量，故一般用于无明显移位或易于复位的简单骨折，如下颌骨正中颏部线形骨折、牙槽突骨折等。单颌固定的另一个缺点是，仅用于能完全复位的病例，否则就难以恢复到原有的咬合关系。

①邻牙结扎固定：分别利用骨折线两侧的2~3个牙，作结扎固定。在每个牙的牙间隙内各穿过一根细不锈钢丝，先将单个牙拧住，再将这两个牙的结扎丝相互拧在一起，成为一股较粗的钢丝，然后，用手法将错位的骨折段复位，再将两侧的两股钢丝互相拧结在一起，最后将钢丝端剪短，并弯至钢丝下的牙缝中，以防刺伤黏膜。此法操作简单，适用于错位不大的简单骨折。缺点是固定力量较差，邻牙负担较重，已较少使用。②牙弓夹板固定：用一根粗金属丝或成品牙弓夹板，弯制成与下颌牙列唇颊面弧度一致的弓形夹板，在颌骨骨折段复位后，用细不锈钢丝将其结扎固定在骨折线两侧的数个牙上。如骨折处伴有牙缺失，为保持缺牙间隙，可在弯制牙弓夹板时，在相当于缺牙处，突向间隙内，挡住两侧的牙，以防骨折段向缺牙空隙移位。牙弓夹板固定最适用于牙折或牙槽突骨折。用以固定下颌骨骨折，有时嫌力量不足，仅用于无明显移位的单发、线型骨折的固定。③骨间结扎固定：骨间结扎固定是用手术方法暴露骨折断端，在骨断端近处钻孔，然后穿过不锈钢丝，进行结扎，将骨折段固定在正确的位置上。这是一种较可靠的固定方法，对于新鲜骨折、陈旧性骨折、有牙和无牙的颌骨骨折，都可适用。尤其是小儿下颌骨骨折，常因乳牙不便于作结扎固定，或乳恒牙交错时期，也无足够牢固的牙可做结扎固定时，采用此法则固定良好。骨间结扎固定的手术进路，应根据受伤部位而定，以能显露骨断端为目的。钻孔的部位应在下颌体近下缘处，以防损伤下牙槽神经血管、牙胚或牙根，孔的位置以距骨断面0.5~1cm为宜，钻孔数目一般3~4个，结扎后即可防止其移动。④坚强内固定：近年来已普遍应用钛夹板和钛钉的坚强内固定取代金属丝的结扎固定。这种坚强内固定适应证与骨间结扎固定相同。用得较多的是小型钛板和钛钉，临床上根据需要选用不同形态的小型钛板，采用口内切口或口外进路，显露骨折端，使骨折段复位后分别将钉旋入骨折线两侧的骨中，使小型钛板固定在骨折线两侧的骨面上，固定骨断端。这种小型钛板由于体积小而薄，术后如无不适，骨折愈合后可不必拆除。也可采用超高分子量聚乳酸可吸收夹板及螺钉进行坚强内固定，术后6~12个月固定材料自动分解吸收，不必再次手术取出。如下颌骨损伤为粉碎性骨折或有骨质缺损时，上述固定方法都不适用，则可采用桥架式钛板内固定法。根据下颌骨缺损的范围，先选好适当长度的带孔钛板，手术显露骨折区和骨断端，使骨折段复位，恢复咬合关系，然后在两侧断端的近下缘处，安置一条事先准备的钛板，每一端按钛板孔的位置，在骨上钻2~4个孔，然后拧入钛钉固位，如此即可保持前后骨折段的位置。⑤颌周结扎固定：适用于无牙的下颌骨体部骨折，尤其是原来就戴有下颌全口义齿的患者，更为方便。以不锈钢丝环绕下颌骨体，钢丝两端在义齿基托上结扎固定，使骨折段获得固定。

（2）颌间固定：是颌骨骨折常用的固定方法。尤其对下颌骨骨折，可利用上颌骨来固定折断的下颌骨，并使上、下颌的牙固定在正常咬合关系的位置上，待骨折愈合后，恢复咀嚼功能，这也是颌间固定的主要优点。这种固定缺点是在固定期间不能张口活动，影响咀嚼和进食，也不易进行口腔清洁和保持口腔卫生。带钩牙弓夹板颌间固定法：就是在牙弓夹板上带有突起的挂钩，以便悬挂小橡皮圈，作颌间牵引固定。这种带钩牙弓夹板，可用铝丝弯制，也有各种成品带钩夹板可供临床选用。

安置夹板的具体步骤：根据患者上、下牙弓大小，确定所用带钩牙弓夹板的长度，剪去多余部分，将其弯曲成弓形，使能与每个牙的唇、颊侧牙面贴附，而与牙龈间保持一定距离，以免压伤牙龈。用细不锈钢丝，将夹板分别结扎、固定到上、下颌的牙上。应将每个牙上结扎丝的末端剪短，弯成环形，使其位于牙间隙或贴附于夹板下，防止刺伤唇、颊黏膜。

安置好带钩牙弓夹板后，用小橡皮圈根据需要牵引下颌的方向和力量，套在上、下颌牙弓夹板的挂钩上，即可产生牵引、复位和固定的作用，一般固定4周左右，双发骨折或多发骨折时可适当延长固定时间。如骨折段错位明显，一时又难于复位，无法在下颌牙列上安置一个完整的牙弓夹板时，可将牙弓夹板在相当于骨折错位处剪断，分别结扎固定在骨折线两侧的牙上，然后套上橡皮圈，行弹性牵引复位。术后应及时观察，调整橡皮圈的方向和力量，直到恢复正常的咬合关系，并继续固定一段时间。必要时可换置一个完整的牙弓夹板，完成固定。下颌骨骨折如有骨质缺损，可以采用有间隔弯曲的牙弓夹板，以保持复位后留下的缺损间隙，防止因肌牵引或瘢痕牵缩而发生移位。

3. 特殊骨折的治疗

（1）髁状突骨折的治疗：下颌骨髁状突是构成颞颌关节的重要结构，具有特殊的功能，是下颌骨骨折的好发部位之一。常因下颌骨颏部受撞击而发生骨折，且多发生于髁状突颈部。髁状突颈部青枝骨折时可不发生移位，其他类型骨折则多有移位。移位多与翼外肌牵拉、升支部受力和推压有关。约有半数的髁状突骨折，髁状突头部从关节凹内移位。髁状突骨折的治疗，多年来在国内外学者中有不同的观点，有人主张用手术方法切开复位和固定；有人则主张采用非手术的保守治疗。

目前国内外多数学者的意见是：髁状突骨折有明显移位或完全脱位，或磨牙缺失，保守疗法不易复位固定者，宜做手术切开复位；骨折后移位不明显或儿童骨折病例，宜用闭合性复位的保守治疗。临床上还可根据患者的身体情况决定治疗方法。

保守治疗：①关节囊内闭合性髁状突骨折或髁状突颈部骨折无明显移位者可采用简单颌间结扎法限制关节活动2~3周即可。②颌间弹性牵引法。对于髁状突移位的患者在上、下颌牙列上安置带钩牙弓夹板，然后在磨牙的咬合面放置橡皮垫，单侧骨折者放在伤侧，双侧骨折者，两侧均放。然后在正中咬合位上作颌间固定，前牙区可作垂直方向的弹性牵引，以恢复正常咬合关系。成人需固定2~3周，儿童则固定10~14天后，即可逐渐做张口练习。儿童的早期活动尤为重要，有人甚至主张，骨折后如咬合关系无明显改变，又无明显疼痛时，可以不作固定。以免因固定而发生关节强直。③口内弹性牵引法。在上、下颌牙列上安置牙弓夹板，在上颌尖牙部和下颌最后磨牙部的牙弓夹板上焊有挂钩，在上、下两钩间挂上橡皮圈，方向尽量与咬合面平行，这样可使下颌向前牵引。牵引的力量不宜过大，可允许下颌作张口、前伸和侧向运动，维持翼外肌功能，有利于关节功能的恢复。一般牵引3~4周。

手术治疗：通过耳前切口显露髁状突骨折处，将骨折段复位，以微型钛板、钛钉固定两断端，以重建下颌骨正常形态与功能。近来有学者报道于耳前作小切口，以内窥镜技术行髁状突骨折复位及坚强内固定。

（2）上、下颌骨联合骨折：上下颌骨联合骨折是口腔颌面部的一种严重损伤，不但多伴有软组织损伤，还常伴发颅脑损伤或其他损伤。除根据伤情采取急救及早期清创处理外，上下颌骨骨折可分情况做复位固定。由于下颌骨骨折后对位比较容易，因此，一般应先作下颌骨复位固定，然后再根据咬合关系来固定上颌骨。在固定方法上多采用颌间固定加颅颌固定。治疗过程中，还必须经常检查咬合情况。如果受伤后，用简单的方法不能达到骨折段复位的目的时，可采用牵引复位。如果骨折段已错位愈合，可采用切开复位法。在上、下颌多发或粉碎性骨折患者，如复位固定后咬合关系仍恢复不良，可待骨折愈合后根据复位愈合较好的上颌或下颌重新切开复位矫正相应的下颌或上颌，则可重建较理想殆关系。

（3）无牙颌骨折的治疗：无牙颌骨骨折多见于老年人，常发生于下颌骨。因为牙槽骨吸收，下颌骨变得纤细、脆弱，受到外力打击时极易折断。骨折片多与软组织相连，感染机会较少，愈合亦较快。常为单发性骨折，骨折片可重叠，发生在颏孔和下颌角部者较多见。

这类骨折无牙，不能使用牙弓夹板作固定，只能用下述方法进行复位固定。

①塑胶托状夹板固定：本法只适用简单骨折，无骨折片重叠，或骨折片仅有轻度移位时。如果伤员原先有义齿，则可利用义齿做固定夹板，再在口外加用颅颌弹性绷带；如果伤员原无义齿可临时取印模，制作适合的塑胶托，然后仍用颅颌弹性绷带固定。②颌周结扎固定：本法适用于无牙的下颌骨体部骨折，错位明显，不能利用牙作固定时，临时用印模胶制作夹板，或利用伤员原有的义齿在骨折段复位后进行颌周固定。③切开复位内固定：如果骨断端重叠，不能用手法复位，或为粉碎性骨折，此时可采用切开复位内固定。从口内做切开复位，以钛板、钛钉作坚强内固定。

（4）儿童颌骨骨折的治疗：儿童颌骨骨折较少见。多因跌倒、碰撞、交通事故等引起。由于儿童处于生长发育期，颌骨柔软，富于弹性，能耐受冲击力量，即使骨折亦多为"青枝"骨折。儿童期处于替牙阶段，恒牙萌出不全，牙冠又较短且不牢固，均不利于牙间或颌间固定。

①儿童期组织代谢旺盛，生长力强，故复位时间越早越好，一般不宜迟于5~7天，否则复位困难。儿童骨折后对殆关系的恢复可不必像成人那样严格，因为随以后恒牙的萌出移动，还有自行调整的机会。

固定的时间也可以缩短,通常 2 周即可。②儿童髁状突颈部骨折多为"青枝"骨折,一般能愈合而不导致关节强直。如为完全离断,可以发生关节强直并影响患侧下颌骨发育而形成畸形面容。儿童髁状突颈部骨折通常采用颅颌弹性绷带固定即可。对髁状突颈部完全离断患儿,为防止以后发育畸形,可采用切开复位固定方法以获得良好固定复位效果。对关节区受创伤的儿童应嘱其经常锻炼张口和注意追踪观察,以防继发关节强直。③儿童颌骨骨折尽可能不选用切开复位法,如必要时,亦慎勿伤及恒牙胚。自凝塑胶牙弓夹板颅颌弹性绷带固定是常选用的方法。

第五节 颧骨及颧弓骨折

颧骨和颧弓是面侧部较为突出的部位,易受撞击而发生骨折。颧骨因与上颌骨相连,常与上颌骨同时发生骨折。颧弓是颧骨颞突和颞骨颧突相连接的部分,较窄细,较颧骨更易发生骨折。

一、临床表现

1. 面部塌陷畸形

当颧骨、颧弓发生骨折时,由于外力的作用,骨折片向内后方移位,由于伤时伴有面部软组织肿胀,可能暂时掩盖由于骨折片移位造成的颜面部塌陷,然而当面部肿胀消退后局部会出现塌陷畸形。

2. 张口受限

颧骨、颧弓骨折片向内后方移位,压迫嚼肌和颞肌,妨碍喙突运动,会造成张口疼痛及张口受限。

3. 复视

颧骨构成眶腔的外侧壁和眶下缘的大部分,当颧骨骨折片发生移位时,会造成眼球移位、外展肌充血和局部水肿,从而使眼球移动受限而发生复视。复视也是诊断颧骨骨折的一项重要的临床指征。

4. 神经症状

颧骨骨折会引发眶下神经损伤,造成支配区域的感觉麻木;也可能损伤面神经的颧支,造成患侧眼睑闭合不全。

二、治疗

颧骨骨折后如出现明显面部畸形、复视、张口受限及神经压迫症状者,应做手术复位;如无上述症状发生,骨折片无明显移位者,可采取保守治疗。

1. 口内上颌前庭沟切开复位法

口内上颌前庭沟切开复位法适用于颧弓骨折不伴有旋转移位者。自上颌磨牙区前庭沟做切口,直达骨面,沿下颌骨喙突外侧向上分离,经颞肌肌腱、颞肌达颧骨和颧弓深面,用骨膜分离器将骨折片向外上前方向提翘,将骨折片复位(图 10-1)。

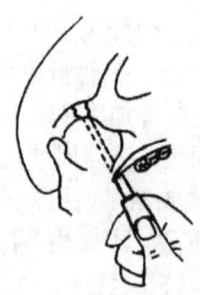

图 10-1 口内上颌前庭沟切开复位法

2. 单齿钩切开复位法

单齿钩切开复位法适用于颧弓骨折不伴有旋转移位者。在颧骨、颧弓骨折处下方皮肤作切口,直达颧弓表面,探明骨折片位置后,将单齿钩探入骨折片深部,向上方提拉颧骨、颧弓骨折片使其复位。

3. 上颌窦填塞法

上颌窦填塞法适用于粉碎性颧骨骨折及上颌骨骨折。在上颌口内前庭沟作切口，在上颌骨尖牙窝处开窗，显露上颌窦，用骨膜分离器将骨折片复位后，以碘仿纱条填塞上颌窦，在下鼻道开口将纱条引出，严密关闭口腔内切口。2周后逐渐撤出纱条。

4. 巾钳牵拉法

巾钳牵拉法适用于单纯颧弓骨折。不作切口，用大号巾钳夹住骨折处皮肤、皮下直至骨折深面，向外牵拉颧弓复位，复位后应避免再次挤压。

5. 头皮冠状瓣切开复位法

头皮冠状瓣切开复位法适用于有旋转移位的颧骨骨折。手术切口及进路同上颌骨骨折，手术充分显露骨折断端，手术应在颧弓、颧额缝和眶下缘达到3点固定，一般使用小钛板或微型钛板进行固定。

第六节 全面部骨折

全面部骨折主要指面中1/3与面下1/3骨骼同时发生的骨折。多由于严重的交通事故、高空坠落和严重的暴力损伤造成。由于面骨维持着面部轮廓，一旦发生多骨骨折，面形则遭到严重破坏，且经常累及颅底和颅脑、胸腹脏器和四肢。

一、临床表现

1. 多伴有全身重要脏器伤

首诊时患者常有明显的颅脑损伤症状，如昏迷、颅内血肿以及脑脊液漏等；腹腔脏器如肝脾损伤导致的腹腔出血、休克等；颈椎、四肢和骨盆的骨折。

2. 面部严重扭曲变形

由于骨性支架破坏，面部出现塌陷、拉长和不对称等畸形；可有眼球内陷，运动障碍，眦距不等，鼻背塌陷等改变，严重时常有软组织的哆开或撕裂伤。

3. 咬合关系紊乱

全面部骨折最明显的改变是咬合错乱，患者常呈开𬌗、反𬌗、跨𬌗等状态，伴有张口受限等症状。

4. 功能障碍

患者常伴有复视甚至失明，眶下区、唇部的感觉障碍等。

二、诊断

全面部骨折在首诊时必须早期对伤情做出正确判断，应首先处理胸、腹、脑、四肢伤以及威胁生命的紧急情况，优先处理颅脑伤和重要脏器伤。昏迷的伤员要注意保持呼吸道通畅，严禁作颌间结扎固定，严密观察瞳孔、血压、脉搏和呼吸等生命体征的变化。及时处理出血，纠正休克，解除呼吸道梗阻。

全面部骨折的诊断通过详细的检查与辅助检查不难做出，但由于涉及诸多骨骼骨折，普通平片和CT常常容易漏诊，因此常选用更先进的三维CT重建，其优点是提供的信息更详细，骨折部位、数量、移位方向一目了然，结合平片可全面了解骨折的全貌。

三、治疗

此类骨折的专科手术应在伤员全身情况稳定、无手术禁忌证后进行。

1. 手术时机

应争取尽早行骨折复位固定，手术可在伤后2～3周内进行，可一次手术或分期手术。如伤员伤情稳定，经过充分准备，可与神经外科、骨科联合手术，处理相关骨折。需要指出的是，由于伤情涉及多个专业，所以处理这类伤员时，既要分轻重缓急，又要相互协作，避免延误治疗，给后期手术带来困难。

2. 手术原则

恢复伤员正常的咬合关系；尽量恢复面部的高度、宽度、突度、弧度和对称性；恢复骨的连续性和面部诸骨的连接，重建骨缺损。

3. 骨折复位的顺序

全面部骨折后，常使骨折的复位失去了参照基础，因此复位的顺序和步骤显得非常重要，术前要有成熟的考虑，多采用自下而上或自上而下、由外向内复位的原则，具体要考虑上、下颌骨骨折段的数量、移位的程度、牙存在与否等因素决定。对于有牙颌伤员，复位首先考虑的问题是咬合关系的恢复，先做容易复位、容易恢复牙弓形态的部位，找到参照基础后，再以其他部位的咬合对已复位的咬合关系。

如上颌骨无矢状骨折，牙列完整，而下颌骨骨折错位严重，牙丢失多，可先复位上颌骨，然后用下颌对上颌，恢复正确的咬合关系，最后复位颧骨颧弓和鼻眶骨折。下颌骨因为骨质较厚，强度大，发生粉碎性骨折的概率较上颌骨少，容易达到较精确的复位与固定，形态恢复较容易，所以也可以先行下颌骨复位后再行上颌骨复位，当上、下颌骨的咬合关系重建后，以颌间固定维持咬合关系，接下来复位颧骨颧弓骨折，恢复面中部的高度、宽度及侧面突度的对称性，最后复位鼻-眶-筛骨折、眶底骨折和内眦韧带（图 10-2）。程序性复位固定在全面部骨折是很好的方法。但对无牙颌伤员则不适用，此时，可根据情况利用原来的义齿参照进行复位，或尽量进行比较接近颌关系的骨折复位。

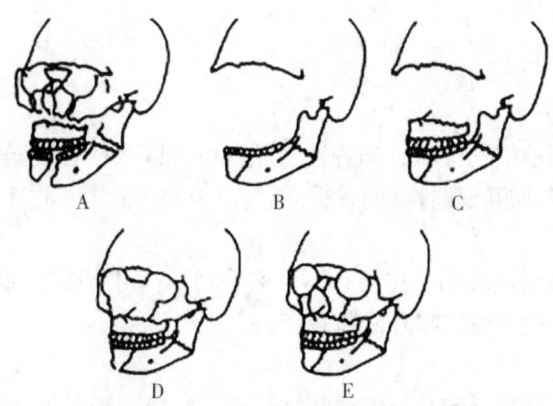

图 10-2 自下而上的全面部骨折复位

A. 全面部骨折；B. 复位下颌骨骨折；C. 复位上颌骨骨折，复位咬合关系；D. 复位颧骨、颧弓骨折；E. 复位鼻眶筛骨折

4. 手术设计

严重的全面部骨折的手术切口应综合设计，如面部有软组织开放创口，可利用创口作骨折的复位内固定。闭合性骨折时，一般上面部和中面部骨折采用全冠状切口，可加用睑缘下切口，下颌骨根据骨折部位选择口外局部切口或口内切口。这样几乎可暴露全面部骨折线，进行复位与固定。全面部骨折常需要植骨，冠状切口可就近切取半层颅骨作为植骨材料，用以修复眶底、上颌骨缺损，可免除另开手术区的缺点。

第十一章 口腔颌面部感染性疾病

第一节 面颈部淋巴结炎

一、病因

以继发于牙源性及口腔感染最为多见，也可以来源于面部皮肤的损伤、疖、痈等。小儿大多数由上呼吸道感染及扁桃体炎引起。由化脓性细菌引起的称为化脓性淋巴结炎。由结核杆菌引起的为结核性淋巴结炎。

二、临床表现

(一) 急性化脓性淋巴结炎

急性化脓性淋巴结炎早期病症轻者仅有淋巴结的肿大、变硬和压痛，有时患者有自觉疼痛的症状，淋巴结的界限清楚，与周围组织无粘连，移动度尚可。当炎症波及淋巴结包膜外时，结周出现蜂窝组织炎，则肿胀弥散，周界不清，表面皮肤发红。全身反应轻微或有低热，体温一般在38℃以下，此期常为患者所忽视而不能及时治疗，如能够及时治疗可以治愈或向慢性淋巴结炎转归。如未有效地控制，可迅速发展成为化脓性，局部疼痛加重，淋巴结化脓溶解。脓肿破溃后，侵及周围软组织，形成广泛的肿胀，皮肤红肿，淋巴结与周围组织粘连，不能移动。脓肿形成后，皮肤表面出现明显压痛点，表面皮肤软化，有凹陷性水肿，可扪及波动感。全身反应加重，高热、寒战、头痛，全身无力，食欲减退，小儿出现烦躁症状，白细胞数急剧上升，达 $(20～30)×10^9/L$ 以上，重者出现核左移。如不及时治疗可并发颌周间隙蜂窝组织炎、静脉炎、败血症，甚至出现中毒性休克。临床上小儿的症状较成人更加严重，反应更加剧烈。

(二) 慢性淋巴结炎

慢性淋巴结炎主要表现为慢性增殖性炎症，也可以是急性化脓性炎症经有效控制后的转归过程。淋巴结肿大、变硬，大小不等，与周围组织无粘连，活动度良好，有轻度压痛，无明显全身症状。慢性淋巴结炎可持续很长时间，甚至有些病例在治愈后，因淋巴结内纤维结缔组织增生，在肿大的淋巴结消退到一定程度后，仍有一定硬度，但无任何其他症状。此外，慢性淋巴结炎在遇到新的致病因子的侵袭或机体抵抗力突然下降时，可突然急性发作。

三、诊断

根据病史、临床表现可诊断。急性化脓性淋巴结炎与结核性淋巴结炎形成脓肿后可借抽吸脓液进行鉴别诊断；冷脓肿的脓液稀薄污浊，暗灰色似米汤，夹杂有干酪样坏死物；而化脓性淋巴结炎，抽吸物多呈黄色黏稠脓液。急性化脓性颌下淋巴结炎应与化脓性颌下腺炎相鉴别，后者可因损伤、导管异物或结石阻塞而继发感染。双手触诊检查时颌下腺较颌下淋巴结炎位置深而固定，导管口乳头有红肿炎症，并可挤出脓液。

四、治疗

（一）局部治疗

急性化脓性淋巴结炎在全身用药的同时，早期可采用局部热敷、超短波、氦氖激光、中药外敷等疗法，以促进炎症的吸收，防止炎症扩散。如有脓肿形成，且脓汁较少，或吸收痊愈，或向慢性淋巴结炎转化。若脓汁较多，或已形成颌周蜂窝组织炎时，肿大的淋巴结中心已变软，有波动感，或经局部穿刺抽出脓汁者，应及时切开引流，排出脓液。有的婴幼儿颈部皮下脂肪较厚，对脓肿较小且较为局限者，也可采用穿刺抽脓并注入抗生素的方法治疗。慢性淋巴结炎一般不需要治疗，但淋巴结增大明显经久不能缩小，或有疼痛不适也可采取外科手术方法将肿大淋巴结摘除。急性化脓性淋巴结炎和慢性淋巴结炎都应尽早查明并积极予以治疗原发病灶，如牙槽脓肿、牙周炎、智齿冠周炎、扁桃体炎、疖和痈等。

（二）全身治疗

急性化脓性淋巴结炎，早期常有全身症状，尤其在婴幼儿，常有高热及中毒症状，应给予全身支持疗法及水电解质平衡，患者要安静休息，根据常见病原菌选择抗生素药物。

第二节　智冠周围炎

一、病因

阻生智齿及智齿在萌出过程中，牙冠可部分或全部被龈瓣覆盖，龈瓣与牙冠之间形成较深的盲袋，食物及细菌极易嵌塞于盲袋内；加上冠部牙龈常因咀嚼食物而损伤，形成溃疡。当全身抵抗力下降、局部细菌毒性增强时可引起冠周炎的急性发作。

二、临床表现

（一）慢性冠周炎

慢性冠周炎因症状轻微，患者就诊数不多。盲袋虽有食物残渣积存及细菌滋生，但引流通畅，若无全身因素、咬伤等影响，常不出现急性发作。在急性发作时，症状即与急性冠周炎相同。慢性者如反复发作，症状可逐渐加重，故应早期拔除阻生牙，以防止发生严重炎症及扩散。

（二）急性局限型冠周炎

阻生牙牙冠上覆盖的龈瓣红肿、压痛。挤压龈瓣时，常有食物残渣或脓性物溢出。龈瓣表面常可见到咬痕。反复发作者，龈瓣可有增生。

（三）急性扩展型冠周炎

局部症状同上，但更严重、明显。有颊部肿胀、开口困难及吞咽疼痛。Winter认为，由于龈瓣中含有颊肌及咽上缩肌纤维，可导致开口困难及吞咽疼痛。Kay认为开口困难的原因可能是：①因局部疼痛而不愿张口。②由于炎症致使咀嚼肌组织张力增大，上颌牙尖在咬合时直接刺激磨牙后区的颞肌腱，引起反射性痉挛而致。③由于炎症时组织水肿的机械阻力使张口受限。耿温琦认为，如果炎症向磨牙后区扩散，可侵犯颞肌腱或翼内肌前缘，引起开口困难。

阻生的下颌第三磨牙多位于升支的前内侧，在升支前下缘与牙之间形成一骨性颊沟，其前下方即为外斜嵴，有颊肌附着。炎症常可沿此向前下方扩散，形成前颊部肿胀（以第一、第二磨牙为中心）。扩散型冠周炎多有明显的全身症状，包括全身不适、畏寒、发热、头痛、食欲减退、便秘，还可有白细胞及体温升高。颌下及颈上淋巴结肿大、压痛。

（四）扩散途径及并发症

炎症可直接蔓延或经由淋巴道扩散。由于炎症中心位于几个间隙的交界处，可引起多个间隙感染。一般先向磨牙后区扩散，再从该处向各间隙扩散。最易向嚼肌下间隙、翼颌间隙、颌下间隙扩散；其次是向咽旁间隙、颞间隙、颊间隙、舌下间隙扩散。严重者可沿血循环引起全身他处的化脓性感染，甚至发生败血症等。磨牙后区的炎症（骨膜炎、骨膜下脓肿）可从嚼肌前缘与颊肌后缘之间的薄弱处，向前方扩散，引起颊间隙感染。嚼肌下间隙的感染可发生于沿淋巴道扩散或直接蔓延。嚼肌内侧面无筋膜覆盖，感染与嚼肌直接接触，引起严重肌痉挛，发生深度张口困难。嚼肌下间隙感染如未及时治疗，或成为慢性，可引起下颌升支的边缘性骨炎。炎症向升支内侧扩散，可引起翼颌间隙感染，亦产生严重的开口困难，但程度不及嚼肌下感染引起者。炎症向内侧扩散，可引起咽旁间隙感染或扁桃腺周围感染。炎症如向下扩散，可形成颌下间隙或舌下间隙感染。炎症如沿舌侧向后，可形成咽峡前间隙感染。

三、诊断

本病多发生于青年人，尤其以 18~30 岁多见。有全身诱发因素或反复发作史，重者有发热、周身不适、血中白细胞计数增多。第三磨牙萌出不全，冠周软组织红、肿、痛，盲袋溢脓或分泌物，具有不同程度的张口受限或吞咽困难，面颊部肿胀、患侧颌下淋巴结肿痛。慢性者可有龈瘘或面颊瘘，X 线检查见下颌骨外侧骨膜增厚，有牙周骨质的炎性阴影。下颌智齿冠周炎合并面颊瘘或下颌第一磨牙颊侧瘘时，易误诊为下颌第一磨牙的炎症。此外不可将下颌第二磨牙远中颈部龋引起的牙髓炎误诊为冠周炎。

四、治疗

对于慢性冠周炎，应及时拔除阻生牙，不可姑息迁延。因反复多次发作，多形成急性扩展型而带来更多痛苦。对急性冠周炎，应根据患者的身体情况、炎症情况、牙位情况、医生的经验，进行适当治疗。

（一）保守疗法

1. 盲袋冲洗、涂药

可用 2% 的过氧化氢或温热生理盐水，并最好用一弯针头（可将尖部磨去，使之圆钝）深入至盲袋底部，彻底冲洗盲袋。仅在盲袋浅部冲洗则作用甚小。冲洗后用碘甘油或 50% 的三氯醋酸涂入，后二者有烧灼性，效果更好。涂药时用探针或弯镊导入盲袋底部。

2. 温热液含漱

能改善局部血循环，缓解肌肉痉挛，促使炎症消散，使患者感到舒适。用盐水或普通水均可，温度应稍高，每 1~2 小时含漱 1 次，每次含 4~5 分钟。含漱时头应稍向后仰并偏患侧，使液体作用于患区。但在急性炎症扩散期时，不宜用热含漱。

3. 抗生素

根据细菌学研究，细菌以绿色链球菌（甲型溶血性链球菌）为主，此菌对青霉素高度敏感，但使用 24 小时后即可能产生抗药性。故使用青霉素时，初次剂量应较大。由于厌氧菌在感染中亦起重要作用，故在严重感染时，应考虑使用克林霉素（亦称氯洁霉素）。亦可考虑青霉素类药物与硝基咪唑类药物（甲硝唑或替硝唑）同时应用。

4. 支持疗法

因常有上呼吸道感染、疲劳、失眠、精神抑郁等诱因，故应重视全身支持疗法，如适当休息、注意饮食、增加营养等。应注意口腔卫生。应视情况给予镇痛剂、镇静剂等。

（二）盲袋切开

如阻生牙牙冠已大部露出，则不需切开盲袋，只做彻底冲洗上药即可，因此种盲袋，多有通畅引流，保守疗法即可治愈冠周炎症。

如盲袋引流不畅，则必须切开盲袋。在牙冠露出不多或完全未露出、盲袋紧裹牙冠、疼痛严重或有跳痛者，盲袋多引流不畅，切开盲袋再彻底冲洗上药，能迅速消炎止痛并有利于防止炎症扩散。

切开盲袋时应充分麻醉。可将麻药缓慢注入磨牙后三角区深部及颊舌侧黏膜下。用尖刀片（11号刀片）从近中颊侧起，刀刃向上、向后，将盲袋挑开。同时应将盲袋底部的残余牙囊组织切开，使盲袋彻底松弛、减压。但勿剥离冠周的黏骨膜，以免引起颊部肿胀。然后用前法彻底冲洗盲袋后上药。

（三）拔牙

如临床及X线检查，发现为下颌第三磨牙阻生，不能正常萌出，应及早拔除阻生牙，可预防冠周炎发生。如已发生冠周炎，何时拔除阻生牙，意见不一，特别是在急性期时。不少学者主张应待急性期消退后再拔牙，认为急性期拔牙有引起炎症扩散的可能。

近年来，主张在急性期拔牙者颇多，认为此法可迅速消炎、止痛，如适应证选择得当，拔牙可顺利进行，效果良好，不会使炎症扩散。如冠周炎为急性局限型，根据临床及X线检查判断，阻生牙可用简单方法顺利拔除时，应为拔牙的适应证。如为急性扩散型冠周炎，或判断拔除困难（需翻瓣、去骨等），或患者全身情况差，或医者本身的经验不足，则应待急性期后拔牙。

急性期拔牙时，如患者开口困难，可采用高位翼下颌阻滞麻醉，同时在磨牙后稍上方用局麻药行颞肌肌腱处封闭，并在翼内肌前缘处封闭，可增加开口度。拔牙时如有断根，可不必取出，留待急性期过后再取除。很小的断根可不必挖取。总之，创伤越小越好。急性期拔牙时，应在术前、后应用抗生素，术后严密观察。

（四）龈瓣切除

如牙位正常，与对颌牙可形成正常殆关系，殆面仅为龈瓣覆盖，则可行龈瓣切除。龈瓣切除后，应暴露牙的远中面。但阻生牙因萌出间隙不足，很难露出冠部的远中面，故龈瓣切除术的适应证很少。最好用圈形电灼器术切除，此法简便，易操作，出血少，且同时封闭了血管及淋巴管，有利于防止炎症扩散。用刀切除时，宜用小圆刀片，尽量切除远中及颊舌侧，将牙冠全部暴露。远中部可缝合1~2针。

（五）拔除上颌第三磨牙

如下颌阻生牙龈瓣对颌牙有创伤（多可见到牙咬痕），同时上颌第三磨牙也无保留价值（或有错位，或已下垂等），应在治疗冠周炎时同时拔除。但如上颌第三磨牙有保留价值，可调殆，使之与下颌阻生牙覆盖之龈瓣脱离接触。

第三节　面部疖痈

颌面部疖痈是一种常见病，它是皮肤毛囊及皮脂腺周围组织的一种急性化脓性感染。发生在一个毛囊及所属皮脂腺者称疖。相邻多个毛囊及皮脂腺累及者称痈。由于颜面部局部组织松软，血运丰富，静脉缺少瓣膜且与海绵窦相通。如感染处理不当，易扩散逆流入颅内，引起海绵窦血栓性静脉炎、脑膜炎、脑脓肿等并发症。尤其是发生在颌面部的"危险三角区"内更应注意。

一、病因

绝大多数的病原菌为金黄色葡萄球菌，少数为白色葡萄球菌。在通常情况下，人体表面皮肤及毛囊皮脂腺有细菌污染但不致病。当皮肤不洁，抵抗力降低，尤其是某些代谢障碍的疾病，如糖尿病患者，当细菌侵入很易引起感染。

二、临床表现

疖是毛囊及其附件的化脓性炎症，病变局限在皮肤的浅层组织。初期为圆锥形毛囊性炎性皮疹，基底有明显炎性浸润，形成皮肤红、肿、痛的硬结，自觉灼痛和触痛，数日后硬结顶部出现黄白色脓点，周围为红色硬性肿块，患者自觉局部发痒、灼烧感及跳痛，以后发展为坏死性脓栓，脓栓脱去后排出血性脓液，炎症渐渐消退，创口自行愈合。轻微者一般无明显全身症状，重者可出现发热，全身不适及区域性淋巴结肿大。如果处理不当，如随意搔抓或挤压排脓以及不适当的切开等外科操作，都可促进炎症的扩散，甚至引起败血症。有些菌株在皮肤疖肿消退后还可诱发肾炎。发生于鼻翼两旁和上唇者，因此处为血管及淋巴管丰富的危险三角区，如果搔抓、挤捏或加压，感染可骤然恶化，红肿热痛范围扩大，伴发蜂窝组织炎或演变成痈，因危险三角区的静脉直接与颅内海绵窦相通，细菌可沿血行进入海绵窦形成含菌血栓，并发海绵窦血栓性静脉炎，进而引起颅内感染、败血症或脓毒血症，常可危及生命。疖通常为单个或数个，若病菌在皮肤扩散或经血行转移，便可陆续发生多数疖肿，如果反复出现，经久不愈者，则称为疖病。

痈是多个相邻的毛囊及其所属的皮脂腺或汗腺的急性化脓性感染，由多个疖融合而成，其病变波及皮肤深层毛囊间组织时，可顺筋膜浅面扩散波及皮下脂肪层，造成较大范围的炎性浸润或组织坏死。

痈多发生于成年人，男性多于女性，好发于上唇部（唇痈）、项部（对口疮）及背部（搭背）。感染的范围和组织坏死的深度均较疖为重。当多数毛囊、皮脂腺、汗腺及其周围组织发生急性炎症与坏死时，可形成迅速扩大的紫红色炎性浸润块。感染可波及皮下筋膜层及肌组织。初期肿胀的唇部皮肤与黏膜上出现多数的黄白色脓点，破溃后呈蜂窝状，溢出脓血样分泌物，脓头周围组织可出现坏死，坏死组织溶解排出后可形成多数蜂窝状洞腔，严重者中央部坏死、溶解、塌陷，似"火山口"状，内含有脓液或大量坏死组织。痈向周围和深层组织发展，可形成广泛的浸润性水肿。

唇痈除了剧烈的疼痛外，可引起区域淋巴结的肿大和触痛，全身症状明显，如发热，畏寒，头痛及食欲减退，白细胞计数增高，核左移等。唇痈不仅局部症状比疖重，而且容易引起颅内海绵状血栓性静脉炎、败血症、脓毒血症及中毒性休克等，危险性很大。

三、诊断

有全身及局部呈现急性炎症症状，体温升高、白细胞升高、多核白细胞增多、左移。单发性毛囊炎为"疖"，多发性为"痈"。注意疖肿的部位是否位于"危险三角区"，有无挤压、搔抓等有关病史，有无头痛、头晕、眼球突出等海绵窦血栓性静脉炎等征象。

四、治疗

（一）局部治疗

尽量保持局部安静，减少表情运动，尽量少说话，进流食等，以减少肌肉运动时对疖肿的挤压刺激，严禁挤压、搔抓、挑刺，忌用热敷、石炭酸或硝酸银烧灼，以防感染扩散。

1. 毛囊炎的局部治疗

止痒杀菌，局部保持清洁干燥。可涂2%～2.5%的碘酊，1日数次。毛囊内脓肿成熟后，毛发可自然脱出，少量脓血分泌物溢出或吸收便可痊愈。

2. 疖的局部治疗

杀菌消炎，早期促进吸收。早期可外涂2%～2.5%的碘酊，20%～30%的鱼石脂软膏或纯鱼石脂厚敷，也可用2%的鱼石脂酊涂布。也可外敷中药，如二味地黄散、玉露散等。如炎症不能自行消退，一般可自行穿孔溢脓。如表面脓栓不能自行脱落，可用镊子轻轻夹除，然后脓液流出，涂碘酊即可。

3. 痈的治疗

促使病变局限，防止扩散。用药物控制急性炎症的同时，局部宜用4%的高渗盐水或含抗菌药物的盐水行局部湿敷，以促使痈早期局限、软化及穿破，对已有破溃者有良好的提脓效果，在溃孔处可加用少量化腐丹，以促进坏死组织溶解，脓栓液化脱出。对脓栓浓稠，一时难以吸取者，可试用镊子轻轻钳出，但对坏死组织未分离彻底者，不可勉强牵拉，以防感染扩散。此时应继续湿敷至脓液消失，直到创面平复为止。过早停止湿敷，可因阻塞脓道造成肿胀再次加剧。面部疖痈严禁早期使用热敷和按一般原则进行切开引流，以防止感染扩散，引起严重并发症。对已形成明显的皮下脓肿而又久不破溃者，可考虑在脓肿表面中心皮肤变薄或变软的区域，作保守性切开，引出脓液，但严禁分离脓腔。

（二）全身治疗

一般单纯的毛囊炎和疖无并发症时，全身症状较轻，可口服磺胺和青霉素等抗菌药物，患者应适当休息和加强营养。

面部疖合并蜂窝组织炎或面痈应常规全身给予足量的抗菌药物，防止炎症的进一步扩散。有条件者最好从脓头处取脓液进行细菌培养及药物敏感试验，疑有败血症及脓毒血症者应进行血培养。但无论是脓液培养还是血培养，可能因为患者已用过抗菌药物，或因为取材时间和培养技术的影响，培养结果可能为假阴性，药物敏感试验也可能出现偏差。为提高培养结果的阳性率和药物敏感试验的准确性，应连续3～5日抽血培养，根据结果用药。如果一时难以确定，可先试用对金黄色葡萄球菌敏感的药物，如青霉素、头孢菌素及红霉素等，待细菌培养和药物敏感试验有确定结果时，再做必要的调整。尽管细菌药物敏感试验结果是抗菌药物选择的重要依据，但由于受体内、体外环境因素的影响，体外药物敏感试验的结果不能完全反映致病细菌对药物的敏感程度。

另一个给药的重要依据是在用药后症状的好转程度，如症状有明显好转，说明用药方案正确，如症状没有好转，或进一步恶化，应及时调整用药方案。此外，在病情的发展过程中，可能出现耐药菌株或新的耐药菌株的参与，所以也应根据药物敏感试验的结果和观察脓液性质及时调整用药方案。败血症和脓毒血症常给予2～3种抗菌药物联合应用，局部和全身症状完全消失后，再维持用药5～7天，以防病情的复发。唇痈伴有败血症和脓毒血症时，可能出现中毒性休克，或出现海绵窦血栓性静脉炎和脑脓肿等严重并发症，应针对具体情况予以积极的全身治疗。

第四节　口腔颌面部间隙感染

口腔颌面部间隙感染是口腔、颌骨周围、颜面及颈上部肌肉，筋膜、皮下组织中的弥散性急性化脓性炎症，也称为蜂窝组织炎。如感染局限称为脓肿。其中有眶下、颊、嚼肌、翼颌、咽旁、颞下、颞、颌下、口底等间隙感染。临床表现主要为发热、食欲不振、局部红、肿、热、痛及张口受限或吞咽困难、白细胞增高，可引起脑、肺部等并发症。本病成年人发病率较高，主要为急性炎症表现，感染主要来自牙源性，少数为腺源性或血源性。口底蜂窝组织炎是口腔颌面部最严重的感染，未及时接受治疗可发生败血症、中毒性休克或窒息等严重并发症，因此，早期诊断、早期治疗是关键。

一、眶下间隙感染

（一）病因

眶下间隙位于眼眶下方上颌骨前壁与面部表情肌之间。其上界为眶下缘，下界为上颌骨牙槽突，内界为鼻侧缘，外界为颧界。间隙中有从眶下也穿出之眶下神经、血管以及眶下淋巴结。此外尚有走行于肌间的内眦动脉、面前静脉及其与眼静脉、眶下静脉、面深静脉的交通支。眶下间隙感染多来自颌尖牙及第一双尖牙或上颌切牙的根尖化脓性炎症或牙槽脓肿；此外，上颌骨前壁骨髓炎、眶下区皮肤、鼻背及上唇的感染如疖、痈也可通过直接播散、静脉交通或淋巴引流致该间隙感染。

（二）临床表现

该间隙蜂窝组织炎主要表现为眶下区，以尖牙窝为中心的红肿，可伴眼睑肿胀，睑裂变窄。眶下神经受累常伴有疼痛。从口腔前庭侧检查可见相当于尖牙及第一双尖牙前庭沟肿胀变平，从前庭沟向尖牙窝方向抽吸，可抽得脓液。有时可在眶下区直接扪及波动。向侧方可向颊间隙播散，引起颊部肿胀，向上播散可引起眶周蜂窝组织炎，如引发内眦静脉、眶静脉血栓性静脉炎时，可造成海绵窦血栓性静脉炎。

（三）诊断

有剧烈疼痛，患侧眶下面部肿胀，鼻唇沟消失。下眼睑及上唇水肿。病牙松动，有叩痛。尖牙及双尖牙前庭沟肿胀，脓肿形成时有波动感。

（四）治疗

脓肿形成后应及时作切开引流，一般在尖牙、第一双尖牙相对应的前庭沟底肿胀中心做与上牙槽突平行的切口，深度应切破尖牙窝骨膜。用盐水冲洗，必要时放置橡皮引流条。橡皮引流条应与尖牙或第一双尖牙栓结固定，以免落入尖牙窝底部。如脓肿主要位于皮下且局限时，也可在下睑下方眶下缘沿皮纹作切 1 : 3。但一般原则是尽可能采用口内切开引流的方式。急性炎症减轻后应及时治疗病灶牙。

二、颊间隙感染

（一）病因

颊间隙有广义、狭义之分。广义的颊间隙系指位于颊部皮肤与颊黏膜之间的间隙。其上界为颧骨下缘；下界为下颌骨下缘；前界从颧骨下缘，经口角至下颌骨下缘的连线；后界浅面相当于嚼肌前缘；深面为颊肌及翼下颌韧带等结构。间隙内除含蜂窝组织、脂肪组织（颊脂垫）外，尚有面神经、颊长神经、颌外动脉、面前静脉通过，以及颊淋巴结、颌上淋巴结等位于其中。狭义的颊间隙系指嚼肌与颊肌之间存在的一个狭小筋膜间隙，颊脂垫正位于其中，此间隙亦称为咬颊间隙。颊间隙借血管、脂肪结缔组织与颞下间隙、颞间隙、嚼肌间隙、翼颌间隙、眶下间隙相通。颊间隙感染可来源于上下颌后牙的根尖感染或牙周感染，尤其是下颌第三磨牙冠周炎可直接波及此间隙，也可从邻近间隙播散而来，其次为颊及上颌淋巴结引起的腺源性感染，颊部皮肤黏膜的创伤、局部炎症也可引起该间隙感染。

（二）临床表现

面部前部肿胀、疼痛，如肿胀中心区接近皮肤或黏膜侧，可引起相应区域皮肤或黏膜的明显肿胀，引起张口受限。脓肿可扪及波动感。该间隙感染易向眶下间隙、颞下间隙、翼颌间隙及嚼肌间隙扩散，也可波及颌下间隙。

（三）诊断

有急性化脓性智齿冠周炎，或上下颌磨牙急性根尖周炎史。当脓肿发生在颊黏膜与颊肌之间时，下颌或上颌磨牙区前庭沟红肿，前庭沟变浅呈隆起状，触之剧痛，有波动感，穿刺易抽出脓液，面颊皮肤红肿相对较轻。脓肿发生在皮肤与颊肌之间，特别是颊脂垫全面受到炎症累及时则面颊皮肤红肿严重、皮肤肿胀发亮，炎性水肿扩散到颊间隙解剖周界以外，但是红肿压痛中心仍为颊肌位置。局部穿刺可抽出脓液。患者发烧及白细胞增高。

（四）治疗

脓肿接近口腔黏膜时，宜在咬合线下方、前庭沟上方作平行于咬合线的切口。如脓肿接近皮肤，较局限时可直接从脓肿下方沿皮纹切开，较广泛时应从颌下 1.5 cm 处做平行于下颌骨下缘的切口，将止血钳从颌骨下缘外侧伸入颊部脓腔。引流条放置时宜加固定，以免落入脓腔中。

三、颞间隙感染

（一）病因

颞间隙位于颧弓上方的颞区。借脂肪结缔组织与颞下间隙、翼下颌间隙、嚼肌间隙和颊间隙相通。主要为牙源性感染，由上颌后磨牙根尖周感染引起。其次可由嚼肌间隙、翼下颌间隙、颞下间隙、颊间隙感染扩散而来直接播散。尚可继发于化脓性中耳炎、颞骨乳突炎，还可由颞部皮肤感染直接引起。该间隙感染可通过板障血管、直接破坏颞骨或通过颞下间隙的颅底诸孔、翼腭窝侵及颅内。患者出现硬脑膜激惹、颅内压升高的症状，如呕吐、昏迷、惊厥等。

（二）临床表现

颞间隙临床表现取决于是单纯颞间隙感染还是伴有相邻多间隙感染，因此肿胀范围可仅局限于颞部或同时有腮腺嚼肌区、颊部、眶部、颧部等区广泛肿胀。病变区表现有凹陷性水肿，压痛、咀嚼痛和不同程度的张口受限。颞浅间隙脓肿可触到波动感，颞深间隙则需借助穿刺抽出脓液方能明确。由于颞筋膜坚韧厚实，颞肌强大，疼痛十分剧烈，可伴头痛，张口严重受限。深部脓肿难以自行穿破，脓液长期积存于颞骨表面，可引起骨髓炎。颞骨鱼鳞部骨壁薄，内外骨板间板障少，感染可直接从骨缝或通过进入脑膜的血管蔓延，导管脑膜炎、脑脓肿等并发症。感染可向颞下间隙、翼颌间隙、颊间隙、嚼肌间隙等扩散，伴多间隙感染时，则有相应间隙的症状和体征，并有严重的全身症状。

（三）诊断

有上颌第三磨牙冠周炎、根尖周炎史，上牙槽后神经阻滞麻醉、卵圆孔麻醉、颞下－三叉－交感神经封闭史。颞部或同时有腮腺嚼肌区有凹陷性水肿，压痛、咀嚼痛和不同程度的张口受限，疼痛十分剧烈。

（四）治疗

脓肿形成时，应根据脓肿大小及范围确定切口。颞浅间隙的脓肿可在颞肌表面做放射状切口，切口方向与颞肌纤维方向一致。勿在切开引流过程中横断颞肌，以免引起出血、感染播散。颞深间隙脓肿时，可沿颞肌附着线作弧形切口，从骨膜上翻开肌瓣彻底引流脓腔。颞间隙伴颞下间隙、翼颌间隙感染时可另在升支喙突内侧，上颌前庭沟后作切口，或经颌下作切口，使引流管一端经口内（或颌下）引出，另一端经口外引出建立贯通引流，加快创口愈合。颞间隙感染经久不愈者，应考虑是否发生颞骨骨髓炎，可通过X线照片或经伤口探查证实，如有骨质破坏吸收的影像或是骨膜粗糙不平，尽早作颞骨刮治术。

四、颞下间隙感染

（一）病因

颞下间隙位于颞骨下方。前界为上颌结节及上颌颧突后面；后界为茎突及茎突诸肌；内界为蝶骨翼突外板的外侧面；外界为下颌支上份及颧弓；上界为蝶内大翼的颞下面和颞下嵴；下界是翼外肌下缘平面，并与翼下颌间隙分界。该间隙中的脂肪组织、颌内动静脉、翼静脉丛、三叉神经上下颌支的分支分别与颞、翼下颌、咽旁、颊、翼腭等间隙相通；还可借眶下裂、卵圆孔和棘孔分别与眶内、颅内相通。上颌后磨牙根尖周感染，特别是上颌第三磨牙冠周炎可直接引起本间隙的感染。也可从相邻的颞间隙、翼颌间隙、嚼肌下间隙染及颊间隙感染引起。深部注射麻醉药液如上牙槽后神经麻醉，圆孔、卵圆孔阻滞麻醉，颞下封闭，如消毒不严密有可能造成该间隙感染。

（二）临床表现

首发症状是面深部疼痛及张口受限，张口型向患侧偏斜。颧骨颧突后方，颧弓上方肿胀压痛，口内检查在颧牙槽嵴后方的前庭沟部分可扪及肿胀膨隆，可从此或乙状切迹垂直穿刺抽出脓液。由于本间隙与颞间隙、翼下颌间隙并无解剖结构分隔，往往同时伴有颞间隙及翼下颌间隙感染的症状和体征。颞下间隙感染时，除直接波及颞间隙及翼颌间隙，内上可波及眼眶及翼腭窝，通过颅底孔道、翼静脉丛与颅内血管交通，引起颅内感染。向外可波及嚼肌下间隙，向前下可波及颊间隙引起感染。

（三）诊断

有上颌第三磨牙冠周炎、根尖周炎史，上牙槽后神经阻滞麻醉、卵圆孔麻醉、颞下－三叉－交感神经封闭史也不可忽视。颞下间隙感染早期症状常不明显，脓肿形成后也不易查出波动感。为早诊断，应用穿刺和超声检查帮助诊断。

（四）治疗

本病应积极应用大剂量抗生素治疗。若症状缓解不明显，经口内（上颌结节外侧）或口外（颧弓与乙状切迹之间）途径穿刺有脓时，应及时切开引流。切开引流途径可由口内或口外进行。口内在上颌结节外侧，口前庭黏膜转折处切开，以血管钳沿下颌升支喙突内侧向后上分离至脓腔。口外切开多用沿下颌角下作弧形切口，切断颈阔肌后，通过下颌升支后缘与翼内骨之间进入脓腔。

五、嚼肌间隙感染

（一）病因

嚼肌间隙位于嚼肌与下颌升支外侧骨壁之间。由于嚼肌在下颌支及其角部附着宽广紧密，故潜在性嚼肌间隙存在于下颌升支上段的外侧部位。借脂肪结缔组织与颊、颞下、翼下颌、颞间隙相连。嚼肌间隙为最常见的颌面部间隙感染之一。主要来自下颌智齿冠周炎，下颌磨牙的根尖周炎、牙槽脓肿，也可因相邻间隙，如颞下间隙感染的扩散，偶有化脓性腮腺炎波及引起。

（二）临床表现

以下颌支及下颌角为中心的嚼肌区肿胀、变硬、压痛伴明显张口受限。由于嚼肌肥厚坚实，脓肿难以自行破溃，也不宜触到波动感。若炎症在1周以上，压痛点局限或有凹陷性水肿，经穿刺有脓液时，应积极行切开引流，否则容易形成下颌支的边缘性颌骨骨髓炎。

（三）诊断

有急性化脓性下颌智齿冠周炎史。以嚼肌为中心的急性炎性红肿、跳痛、压痛，红肿范围上方超过颧弓，下方达颌下，前到颊部，后至颌后区。深压迫有凹陷性水肿，不易扪到波动感，有严重开口受限。用粗针从红肿中心穿刺，当针尖达骨面时回抽并缓慢退针即可抽到少许黏稠脓液。患者高烧。白细胞总数增高，中性白细胞比例增大。

（四）治疗

嚼肌间隙蜂窝组织炎时除全身应用抗生素外，局部可和物理疗法或外敷中药，一旦脓肿形成应及时引流。嚼肌间隙脓肿切开引流的途径，虽可从口内翼下颌皱襞稍外侧切开，分离进入脓腔引流，但因引流口常在脓腔之前，体位引流不畅，炎症不易控制，发生边缘性骨髓炎的机会也相应增加。因此，临床常用口外途径切开引流。口外切口从下颌支后缘绕过下颌角，距下颌下缘2 cm处切开，切口长3～5 cm，逐层切开皮下组织，颈阔肌以及嚼肌在下颌角区的部分附着，用骨膜剥离器，由骨面推起嚼肌进入脓腔，引出脓液，冲洗脓腔后填入盐水纱条引流。次日交换敷料时，抽去纱条，换置橡皮管或橡皮条引流。如有边缘性骨髓炎形成，在脓液减少后应早期施行死骨刮除术，术中除重点清除骨面死骨外，不应忽略嚼肌下骨膜面附着之死骨小碎块及坏死组织，以利创口早期愈合。嚼肌间隙感染缓解或被控制后，应及早对引起感染的病灶牙进行治疗或拔除。

六、翼颌间隙感染

（一）病因

翼颌间隙又称翼下颌间隙，位于翼内肌与下颌支之间，其前界为颊肌及下颌骨冠突；后界为下颌支后缘与腮腺；内侧界为翼肌及其筋膜；外侧界为下颌支的内板及颞肌内面；上界为翼外肌；下界为下颌支与翼内肌相贴近的夹缝。间隙内有舌神经、下牙槽神经、下牙槽动、静脉穿行，下牙槽神经阻滞术即将局麻药物注入此间隙内。翼颌间隙感染主要是由牙源性感染引起的，如下颌第三磨牙冠周炎、上下颌磨牙根尖周感染等。也可由注射麻醉药液或其他间隙感染如颞下间隙、颊间隙、咽旁间隙、嚼肌间隙等感染的直接播散。

（二）临床表现

翼颌间隙感染时，突出症状是面深部疼痛及张口受限。可在升支后缘、下颌角下内侧、升支前缘与翼下颌韧带之间扪及组织肿胀，压痛。医源性原因引起者起病慢，症状轻微而不典型，牙源性感染引起或其他毗邻间隙感染播散引起者，则起病急骤。翼下颌间隙感染非常容易向嚼肌间隙、颊间隙、颞下及颞间隙扩散。向其他间隙扩散时，局部及全身都会出现更为严重的炎症反应与毒性反应。可从间隙内抽出脓液，或超声波查见脓液平面。

（三）诊断

有急性下颌智齿冠周炎史，或急性扁桃体炎史，或有邻近的翼颌间隙、颊间隙、颌下间隙、舌下间隙感染史。面深部疼痛及张口受限，局部及全身都会出现更为严重的炎症反应与毒性反应，可从间隙内抽出脓液，或超声波查见脓液平面。

（四）治疗

可经口内途径或口外途径建立引流。口内途径是从翼下颌韧带外侧0.5 cm处做纵行切开，在升支前缘内侧分离直达脓腔，或从下颌角下缘下1.5 cm处做平行于下颌角下缘的切口，在保护面神经下颌缘支的条件下，用大弯止血钳从翼内肌下颌骨后缘间分离进入脓腔。感染病史超过2周时，应注意探查升支内侧骨板有无破坏，如有边缘性骨髓炎形成时宜及时处理。

七、舌下间隙感染

（一）病因

舌下间隙位于舌和口底黏膜之下，下颌舌骨肌及舌骨舌肌之上。前界及两侧为下颌体的内侧面，后部止于舌根。由颏舌肌及颏舌骨肌又可将舌下间隙分为左右两部，二者在舌下肉阜深面相连通。舌下间隙后上与咽旁间隙、翼下颌间隙相通，后下通入颌下间隙。舌下间隙感染可能是牙源性感染引起，如下颌切牙根尖周感染可首先引起舌下肉阜间隙炎症，尖牙、双尖牙及第一磨牙根尖周感染可引起颌舌沟间隙炎症，牙源性感染尚可通过淋巴及静脉交通途径引起该间隙的炎症。创伤、异物刺入、颌下腺导管化脓性炎症，舌下腺感染及同侧颌下间隙感染的播散也是可能的感染途径。一侧舌下间隙感染时，主要向对侧舌下间隙及同侧颌下间隙播散。

（二）临床表现

舌下肉阜区及颌舌沟部位软组织肿胀、疼痛，黏膜表面可能覆盖纤维渗出膜，患侧舌体肿胀、僵硬、抬高，影响语言及吞咽。同侧颌下区也可能伴有肿胀。波及翼内肌时可出现张口受限。颌舌沟穿刺可抽得脓液。应注意与舌根脓肿鉴别。后者多由局部损伤因素引起舌体或舌根肌肉内感染，引起舌体或舌根肿胀，舌体运动受限，吞咽及呼吸困难。向舌根深部穿刺可抽出脓液。

（三）诊断

根据临床表现和舌下肿胀的部位感染的原因诊断。应与舌根部脓肿鉴别，舌根部脓肿较少见，常因刺伤舌黏膜或舌根部扁桃体的化脓性炎症继发；患者自觉症状有吞咽疼痛和进食困难，随着炎症加重可有声音嘶哑，甚至压迫会厌，出现上呼吸道梗阻症状。全身及局部症状均比舌下间隙感染重。

（四）治疗

应在舌下皱襞外侧做与下颌牙槽突平行的纵切口，略向下分离即可达脓腔，如放置引流条时，其末端应与下牙固定。患者应进流食，勤用盐水及漱口液含漱。诊断为舌根部脓肿时，可从口外舌骨上方做水平切口，应用钝头止血钳从中线向舌根方向钝分离，直到脓腔引流。如有窒息危险时可先行气管切开，再作脓肿引流手术。

八、咽旁间隙感染

（一）病因

咽旁间隙位于咽腔侧方的咽上缩肌与翼内肌和腮腺深叶之间。前为翼下颌韧带及颌下腺上缘，后为椎前筋膜。间隙呈倒立锥体形，底在上为颅底的颞骨和蝶骨，尖向下止于舌骨。由茎突及附着其上诸肌将该间隙分为前后两部，前部称咽旁前间隙，后部为咽旁后间隙。前间隙小，其中有咽升动、静脉及淋巴、蜂窝组织。后间隙大，有出入颅底的颈内动、静脉，第9~12对脑神经及颈深上淋巴结等。咽旁间隙与翼颌、颞下、舌下、颌下及咽后诸间隙相通；血管神经束上通颅内，下连纵隔，可成为感染蔓延的途径。多为牙源性，特别是下颌智齿冠周炎，以及腭扁桃体炎和相邻间隙感染的扩散。偶继发于腮腺炎、耳源性炎症和颈深上淋巴结炎。

（二）临床表现

表现为咽侧壁、咽腭弓、舌腭弓乃至软腭肿胀、变红，扁桃体及悬雍垂偏向中线对侧，在翼颌韧带内侧翼内肌与咽上缩肌之间或下颌角后外方上、内、前方翼内肌内侧穿刺可抽得脓液。可伴张口受限、吞咽疼痛。重者可伴颈上份和颌后区肿胀，呼吸困难，声嘶。咽旁间隙感染时可波及翼颌、颞下、舌下及颌下间隙，向上可引起颅内感染，向下可波及纵隔。波及颈动脉可引起出血死亡。

（三）诊断

有急性下颌智齿冠周炎史，或急性扁桃体炎史，或有邻近的翼颌间隙、颊间隙、颌下间隙、舌下间隙感染史。多见于儿童及青少年。除严重全身感染中毒体征外，局部常表现有如下三大特征。①咽征：口腔内一侧咽部红肿、触痛，肿胀范围包括翼下颌韧带区、软腭、悬雍垂移向健侧，患者吞咽疼痛，进食困难。从咽侧红肿最突出部位穿刺可抽出脓液。②颈征：患侧下颌角稍下方的舌骨大角平面肿胀、压痛。③开口受限：由于炎症刺激该间隙外侧界的翼内肌发生痉挛，从而表现为一定程度的开口受限。

（四）治疗

脓肿较局限时，可从口内切开引流。可在翼颌韧带内侧作纵向切口，分开咽肌进入脓腔，切口达黏膜深层即可，止血钳分离脓腔时不能过深，以免伤及深部的大血管。要在有负压抽吸及气管切开抢救设备条件下进行手术，以免脓液突然流出阻塞气管。张口受限或肿胀广泛时，可从口外切开引流，在下颌角下方 1.5 cm 平行于下颌骨下缘切口。因脓肿位置紧邻气道，在治疗过程中应严密观察呼吸情况，有窒息症状时应及时进行气管切开。

九、颌下间隙感染

（一）病因

颌下间隙位于颌下三角内，间隙中包含有颌下腺，颌下淋巴结，并有颌外动脉、面前静脉、舌神经、舌下神经通过。该间隙向上经下颌舌骨肌后缘与舌下间隙相续，向后内毗邻翼下颌间隙、咽旁间隙，向前通颏下间隙，向下借疏松结缔组织与颈动脉三角和颈前间隙相连。因此颌下间隙感染可蔓延成口底多间隙感染。多见于下颌智齿冠周炎，下颌后牙尖周炎、牙槽脓肿等牙源性炎症的扩散。其次为颌下淋巴结炎的扩散。化脓性颌下腺炎有时亦可继发颌下间隙感染。

（二）临床表现

本病主要表现为以颌下区为中心的红肿、疼痛，严重者可波及面部及颈部皮肤红肿，患者可能伴有吞咽疼痛及张口困难。脓液形成时易扪及波动感。颌下间隙感染可向舌下间隙、颏下间隙、咽旁间隙及颈动脉三角区扩散。要注意与颌下腺化脓性炎症区别。颌下腺化脓性炎症常有进食后颌下区肿胀历史，双合诊可触及颌下腺及其导管系统肿胀、压痛，挤压颌下腺及导管可见脓液从颌下腺导管口流出。多有相对长期的病史，反复急性发作。而颌下间隙蜂窝组织炎起病急骤，颌下弥漫性肿胀，病情在数日内快速进展。

（三）诊断

本病常见于成人有下颌磨牙化脓性根尖周炎、下颌智齿冠周炎史，婴幼儿、儿童多能询问出上呼吸道感染继发颌下淋巴结炎病史。颌下三角区炎性红肿、压痛，病初表现为炎性浸润块，有压痛；进入化脓期有跳痛、波动感，皮肤潮红；穿刺易抽出脓液。患者有不同程度体温升高、白细胞增多等全身表现。急性化脓性颌下腺炎，常在慢性颌下腺炎的基础上急性发作，表现有颌下三角区红肿压痛及体温升高、白细胞增加的急性炎症体征，但多不形成颌下脓肿，并有患侧舌下肉阜区、颌下腺导管口红肿，压迫颌下有脓性分泌物自导管口流出。摄 X 线口底咬片多能发现颌下腺导管结石。

（四）治疗

颌下间隙形成脓肿时范围较广，脓腔较大，但若为淋巴结炎引起的蜂窝组织炎，脓肿可局限于一个或数个淋巴结内，则切开引流时必须分开形成脓肿的淋巴结包膜始能达到引流的目的。颌下间隙切开引流的切口部位、长度，应参照脓肿部位、皮肤变薄的区域决定。一般在下颌骨体部下缘以下 2 cm 与下颌下缘平行之切口；切开皮肤、颈阔肌后，血管钳钝性分离进入脓腔。如系淋巴结内脓肿应分开淋巴结包膜，同时注意多个淋巴结脓肿的可能，术中应仔细检查，予以分别引流。

十、颏下间隙感染

（一）病因

颏下间隙位于舌骨上区，为颏下三角内的单一间隙。间隙内有少量脂肪组织及淋巴结，此间隙借下颌舌骨肌、颏舌骨肌与舌下间隙相隔。两侧与颌下间隙相连，感染易相互扩散。颏下间隙的感染多来自淋巴结炎症。下唇、舌尖、口底、舌下肉阜、下颌前牙及牙周组织的淋巴回流可直接汇于颏下淋巴结，故以上区域的各种炎症、口腔黏膜溃疡、口腔炎等均可引起颏下淋巴结炎，然后继发颏下间隙蜂窝组织炎。

（二）临床表现

由于颌下间隙感染多为淋巴结扩散引起，故一般病情进展缓慢，早期仅局限于淋巴结的肿大，临床症状不明显。当淋巴结炎症扩散至结外后，才引起间隙蜂窝组织炎，此时肿胀范围扩展至整个颌下三角区，皮肤充血、疼痛。脓肿形成后局部皮肤紫红，扪压有凹陷性水肿及波动感染。感染向后波及颌下间隙时，可表现出相应的症状。

（三）诊断

主要根据淋巴结扩散引起的颌下三角区皮肤充血、疼痛。脓肿形成后局部皮肤紫红，扪压有凹陷性水肿及波动感染可诊断。

（四）治疗

宜从颌下1 cm处做平行于下颌骨下缘的切口，分开皮下组织即达脓腔。

十一、口底蜂窝组织炎

（一）病因

下颌骨下方、舌及舌骨之间有多条肌，其行走又互相交错，在肌与肌之间，肌与颌骨之间充满着疏松结缔组织及淋巴结，因此，口底各间隙之间存在着相互关联关系，一旦由于牙源性及其他原因而发生蜂窝组织炎时，十分容易向各间隙蔓延而引起广泛的蜂窝组织炎。口底多间隙感染一般指双侧颌下、舌下以及颏下间隙同时受累。其感染可能是金色葡萄球菌为主引起的化脓性口底蜂窝组织炎；也可能是厌氧菌或腐败坏死性细菌为主引起的腐败坏死性口底蜂窝组织炎，后者又称为卢德维咽峡炎，临床上全身及局部反应均甚严重。口底多间隙感染可来自下颌牙的根尖周炎、牙周脓肿、骨膜下脓肿、冠周炎、颌骨骨髓炎，以及颌下腺炎、淋巴结炎、急性扁桃体炎、口底软组织和颌骨的损伤等。

引起化脓性口底蜂窝组织炎的病原菌，主要是葡萄球菌、链球菌；腐败坏死性口底蜂窝组织炎的病原菌，主要是厌氧性、腐败坏死性细菌。口底多间隙感染的病原菌常常为混合性菌群，除葡萄球菌、链球菌外，还可见产气荚膜杆菌、厌氧链球菌、败血梭形芽孢杆菌、水肿梭形芽孢杆菌、产气梭形芽孢杆菌，以及溶解梭形芽孢杆菌等。

（二）临床表现

化脓性病原菌引起的口底蜂窝组织炎，病变初期，肿胀多在一侧颌下间隙或舌下间隙。因此，局部特征与颌下间隙或舌下间隙蜂窝组织炎相似。如炎症继续发展扩散至颌周整个口底间隙时，则双侧颌下、舌下及颏部均有弥漫性肿胀。

腐败坏死性病原菌引起的口底蜂窝组织炎，软组织的副性水肿非常广泛，水肿的范围可上及面颊部，下至颈部锁骨水平，严重的甚至达胸上部。颌周有自发性剧痛，灼热感，皮肤表面略粗糙而红肿坚硬。肿胀区皮肤呈紫红色、压痛、明显凹陷性水肿、无弹性。随着病变发展，深层肌等组织发生坏死、溶解，有液体而出现流动感。皮下因有气体产生，可扪及捻发音。切开后有大量咖啡色、稀薄、恶臭、混有气泡的液体，并可见肌组织呈棕黑色，结缔组织为灰白色，但无明显出血。病情发展过程中，口底黏膜出现水肿，舌体被挤压抬高。由于舌体僵硬、运动受限，常使患者语言不清、吞咽困难，而不能正常进食。如肿胀向舌根发展，则出现呼吸困难，以致患者不能平卧；严重者烦躁不安，呼吸短促，口唇青紫、发绀，甚至出现"三凹"征，此时有发生窒息的危险。个别患者的感染可向纵隔扩散，表现出纵隔炎或纵隔脓肿的相应症状。

全身症状常很严重，多伴有发热、寒战，体温可达39～40℃。但在腐败坏死在蜂窝组织炎时，由于全身机体中毒症状严重，体温反可不升。患者呼吸短浅，脉搏频弱，甚至血压下降，出现休克。

（三）诊断

根据双侧颌下、舌下及颏部均有弥漫性肿胀，颌周有自发性剧痛，皮肤表面红肿坚硬，肿胀区皮肤呈紫红色，压痛，明显凹陷性水肿，无弹性，皮下因有气体产生，可扪及捻发音。患者吞咽困难，而不能正常进食。如肿胀向舌根发展，则出现呼吸困难，甚至出现"三凹"征，此时有发生窒息的危险。全身机体中毒症状严重，体温反可不升。患者呼吸短浅，脉搏频弱，甚至血压下降，出现休克可诊断。

（四）治疗

口底蜂窝组织炎不论是化脓性病原菌引起的感染，还是腐败坏死性病原菌引起的感染，局部及全身症状均很严重。其主要危险是呼吸道的阻塞及全身中毒。在治疗上，除经静脉大量应用广谱抗菌药物，控制炎症的发展外，还应着重进行全身支持疗法，如输液、输血，必要时给以吸氧、维持水电解质平衡等治疗；并应及时行切开减压及引流术。

切开引流时，一般根据肿胀范围或脓肿形成的部位，从口外进行切开。选择皮肤发红、有波动感的部位进行切开较为容易。如局部肿胀呈弥漫性或有副性水肿，而且脓肿在深层组织内很难确定脓肿形成的部位时，也可先进行穿刺，确定脓肿部位后，再行切开。如肿胀已波及整个颌周，或已有呼吸困难现象时，应作广泛性切开。其切口可在双侧颌下，颌下做与下颌骨相平行的"衣领"形或倒"T"形切口。术中除应将口底广泛切开外，还应充分分离口底肌，使口底各个间隙的脓液能得到充分引流。如为腐败坏死性病原菌引起的口底蜂窝组织炎，肿胀一旦波及颈部及胸前区，皮下又触到捻发音时，应按皮纹行多处切开，达到敞开创口，改变厌氧环境和充分引流的目的。然后用3%的过氧化氢液或1∶5 000高锰酸钾溶液反复冲洗，每日4～6次，创口内置橡皮管引流。

第十二章　口腔颌面部肿瘤

第一节　口腔颌面部囊肿

囊肿是一种非脓肿性病理性囊腔，内含囊液或半流体物质，通常由纤维结缔组织囊壁包绕，绝大多数囊壁有上皮衬里，少数无上皮衬里者又称假性囊肿。由于特殊的解剖学结构和复杂的胚胎发育特点，口腔颌面部好发囊肿，其中颌骨为人类骨骼中最好发囊肿的部位。根据发生部位不同，口腔颌面部囊肿一般可分为颌骨囊肿和软组织囊肿两大类，其中颌骨囊肿又根据其组织来源不同而分为牙源性和非牙源性囊肿。

一、颌骨囊肿

囊肿发生于颌骨内者称颌骨囊肿。

（一）病因和病理

1. 牙源性角化囊肿（OKC）

由 Philipsen 在 1956 年最先报道，是一种好发于下颌磨牙升支部的颌骨囊肿。与其他类型的牙源性囊肿不同，OKC 缺乏自限性，具有某些肿瘤的特征，术后有较高的复发倾向，且其内衬上皮可发生瘤变甚至癌变，因此一直广受关注。在 2005 年 WHO 对头颈部肿瘤的新分类中，已将其归属为牙源性良性肿瘤，并命名为牙源性角化囊性瘤。然而，目前国际上对这一新的命名存在诸多争议，支持方与反对方各执一词，很难达成共识。OKC 的组织病理发生和原因尚未确定，大多认为发生自牙源上皮发育异常的早期阶段——牙板及其剩余，因此不少学者认为 OKC 就是始基囊肿。

根据其组织病理表现及生物学行为，OKC 曾被分为两个亚型：不全角化型和正角化型。

典型的 OKC 为不全角化型，囊壁由薄层、均匀一致的复层鳞状上皮组成。不全角化的上皮呈波纹状，极少或没有钉突形成。基底层界限很清楚，由立方状或柱状细胞排列成栅栏状。不全角化型角化囊肿有潜在的侵袭生长特性，可以侵入邻近的骨和软组织，摘除以后易于复发，合并发生痣样基底细胞癌综合征的比例较高。也有合并发生鳞状细胞癌者，但极少见。不少报告此型有成釉细胞转化者。

正角化型上皮表层正角化，粒细胞明显，基底细胞扁平，不表现典型 OKC 上皮基底细胞层的栅栏状排列。正角化型很少具侵袭性，摘除术后的复发率很低，无伴发痣样基底细胞癌综合征的病例。正角化型在生物学行为上的差异可能是由于其衬里上皮的细胞增殖和分化特点有别于典型 OKC 所致，因此，在笼统归类为 OKC 的病例中，区分这种组织学类型的颌骨囊肿具有临床意义。李铁军等建议使用"正角化牙源性囊肿"这一名称来描述该类颌骨囊肿。在 2005 年 WHO 新分类中，典型 OKC 被归类为牙源性良性上皮性肿瘤，该分类同时指出：有正角化上皮衬里的颌骨囊肿不属于同一类病变。

痣样基底细胞癌综合征是指颌骨角化囊肿伴其他异常的一组症状，包括：①多发性痣样基底细胞癌和手掌、脚底凹痕。②多发性颌骨角化囊肿，约80%是不全角化型。③颅面骨、脊椎和肋骨异常。④颅内钙化等。此组综合征是常染色体显性遗传性疾病。

2. 含牙囊肿

含牙囊肿发生于牙冠完全形成之后，缩余釉上皮和牙冠面间出现液体积聚，不断增长发展而成。因牙冠包含于囊腔内，故称含牙囊肿。组织病理表现为纤维囊壁内衬复层鳞状上皮，有的衬里上皮可含黏液细胞或纤维柱状细胞。囊液呈琥珀色，含胆固醇结晶及脱落上皮细胞。萌出囊肿的发生与病理表现和含牙囊肿相似，所不同者是萌出囊肿发生在软组织内而使牙齿萌出受阻。

3. 根尖周囊肿

根尖周囊肿是根尖肉芽肿中央坏死液化形成囊腔，上皮组织覆盖腔壁而成；或是含上皮的肉芽肿，上皮团中央变性坏死而形成。上皮来自牙周膜中的上皮剩余。镜检囊壁衬里为复层鳞状上皮，外周为纤维组织。炎症细胞浸润显著，可使衬里上皮发生中断。囊腔内含棕黄色透明囊液，常含胆固醇晶体。根尖周囊肿在病源牙拔除后若搔刮不彻底，残留组织可继续发展，此时称之为残余囊肿。

4. 面裂囊肿

面裂囊肿是由面突融合线的上皮残余衍化而来，根据囊肿所在部位及相关面突而命名。鼻腭（切牙管）囊肿发生自切牙管内上皮，如发生在切牙孔而不涉及管内者称腭乳头囊肿。球状上颌囊肿发生自球状突和上颌突的融合处，正位于侧切牙和单尖牙间的骨质内。鼻唇囊肿发生自球状突、侧鼻突、上颌突三者融合处，位于上颌单尖牙和前磨牙的唇侧，前庭穹隆的软组织内。腭正中囊肿发生自双侧上颌腭突融合处（图12-1）。下颌正中囊肿极其少见，位于下颌中线骨组织内。这些囊肿的囊壁衬里为复层鳞状上皮，有些尚含有纤毛柱状上皮，囊液也常呈棕黄色并含胆固醇结晶。

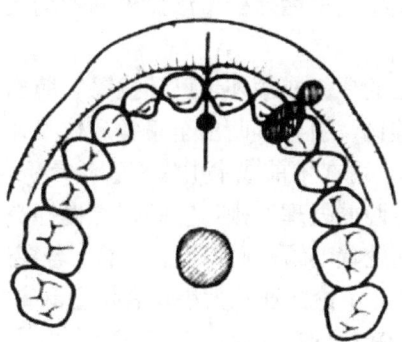

图12-1 面裂囊肿部位发生示意图

（二）临床表现

囊肿在骨内呈膨胀性、缓慢生长。早期无任何症状，不少病例是在常规X线检查时发现的。囊肿逐渐发展而压迫周围骨质使之膨隆并吸收变薄，触诊有乒乓球样感；骨质完全吸收，囊肿突入软组织，软而有弹性并有波动感。囊肿多向口腔前庭膨出致颌骨及面颊部变形，此时常被他人发现面颊不对称而成为患者就诊时的主诉。囊肿较大时常波及邻近器官，如上颌囊肿可突入鼻腔或上颌窦，甚至占据整个上颌窦；下颌囊肿可压迫下颌管移位。邻近囊肿的牙齿因牙槽骨受压吸收而松动、移位。囊肿继发感染后呈急性炎症过程，自发破溃或切开引流后形成瘘管。

OKC在颌骨囊肿中所占的比例各家报告不同，为5%~20%。患者年龄多在20岁左右男女无大差别。下颌较上颌多，为（2~3）:1。10%~15%的病例系多发。下颌以下颌支或下颌支与下颌体交界部，上颌则以上颌后部为最常见的发生部位，可以多发。临床上一般无症状，偶诉有疼痛或颌骨膨隆，不少病例是在做X线检查时发现的，也有很多是在拔牙时被发现。正如前面提到，不全角化型的复发率在12%~60%，而正角化型及其他各型囊肿的复发率不及1%。不全角化型角化囊肿复发率高的原因是由于囊壁薄而易碎、侵袭性生长穿入骨内或穿破骨质而累及软组织以及有卫星囊肿或多发表现而不能彻底刮除。上皮性囊壁较其他囊肿囊壁增生活跃也是因素之一。

(三) X线表现

颌骨囊肿普通X线片的典型表现是呈圆形或椭圆形的密度减低区，边缘围绕一细而致密的白线，此系骨组织反应性增生变化。若继发感染日久则此白线消失或呈间断性而不连续。含牙囊肿为单囊型密度降低区，内含1~2个牙齿，所含牙齿常为埋伏阻生牙或额外牙。根尖周囊肿则显示为围绕该病源牙根尖的圆或椭圆形密度降低区，包绕牙根尖的硬骨板消失。面裂囊肿则呈典型囊肿的X线表现而与牙齿无关，但常致牙齿移位，如常见的球、上颌囊肿位于侧切牙和单尖牙间，牙根向两侧偏移，临床上牙齿不一定松动。

OKC可以是单囊型透影区，也可呈现为多囊性。上、下颌多发并非少见，因此，常规全口牙位曲面体层片检查是必要的。多发性角化囊肿囊形透影区大小相差不大，常沿颌骨长轴发展而较少出现颌骨膨胀。有时透影区密度极低，表明囊肿穿破骨皮质而侵入软组织。牙齿移位不常见，偶见根尖吸收。有时囊形阴影区内可见有牙齿，但手术证实牙齿并非在囊腔内，而是在其生长发育过程中受压移位阻生所致。文献报道，正角化型80%为单囊型密度降低区，非常类似含牙囊肿的X线表现。

(四) 诊断

90%以上的颌骨囊肿为牙源性，最常见者为根尖及含牙囊肿。囊肿的部位对发育性囊肿最具诊断意义。根尖周囊肿最常见于上颌前牙区，含牙囊肿常见于上颌尖牙、前磨牙区以及阻生牙区。无牙颌患者骨内的囊肿可能系残余囊肿（根尖周囊肿拔牙时未予刮除完全），但也不除外OKC的可能性。

多囊性透影区病变从临床及X线表现常难以确定病变性质，但骨质破坏范围对治疗设计有重要意义。

(五) 治疗

颌骨囊肿的治疗主要是手术刮治。未感染的囊壁一般均很容易将其全部、完整刮除。感染的囊肿壁易碎，有时完整刮除不易。除去解剖因素（如下牙槽血管、翼腭窝部血管等出血）外，哪里有出血灶，哪里就有囊壁残存，应仔细刮除。囊壁刮尽后除少量渗血外一般均无显著出血，此时应再探查骨面是否光滑及刮出囊壁组织的完整性。

涉及牙齿处理的原则：埋伏移位的牙齿或额外牙可予拔除。萌出囊肿内的牙齿可将冠部囊壁去除，切勿伤及牙胚，然后在釉质面粘接挂钩，引导其萌出至正常牙位。牙根尖位于囊腔内者，若牙槽骨存留量在1/2以上，牙齿虽有些许松动，也可在术前或术中作根管治疗保存并切除部分根尖。

上颌囊肿刮治时涉及上颌窦或鼻腔的处理原则：上颌窦无慢性炎症，囊肿也非感染性，刮治时和窦腔相通但穿孔孔径在1 cm左右，无须处置上颌窦而可严密缝合，若穿通孔较大则宜在下鼻道做对孔引流。若上颌窦有慢性炎症或系感染性囊肿，不论穿通孔大小均宜作上颌窦根治术。

囊肿刮治术后的残余骨腔，直径在5 cm左右时可直接缝合待血块机化。若继发感染可改成开放填塞，7~10天换碘仿纱布一次，每次换药切忌过紧，以免妨碍肉芽组织生长。下颌巨大囊肿刮治术后骨腔过大者，一般采取将颊侧膨胀骨折裂并压向骨腔，可使之缩小。也可向腔内植入羟磷灰石或松质骨以促使其愈合，若囊肿有化脓感染者则不宜采取此法。

下颌囊肿单囊型者无疑应采取刮治术。多囊型者囊腔较大大小类似、皮质完整者也可采取刮治术。临床常见喙突受病变累及而扩张变形，手术时宜将其截除而切忌刮治。手术时宜先离断附着于喙突的肌肉以期将其完整截除。我们曾看到一些病例，甚至是作下颌骨切除者，由于喙突受病变所累常变脆变薄，手术时强行撕裂残存部分，以后病变复发常累及颞下凹，处置时很棘手。囊肿突破骨组织、穿透入软组织者，宜将受累组织一并切除。多囊性病变囊腔相差悬殊或下颌骨皮质骨膨胀变薄以至消失者，不宜作刮治术而宜做颌骨截除，同期或二期植骨。

对于巨大颌骨囊肿也可行开窗减压术或袋形术治疗。开窗减压术或袋形术由美国医师Wine于1971年最早报道，是在囊性病变表面开窗，局部打开骨质及囊壁，引流出囊液并保持引流口通畅，使囊腔内外压力保持平衡，术后病灶区骨质再生，从而使囊腔逐渐减小，颌骨形态逐渐恢复。待囊腔明显缩小后再行刮除术或小范围方块切除术。开窗减压术或袋形术的优点是可以保留颌骨连续性，尽最大可能保留牙齿，术后病理性骨折的发生率降低，对美观、功能的影响较小。但其缺点是换药时间较长，给患者生活带来不便。

二、甲状舌管囊肿

（一）病因和病理

胚胎第4周时，甲状腺始基发生自奇结节和联合突间的上皮向深部凹陷形成的盲管，称甲状舌管。其盲端向下延伸，在达到甲状软骨下时迅速发育而形成甲状腺。甲状舌管和舌骨关系密切，舌骨始基在中线联合，甲状舌管可以被卷入舌骨骨膜内甚至在舌骨内。甲状舌管一般在胚胎期5～10周内萎缩。一般认为沿甲状舌管的淋巴样组织的炎症反应，刺激残余上皮增生而发展成囊肿。甲状舌管囊肿可继发感染，破溃后形成甲状舌管瘘，也可无炎症史而形成瘘称为原发瘘。

甲状舌管囊肿的囊液呈黏性胶样，色泽淡黄或棕褐。衬里上皮为鳞状和假复层纤毛柱状上皮。纤维性囊壁组织内有淋巴样组织，并可见到黏液腺或浆液黏液腺组织及甲状腺组织。瘘管时间短者衬里为肉芽样组织，长期慢性的瘘管则纤维化并有上皮衬里。

（二）临床表现

甲状舌管囊肿是一种先天发育畸形，常并发感染，因此常在儿童少年时期即可出现症状，为患者就诊的高峰年龄段。男女发病无明显差别。典型表现是在颈前正中部、舌骨和甲状软骨之间有柔软或稍韧、界限清楚的肿块，其基底部和底面组织粘连而可随吞咽上下活动。少数病例稍偏正中而居一侧，以偏左者居多。甲状舌管瘘是可扪及到的一条坚韧索条。当咀嚼或吞咽活动时可以从瘘管溢出大量黏液或脓性分泌物。

（三）诊断

根据病史和临床表现诊断并不困难。有时需和口底皮样囊肿区别。口底皮样囊肿位于颏下区，肿块不随吞咽活动。如有瘘管存在，可用碘化油作瘘管造影，有助于确定病变范围。

（四）治疗

手术切除。由于甲状腺舌管囊肿和舌骨的密切关系，应切除囊肿、中段舌骨及甲状舌管直至舌盲孔区域。如有瘘管存在，可用1%亚甲蓝染色指示病变范围。文献报告甲状腺舌管囊肿术后的复发率在4%左右，如不切除部分舌骨则可高达25%。

三、鳃裂囊肿

（一）病因和病理

人胚约10天，鳃器中胚层细胞增殖较快，在头部两侧有五对背腹向生长的柱状突起，称鳃弓。各个鳃弓由鳃沟所分开。鳃弓及鳃沟外覆外胚层扁平上皮。和鳃沟相对应且向外的内胚层突起称咽囊，内覆内胚层柱状上皮。鳃沟与咽囊间仅隔以含有薄层中胚叶组织或仅由这两层上皮所形成的膜，称闭锁膜。鳃沟咽囊结构称为鳃裂。由于第二鳃弓发育迅速，尾向生长覆盖第Ⅲ、Ⅳ、Ⅴ鳃弓及鳃裂，形成封闭的外胚叶腔隙，称颈窦（图12-2）。这些结构在胚胎45天左右逐渐消失，在生长发育过程中衍化为面颈部各种组织。

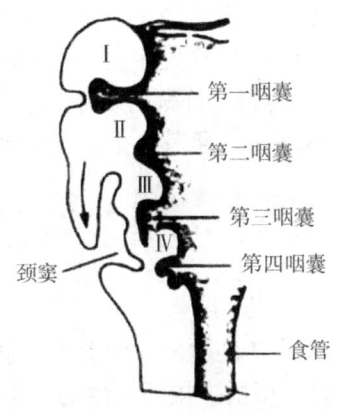

图12-2 鳃弓（Ⅰ~Ⅳ）、咽囊与颈窦（胚胎5～8周）

对于鳃裂囊肿的组织发生有不同看法。Bhaskar 和 Bernier 认为是发生自包含有唾液腺组织的淋巴结，称之为淋巴上皮囊肿。但很多学者反对这一观点，Little 和 Rickie 从胚胎学及临床研究表明鳃器残余能够埋入发育中的淋巴结内，而后发生囊性变化。鳃裂囊肿的组织发生仍和胚胎鳃器发育异常有关。但侧颈部的窦道或瘘一般认为与胚胎鳃器发育异常有关，称之为鳃裂瘘。

鳃裂瘘的瘘管上皮和鳃裂囊肿的衬里上皮一般为复层鳞状上皮，少数为假复层纤毛柱状上皮或系此两种上皮成分混合存在。纤维性囊壁内有丰富的淋巴样组织并有淋巴滤泡。腔内可见脱落的上皮团。

（二）临床表现

1. 第一鳃裂异常

第一鳃裂瘘或窦道在婴儿时期即能发现，一般在下颌角处或在耳屏前或耳垂后下胸锁乳突肌前缘出现瘘口，或呈小结节破溃后溢出豆腐渣样分泌物。

反复发作炎症，但也有不少病例仅有瘘口而无任何症状。第一鳃裂瘘和外耳道软骨密切相关，因此在外耳道下部形成瘘口溢脓，但鼓膜及鼓室正常。鳃裂囊肿则多见于青壮年，临床表现为腮腺区肿块性病变。

2. 第二鳃裂异常

第二鳃裂异常发生的囊肿远比瘘或窦道多见。典型囊肿的位置是在胸锁乳突肌前缘肩胛舌骨肌水平以上和下颌角下缘间。扪诊囊肿较软、界限清楚，有轻微动度。肿块逐渐增大，有时随上呼吸道感染而大小有所变化。发病年龄多系青壮年，性别无大差别。

第二鳃裂瘘或窦道在出生后或婴幼儿时期即可发现。典型瘘口位置是从胸骨切迹向上、沿胸锁乳头肌前缘存在，在中 1/3 及下 1/3 交界处，少数病例可双侧发生。第二鳃裂瘘或窦道可以有三种类型。①只有外口而无咽部内口：此型最常见。②只有内口而无皮肤外口：此种情况可在颈部出现肿胀，切开引流后遗留瘘口不愈。③既有外口，又有内口：瘘管走行的路径是在颈内、颈外动脉间，越过舌下神经，于二腹肌后腹下方，内侧开口于咽侧扁桃体区域。皮肤外口经常有黏液性分泌物外溢。有时内口很大，液体性食物可经此瘘管向外排出。

3. 第三鳃裂异常

如果发生囊肿，其部位常在喉室外侧。瘘或窦道的开口在胸锁乳突肌前缘下 1/3 处。内外开口的完全性瘘的路径和第二鳃裂瘘相似，和颈动脉鞘关系密切，不过其内开口位置偏下，接近梨状窝区。

4. 第四鳃裂异常

第四鳃裂异常极少见，如发生囊肿常易和胸腺囊肿相混淆。

（三）诊断

本病主要根据临床症状。鳃裂囊肿位置较深者应注意和神经鞘瘤和颈动脉体瘤区别。细针吸细胞学检查有大量分化好的表皮样细胞时可以确诊。鳃裂瘘或窦道应例行造影检查，以了解瘘管走行方向、数目、分支情况，以及内开口的位置等。

（四）治疗

手术切除。鳃裂囊肿手术一般不困难，可沿囊壁仔细剥离，在无感染后粘连的情况下可完整摘除。鳃裂瘘的手术难易不一，有时很困难，特别是反复炎症发作而有粘连的病例。第一鳃裂瘘手术时要注意面神经的保护；第二、三鳃裂瘘手术时要注意保护好颈内动脉、舌下及迷走神经等。为保证手术一次成功，瘘管用亚甲蓝染色非常必要，除切除主瘘管外应将其各个分支完全彻底切除，否则会复发。复发后瘢痕粘连，会使再次手术更加困难。

四、皮样和表皮样囊肿

（一）病因、病理

多数人认为皮样囊肿和表皮样囊肿发生于胚胎发育性上皮剩余，或是外伤植入上皮所致，发生于口底的囊肿可能是由第 1、2 对鳃弓融合时残留的上皮所发生的。组织病理上囊肿壁衬以复层鳞状上皮，腔内充以角化物或皮脂腺物，结缔组织囊壁内没有皮肤附属器者称为表皮样囊肿；若囊壁内含有皮肤附属器，如毛发、皮脂腺、汗腺和毛囊等结构，则称为皮样囊肿。

（二）临床表现

皮样和表皮样囊肿多见于20岁左右的青年，口底及舌下区为最常见的部位。肿块生长缓慢、无痛，但在青春期可能生长稍快。扪诊肿块柔软，面团样感，无波动，和周围组织界限清楚。肿块一般位于中线，少数病例可偏向一侧。根据囊肿所在部位临床可分为三种类型。①舌下区、颏舌肌间：口底黏膜受压变薄，透过黏膜可见黄色囊肿壁。囊肿体积较大时可将舌抬起并推向后份。②在颌舌骨肌及颏舌肌下的颏下三角区内，舌下区无异常表现。③哑铃型：即在颏下区和舌下区均可触及肿块。舌体部偶见发生皮样囊肿。

（三）诊断

颏下区皮样及表皮样囊肿应注意和甲状舌管囊肿区别。明确囊肿所在的解剖部位是很重要的。颏下区囊肿不随吞咽上下活动，和舌骨并无明显附着关系。

（四）治疗

外科手术摘除。皮样和表皮样囊肿囊壁较厚，一般易于完整摘除。

五、单纯性骨囊肿

单纯性骨囊肿或称创伤性或出血性骨囊肿，是一种原因和组织病理发生尚不明了的骨囊肿性病变。提出的理论很多但均属推论性，广泛公认的发生理论是骨内创伤出血的结果。这一理论首先由Pommer提出，即囊肿的形成是由于轻微的创伤造成骨髓内出血，正常发展的血块机化愈合受碍而血块液化，邻近区域的骨由于酶的活性而被破坏，于是形成骨的腔隙。其增长发展则是由于囊腔内的压力增加致静脉回流障碍。尽管这一组织发生观点被很多学者接受，但也有很多难以解释的现象，如不少病例并无创伤史；也有人研究有无创伤史和单纯性骨囊肿发生率的比较，两者也无显著不同。又如一般下颌骨后部受创伤的机会较前部多，但单纯性骨囊肿在下颌后部的发生率并不多于下颌前部。

单纯性骨囊肿的组织病理特点是薄层纤维结缔组织构成囊壁但无上皮衬里，而是肉芽组织。从囊肿的定义说并非是真性囊肿。腔内可以是空的，或含有外渗的红细胞或血红蛋白，也可能含有淡黄血样液体。据相关文献报告255例，发生于下颌的占89%，前磨牙区是最常见的部位，占下颌的75%。而上颌以前牙区常见。临床并无明显症状，可能出现轻微的颌骨膨胀或病变区牙齿不适感。一般是例行X线检查时发现。X线片上所示范围可为直径1 cm或更大范围，主要表现为界限清楚的密度减低区，但周界不如一般囊肿所见的那样明确。其特点是围绕根尖呈曲线伸展，牙齿可以移位或有根吸收，但活力正常。有报告单纯性骨囊肿有自愈倾向。由于其无特征性表现，外科手术显露刮除以明确诊断仍是必要的。

六、动脉瘤性骨囊肿

动脉瘤性骨囊肿既非动脉瘤，也不是真性囊肿，确切些说是一种良性、非肿瘤性的骨病变，是一种充满血性液体、无血管内皮细胞构成的腔。关于本病发生的原因不清楚，归纳起来有2种：一是认为骨内某些肿瘤，主要是良性肿瘤如巨细胞瘤、巨细胞肉芽肿、非骨化纤维瘤等发生变异或内出血，原有病变消失或不显著。这种表现在不少病例中确实存在，但不是所有良性病变都伴有动脉瘤性骨囊肿；因此另一种意见认为动脉瘤性骨囊肿是独立性病变。对其发生机制，Biesecker等的看法得到较多支持。他们发现病变腔血液压力很高，几乎和动脉压相似。根据这一表现他们提出最初病变发生于骨内，因此发生动静脉循环异常，由于血流动力学的力量，骨内发生继发性反应改变，于是形成了动脉瘤性骨囊肿。

据ElDeeb分析文献报告发生于颌骨的38例，平均年龄18岁（6~59岁），以20岁左右的青年女性稍多。下颌骨是最常见的病变部位。病变生长缓慢，有时生长迅速，颌骨膨胀，牙齿疼痛但不松动。发展迅速者可能会被误诊为肉瘤。X线片示颌骨呈膨胀性的单囊或多囊透影区（肥皂泡样或蜂窝状），边界并不十分清楚而呈薄壳状新骨。病变区牙齿移位、牙根吸收也是常见的。因此X线表现并非特异性的。组织病理表现的特点是大体切面呈红棕色，似海绵吸血样。镜下见大小不等充满血液或血清样液体的腔隙，衬里为纤维性组织，偶见平滑的内皮样细胞、多核巨细胞及肉芽组织。腔内血液无凝结。囊壁是纤维性的，包含有骨样细胞、巨细胞、外渗红细胞及血红蛋白和炎性细胞等。外科手术切除或刮治是最主要的治疗手段。术中出血现象可能很显著，但当病变刮除以后出血即明显减少并停止。文献报告，颌骨动脉瘤性骨囊肿刮治术后的复发率在20%左右，如刮治术配合冷冻治疗可减少复发。

第二节 颌骨良性肿瘤

颌骨良性肿瘤可分为两大类：牙源性和骨源性。牙源性良性肿瘤有成釉细胞瘤、牙源性腺样瘤、牙源性钙化上皮瘤、牙源性钙化囊肿、成釉细胞纤维瘤、牙瘤等，骨源性者有骨瘤、骨化纤维瘤及巨细胞瘤等。

一、成釉细胞瘤

（一）病因、病理

成釉细胞瘤是最常见的牙源性肿瘤，占63%。其组织发生来源一般认为是牙源性上皮，即残余的牙板、成釉器及Malassez上皮剩余。自从Chan（1933）报告成釉细胞瘤可从含牙囊肿转化发生以来，得到众多学者的注意并陆续有报告。Stanley和Diehl分析641例成釉细胞瘤，发现17%（108例）合并发生含牙囊肿。虽然有不少学者认为，成釉细胞瘤可以从口腔黏膜基底层发生，连续组织病理切片表明肿瘤成分和覆盖的表面上皮完全融合，但近年很多学者认为是骨内病变向黏膜扩展的现象。周缘性成釉细胞瘤和骨组织无关，其组织发生来源仍是牙板残余。

成釉细胞瘤大体剖面呈囊腔或实性，腔内有黄或黄褐色液体，有时可见闪闪发光的胆固醇结晶。肿物有包膜，但常不完整。镜下所见有两个基本类型：滤泡型和丛状型。滤泡型是最常见的，上皮细胞巢类似成釉器，中心疏松排列细胞也很像星网状层。上皮巢周边排列的是单层柱状细胞，细胞核的极性远离基底膜。上皮细胞巢周围常见玻璃样变物质。丛状型的上皮成分构成长的、分枝状的、相互吻合的条索或团块，周边也是高柱状细胞。中心是网状层但不如滤泡型明显。这两型中的间质都是成熟的纤维结缔组织。值得注意的是，如果纤维组织成分占主要地位，则应当和成釉细胞纤维瘤区别。因为成釉细胞纤维瘤在临床表现上类似成釉细胞瘤，但它具有完整的包膜，不具侵袭性，复发也极其少见。

成釉细胞瘤的组织病理图像是多样的，除去上述两种基本类型外，尚可分为基底细胞、棘细胞、颗粒细胞等亚型。基底细胞型极其类似皮肤的基底细胞癌的组织相，肿瘤细胞较原始，周边细胞呈明显柱状而中心常为实性细胞团。棘细胞型主要是中心星网状细胞鳞状化生，甚至有角化珠形成。如果这种现象广泛而显著，有时可误诊为鳞状细胞癌。颗粒细胞型成釉细胞瘤的特点是在滤泡内有大而圆或多边形的细胞，细胞质内有密集的嗜伊红颗粒，细胞界限清楚，细胞核固缩呈偏心位。这种细胞常常部分或全部置换了星网状层。成釉细胞瘤的囊性变是很常见的，囊变部分不仅限于滤泡，间质中也可见囊样间隙。囊腔大小不等，有时可以大到整个瘤体几乎全部为囊腔。上面这些亚型在同一肿瘤中的不同部位均可见到，只是所占比例有所不同。

成釉细胞瘤虽然分成很多亚型，但很多研究表明组织病理类型和临床生物学行为并无直接联系。成釉细胞瘤组织病理呈良性表现，生长缓慢，但可以引起广泛破坏以至累及重要生命器官，如累及颅底甚至侵入颅内而使外科手术不能彻底切除。

（二）临床表现

成釉细胞瘤最多见于青壮年患者，男性稍多，约为1.5:1。由于本病起始于骨内，开始无任何症状，不少病例是在例行X线检查时才发现，因此病期短者仅1天，长者可达30余年。从初发症状到就诊，平均病期5年。下颌好发，下颌与上颌发生比例为10:1。下颌又以发生于下颌支与下颌体交界部位最多，其次为下颌体，两者约占下颌的80%。

病变逐渐生长发展而致颌骨膨大，出现颜面不对称畸形，常为患者就诊的主诉。颌骨多向唇颊侧膨胀，舌侧膨胀较少，可能系受舌制约的关系。大的病变可累及一侧下颌骨甚至整个下颌骨，包括喙突均为膨胀性病变。罕见侵入颞下颌关节者，故很少引起开口困难。上颌骨病变可以侵入上颌窦及鼻腔，导致呼吸不畅。少数病例可扩展入颞下窝、颅底。肿物持续增长压迫骨质变薄，变薄区如正是囊变部分则可扪及乒乓球样感甚至波动感。一旦骨皮质完全吸收而失去阻力，囊变部分液体可循阻力小的软组织处突入，给人以肿物生长加快的错觉。肿物巨大者可以压迫皮肤变薄；口腔内可在肿物表面有对牙的咬痕，牙齿可缺失或移位。继发感染破溃后可在口内或面部皮肤出现瘘口，罕见发生病理性骨折者。

（三）X线表现

颌骨成釉细胞瘤在普通X线平片上主要表现为边界清楚的密度减低区，周边为密度增高的白色线条，无骨膜反应。成釉细胞瘤的X线表现可分为三个类型。①单囊型：如含有牙齿则和含牙囊肿无法区分，稍大者边缘可出现切迹。②多囊型：最常见，约占60%。多囊型者囊形密度减低区大小相差悬殊，大如核桃，小如黄豆或绿豆。也有的大小相差不显著，颇似牙源性角化囊肿。③蜂窝型：为小如绿豆或黄豆粒大小的密度减低区所组成。邻近病变区的牙齿常移位或缺失，也可呈现牙根吸收。如果病变继发感染，周围边界常不清楚或囊腔间的分隔消失，不宜将其确认为恶性倾向。

（四）诊断

根据临床及X线表现确诊成釉细胞瘤是很困难的，因为不少颌骨良性肿瘤或瘤样病变均有类似征象。临床诊断中有两点必须要肯定：一是病变确属良性，如必要可在术前作活检或术中作冷冻切片；二是要确定病变所累及的范围，可根据X线片确认，据此决定手术术式和切除范围。正确的定性诊断依赖手术后的组织病理检查。

（五）治疗

颌骨成釉细胞瘤的治疗只有外科手术，其术式主要有肿物摘除或刮治术、矩形或部分骨切除术和颌骨切除术。

1. 肿物摘除或刮治术

肿物摘除或刮治术适用于局限性、X线表现呈单个囊形透影区的病变，特别是病变位于上颌骨的青少年患者。多个大的、界限明确的多囊性病变，患者拒绝颌骨切除者也可考虑刮治，术后需每1～2年进行X线复查。一旦确认复发，应据具体情况采取治疗措施。

2. 矩形或部分骨切除术

下颌骨病变仅限于喙突及牙槽突而下颌支后缘及下颌体下缘皮质骨完好者，可在正常骨组织内将肿瘤及该区骨切除，保存下颌骨的连续性，可以获得良好的美容和功能效果。

3. 颌骨切除术

巨大的颌骨良性肿瘤或体积不大、X线显示颌骨骨质全部被肿瘤所替换或多囊形透影区呈蜂窝状，都应作颌骨切除术。上颌骨切除后可用赝复体或血管化组织瓣修复。下颌骨缺损则应作骨移植或其他代用材料修复。修复时机可选择在同期，也可二期进行。

理想的下颌骨移植材料应当是：①材料易得。②促进血管重建和刺激受区细胞诱导成骨，加速骨成长。③有良好的生物物理性能，如能提供良好的支持和固定，组织相容性好而不引起宿主的排斥反应等。④能尽快完全地为宿主体所替代，质量要和宿主骨相似或优于宿主骨。根据这些条件，理想的移植材料仍然是自体骨，但自体骨要从身体其他部位取材（髂骨和腓骨），患者要多受手术痛苦并有供骨区因手术而产生的并发症。有时所取骨达不到修复缺损所需的量，塑形和功能修复也有一定困难。鉴于此，很多学者研究寻求各种植骨材料代用品。常用的有医用聚合物如塑料、尼龙、聚四氟乙烯等，金属和生物陶瓷、同种异体骨或异种骨等。目前以生物陶瓷为较有前途的骨代用品移植材料。

自体骨移植分游离骨和血管化骨移植，后者是指带有供血血管的移植骨块。游离骨移植的成活过程是移植骨坏死、吸收、产生孔隙，受区血管长入孔隙。沿血管长入的间充质细胞分化成成骨细胞附着在坏死骨架上，新生骨沉积于其表面，一年左右整个移植骨为新生骨所取代。坏死骨细胞壁释放一种糖蛋白，刺激周围由受区骨来的间充质细胞分化成骨细胞形成新骨。这种由坏死骨细胞壁释放的糖蛋白称骨形成蛋白。自体松质骨较皮质骨有较多的成活细胞，包括造血细胞、网状细胞（原始的成骨细胞）和未分化血管周围细胞（间充质样细胞）。为了确保这些细胞的成活，取骨和植入之间的间隔时间越短越好，不宜超过2小时并要保持骨块湿润度。但手术创伤使造血细胞变性，对成骨不起作用。网状细胞的成骨作用很小，只有未分化的血管周围结缔组织细胞分化成成骨细胞，对骨生长具有长时间的持续作用。

血管化骨移植常选用腓骨瓣或髂骨瓣。腓骨瓣的供血动脉是腓动脉，髂骨瓣的供血动脉为旋髂深动脉。血管化骨移植不发生坏死吸收而保持原来的形态结构，移植骨内的骨细胞和成骨细胞成活，加速了与受区骨的愈合。但血管化骨移植技术条件要求高，必须进行血管吻合。

最佳的生物陶瓷类的移植材料是羟磷灰石，多应用于下颌骨作矩形骨切除的病例，它可以恢复牙槽嵴高度以利于义齿修复。

对于下颌骨区段缺损的病例，若无植骨条件，可行重建钛板植入桥接修复，以维持下颌骨的正常连续性。但重建钛板植入为非永久性修复方法，常在远期出现排斥反应，因钛板折断、松脱、外露等导致修复失败。

二、牙源性腺样瘤

牙源性腺样瘤或称腺样成釉细胞瘤，以往将此瘤作为成釉细胞瘤的一个组织亚型，经多年观察发现其具有临床病理特点。牙源性腺样瘤有较厚而完整的包膜，镜下见不同大小的上皮团呈结节状，间质很少。实性上皮团中的瘤细胞呈梭形或多边形，排列呈玫瑰花样结构，其间杂以点滴状嗜伊红物质，或者由立方状或柱状上皮构成腺腔样结构，腔内含有不同量均质性的嗜伊红物质。细胞分裂象极其罕见。临床上牙源性腺样瘤主要见于20岁左右的年轻人，女性较男性多。最常发生的部位是前牙部，上颌多于下颌。临床表现为缓慢生长的无痛性肿胀，与颌骨囊肿表现相似。X线片也和含牙囊肿表现一样，但腔内有时可见密度较高的钙化物。外科手术刮治是最佳的治疗方法，术后复发极罕见。

三、牙源性钙化上皮瘤

牙源性钙化上皮瘤是Pindborg于1956年首先描述，有的文献称之为Pindborg瘤。组织病理特点是肿瘤无完整包膜，瘤细胞呈梭形或多边形成片状排列，界限很清楚，细胞间可见细胞间桥。细胞质微嗜伊红，胞核较大，可见显著核仁，但分裂象极其罕见。另一特点是在淀粉样变性的细胞内或其周围有钙化物，钙化呈同心圆沉积排列。一般认为淀粉样物质是肿瘤上皮细胞变性产物。临床表现类似成釉细胞瘤，下颌多于上颌，并多发生在前磨牙区域。其X线表现特点是病变常呈多囊形密度减低区，虽有一定界限但常常并不十分明确。其原因是牙源性钙化上皮瘤无包膜或包膜不完整。最重要的特点是在密度减低区有钙化点，呈散在不规则团块。牙源性钙化上皮瘤也可发生于骨外软组织。治疗方式决定于病变大小，小的病变可以刮治，而大的病变有时需作部分骨切除。手术不彻底可以复发，但迄今未见有转移发生的报告。

四、牙源性钙化囊性瘤

牙源性钙化囊性瘤（calcifying cystic odontogenic tumor）是一种囊性的牙源性良性肿瘤，含类似成釉细胞瘤的上皮成分和影细胞，后者可以钙化。这型肿瘤以往称为"牙源性钙化囊肿"，最早有Gorlin等于1962年作为一种独立的颌骨囊肿进行描述，但大量的临床病理观察表明：所谓"牙源性钙化囊肿"除大多数以囊性改变为主外，部分病例表现为实性病变或伴发其他牙源性肿瘤，其中少部分病例还可表现恶性特征。因此，2005年WHO新分类中，将这几种变异型分别进行命名：将原先的囊肿型牙源性钙化囊肿命名为"牙源性钙化囊性瘤"，原先的肿瘤型牙源性钙化囊肿命名为"牙本质生成性影细胞瘤"，原先的恶性牙源性钙化囊肿命名为"牙源性影细胞癌"。本节所描述的牙源性钙化囊性瘤实际是指以往的囊肿型牙源性钙化囊肿。病变呈囊性，典型的组织病理表现囊壁上皮衬里为复层鳞状上皮，厚薄不一，由立方状或柱状细胞组成明确的基底细胞层，极其类似釉上皮。柱状细胞中细胞核的极性远离基底膜，基底层以上的上皮常类似星网状层。其主要特点是有成巢或成片的影细胞（ghost cells）。影细胞体积较大、细胞质显著嗜伊红，呈颗粒状，固缩的细胞核移位至细胞的边缘。这种细胞对钙质有亲和力，细胞内常有钙化。影细胞可以穿透基底膜，伸入到其下的结缔组织，并常引起异物性反应。影细胞形成的机制尚不清楚，有认为是上皮不完全或异常角化；亦有认为是变性的鳞状上皮。患者高峰年龄为 10～19 岁，男女性别差异不大。好发于上颌前磨牙区，病变多较为局限，有时也可发生于颌骨外的软组织内。X 线片表现为界限清楚的放射透光区，单房或多房，有时可伴发牙瘤发生。牙源性钙化囊性瘤手术摘除术后较少复发。

五、牙骨质瘤

根据 WHO 的分类，牙骨质瘤有 4 种病变含有牙骨质成分，即牙骨质化纤维瘤、良性成牙骨质细胞瘤或真性牙骨质瘤、根周牙骨质结构不良、巨大型牙骨质瘤或称家族性多发性牙骨质瘤。

关于牙骨质瘤组织发生的理论很多，但现今一般认为本病发生自牙周韧带。这是一层附着于牙根和牙槽骨的纤维组织，具有形成牙骨质、骨及纤维组织的能力。在病理情况下，这些细胞可以产生骨或反应性增生性病变。根周牙骨质结构不良和巨大性牙骨质瘤属反应性增生改变，临床很少见并具自限性（self limiting）特点，不拟详细讨论。

（一）牙骨质化纤维瘤

牙骨质化纤维瘤，牙骨质骨化纤维瘤和骨化纤维瘤均属同一病变。病变特点是在富于细胞的结缔组织中散布着圆、椭圆或不规则形的牙骨质。结缔组织细胞呈长梭形，类似牙周膜的纤维组织。牙骨质大小不同，是一种周界明确、边缘染色深的无细胞结构物质，可以互相融合构成大的团块。可见到成牙骨质细胞。骨化纤维瘤结构基本与此相同，只是替代牙骨质的是成层状的骨小梁。如果有骨小梁结构，又有牙骨质小体，则称之为牙骨质骨化纤维瘤。临床上牙骨质化纤维瘤无明显症状，多是 X 线常规检查时发现，一般是硬性、无痛性肿块，上颌及下颌前牙部是最常见的发生部位。这三种病变在 X 线片的表现基本类似，即在周界清晰的密度减低区内有大小不一成团的钙化物。采取保守的刮治术效果良好，无复发。

（二）良性成牙骨质细胞瘤

良性成牙骨质细胞瘤不常见。前磨牙及磨牙区是常见的发生部位，主要表现为颌骨膨胀而有畸形。X 线表现为界限清楚、密度增高不匀的团块，周围绕以一圈密度减低透影区。可见牙根吸收或牙齿移位。镜检病变为富含血管的纤维间质，其内包含不同量的成骨、成牙骨质细胞及成片的骨小梁和牙骨质。肿物均有一层纤维包膜，因此在 X 线片上其周边为密度减低区。保守性的刮除术可以根治。

六、牙瘤

牙瘤是造牙器官中上皮和间叶组织形成的肿瘤，含有釉质、牙本质、牙骨质和牙髓组织。一般将其分为两型：混合性及组合性。前者是由牙组织不规则的组织排列；后者是一些基本发育成牙齿的结构及一些牙齿硬组织组合在一起。严格区分两者是困难的。但在组合性牙瘤中可以有数枚至数十枚发育完好、形状各异、大小不同的牙齿。临床无任何症状，多数病例是因正常牙齿萌出障碍做 X 线检查时发现。手术摘除后罕见复发。

七、牙源性纤维瘤和牙源性黏液瘤

牙源性纤维瘤和牙源性黏液瘤不常见，其临床及 X 线表现在很多方面和前面提到的颌骨牙源性良性肿瘤相类似，诊断主要靠手术后的组织病理检查。因此只对这两型肿瘤的组织病理特点及其生物学行为作简略介绍。

（一）牙源性纤维瘤

肿瘤由成熟且密集交织的纤维结缔组织组成，包含大小和形态一致的梭形成纤维细胞。其中可含有牙源性上皮和钙化物。这种牙源性上皮呈小条索或团块，无星网状层结构。钙化物是牙骨质小体。可见呈星形的黏液细胞，因此不少学者认为牙源性纤维瘤和黏液瘤两者有密切关系。如组织病理不见牙源上皮或牙骨质小体，则和原发于骨内的纤维瘤或韧带性纤维瘤不易区别，后者具局部浸润性。牙源性纤维瘤是具有包膜、界限清楚的良性瘤，刮治术或简单摘除术效果良好。但组织病理诊断必须明确有无纤维肉瘤的可能，如是则应采取根治性的颌骨切除术。

(二)牙源性黏液瘤

黏液瘤最常见于软组织,颌骨可以发生。很多肿瘤,不论其属良性或恶性,均可发生黏液变性。Dahlin 明确提出,发生于颌骨以外骨组织的黏液样肿瘤可能是软骨肉瘤或纤维肉瘤变性。颌骨黏液瘤的组织发生来源是造牙器官原始间叶组织如牙滤泡、牙乳头和牙周膜,是稍具侵袭性的良性肿瘤。从肿瘤的大体表现即可初步诊断,切面呈灰白色,黏液胶冻样肿块,被膜不完整。瘤细胞呈星形或梭形并有长的、相互吻合的突起。肿瘤细胞核染色深,稍具多形性,但有丝分裂象极其罕见。瘤组织内可见少量散在的牙源上皮条索,但并非诊断牙源性黏液瘤必备的条件。根据牙源性黏液瘤的这些特点,刮治术是不适宜的,宜在正常组织内作部分或全部颌骨切除。定期随诊,以便在发现复发后及时手术。

第三节 血管瘤与脉管畸形

在脉管性疾病中,血管瘤和脉管畸形是临床常见病,头颈部为好发部位,约60%的脉管疾病发生于头颈部。1982年,Mulliken 和 Glowachi 按血管内皮生物学行为将传统分类中的血管瘤分为真性血管瘤和血管畸形,这一观点目前已被国内外广泛接受,两者在临床表现、病程和转归上截然不同。1995年,Waner 和 Suen 又进一步根据细胞和组织病理学研究修改了 Mul-liken-Glowachi 分类。表 12-1 将旧分类与新分类进行对照。

表 12-1 旧分类与新分类对照

旧分类名称	新分类名称
毛细血管型血管瘤	浅表(皮肤)血管瘤
	微静脉畸形
海绵状血管瘤	深部血管瘤
	静脉畸形
蔓状血管瘤	动静脉畸形
毛细血管型淋巴管瘤	微囊型淋巴管畸形
海绵状淋巴管瘤	微囊型淋巴管畸形
囊肿型淋巴管瘤	大囊型淋巴管畸形
混合型淋巴管瘤	微囊型淋巴管畸形
淋巴血管瘤	混合型淋巴管畸形(包括静脉-淋巴管畸形和静脉-微静脉畸形)

一、血管瘤

婴幼儿血管瘤是婴儿最常见的良性肿瘤,女婴发病率较高,根据不同文献统计发病率约为男婴的2~5倍。有三个明显的发展阶段,快速增生期(8~12个月)、较长的退化期(1~12年)和伴有程度不同的纤维脂肪残留的末期。一般患儿在出生时病变不明显,或仅表现为皮肤或黏膜上的点状红斑和(或)白斑,进入增殖期后,以血管内皮细胞的快速增殖为特征,临床表现为两个快速生长期,出生后1月内和4~6个月时。此期若不加以干预,有可能发生一些并发症,如溃疡、感染、外耳道阻塞、呼吸道压迫、视力障碍、骨骼变形(约1%),甚至充血性心力衰竭。增殖期过后,血管瘤进入消退期,在儿童阶段逐渐消退,Bowers 报道约50%的血管瘤在5岁时可消退,而血管畸形则无自发消退的病史,一生都在缓慢生长变大。

(一)组织学特点

1. 增生期

光镜观察可见内皮细胞增生,聚集成团,血管腔很小,血管壁增厚、肥大,细胞明显增多。

2. 退化期

内皮细胞数目减少,血管间有纤维组织增生和脂肪组织沉积,肥大细胞数逐渐下降到正常水平。

(二)发病机制

目前,关于血管瘤的病因学观点有:胎儿性血管母细胞性组织持续存在,血管发生原始阶段的阻断,也有提法称血管瘤的发生是局部异常的血管发生因子反应的。

(三)临床表现与诊断

血管瘤可累及浅表皮肤或黏膜,也可为深部占位性病变,有时两者同时存在。浅表血管瘤表现与微静脉畸形临床表现有一部分重叠,早期可表现为浅红的斑痣,进入快速生长期则表现为典型的深红斑块,在过去被称为草莓状血管瘤。病变累及深在时,表现为团块伴有皮肤或黏膜表面浅蓝或紫色斑块状,类似静脉畸形。80%的患儿为单发病变,其他可有2个及以上的多发病变。

对于大多数血管瘤病例,通过临床表现及特征性可以进行诊断,病程在三四个月时经过反复评估,大多能建立准确的诊断,出生后发现红色丘疹样病变是血管瘤重要特征。出生时未看到病变,但有增生期,大多数情况是血管瘤。所以要首先仔细询问家长病变的发展变化,有无快速增长。彩色多普勒超声可观察内部血流,与其他一些不富含血流的包块性疾病相鉴别。因为血管瘤导致骨破坏较少,CT检查仅表现为软组织密度影像,对确定病变范围及周围组织的关系不如MRI显示清晰。在T_1加权像,病变信号与肌肉相似或低于肌肉信号,T_2加权像为高信号。对诊断不明确病例可在隐僻位置手术切取活检。

(四)治疗

血管瘤的治疗可分为保守观察、药物治疗、激光治疗和手术治疗。

对于婴幼儿血管瘤,因其自发消退的特性,任何治疗都基于早期的明确诊断。对于没有临床并发症、病变无过快生长时,可采取保守观察。此时需要做好对家长的教育及解释工作,消除家长恐惧。但是头颈部大范围的血管瘤病变会留下面部浅瘢痕,适当早期干预有利于改善外形,最后达到较理想的美容效果。

过去激素类药物一直作为血管瘤治疗的一线用药被使用。2008年以来,普萘洛尔被发现对血管瘤有较好的治疗作用,并且对消退期血管瘤有效,近年来逐渐取代激素成为一线用药。

抗肿瘤药物平阳霉素注射血管瘤在国内应用较为广泛,其机制是抑制血管内皮细胞过度增殖,使血管腔发生栓塞,诱导细胞退化、瘤体消失。对具有膨隆表现的血管瘤无论是增殖期或消退期均有治疗作用,用药量有一定的限制,一般总量不超过40 mg。

其他治疗药物还有干扰素等,由于其临床并发症较重,只在其他药物控制不佳时使用。

激光主要用于皮肤或黏膜浅表血管瘤的治疗,适用的主要激光种类为脉冲燃料激光(595 nm、585 nm)和长脉冲1 064 nm Nd:YAG激光。

手术治疗适用于有严重梗阻、溃疡及巨大血管瘤药物控制无效的患儿,在消退期和消退末期病变消退遗留多余组织、瘢痕和产生的继发畸形可以通过手术进行矫正,以获得较好的美容效果。

二、微静脉畸形

微静脉畸形过去被称为毛细血管瘤或鲜红斑痣,在临床和组织学上都属于真性畸形,由乳头丛内毛细血管后微静脉组成,病因不清。微静脉畸形发病率在0.3%,男女比率1:1。在出生时就存在,也可以不十分明显。临床表现为扁平粉红色,83%在头颈部。微静脉畸形可累及多个感觉神经支配区,如三叉神经支配区,以第Ⅱ支多见。病变的颜色随年龄的增长而逐渐加深,厚度增加,成年后病变可出现隆起或结节样改变,有时可发生巨大赘生物,易出血。常累及口腔黏膜、颌骨、牙龈、上下唇等,引起牙龈增生、颌骨肥大,但多不超越中线,严重者咬合关系紊乱。1989年,Waner根据静脉扩张程度将病变分为四级:Ⅰ型病变较早,血管直径50~80 μm,临床呈现浅或深粉红色斑,在强光6倍透镜下观察可看到血管;Ⅱ型血管直径80~120 μm,临床呈现浅红色斑;Ⅲ型血管直径120~150 μm,病变是深红色斑;Ⅳ型血管直径>150 μm,病变常呈紫红色,扩张血管融合形成鹅卵石样结节。

过去常用核素^{32}P、冷冻、磨皮术、切除加植皮术,效果均不理想。近年对微静脉畸形更多地采用激光治疗方法。目前治疗效果较理想的激光治疗机是脉冲染料激光(595 nm,585 nm)。

三、静脉畸形

静脉畸形过去又称海绵状血管瘤，是胚胎时期血管形成过程中的结构异常。由扩张的静脉组成，伴有静脉数目的增加，扩张的程度随年龄不断发展，大约90%在出生时就存在。早期不易发现，要看临床症状，当头低位时，相应位置皮肤膨隆，穿刺可抽出可凝固的血液。在败血症、创伤、妊娠、激素水平改变时，可使已有血管结构进行性扩张，导致畸形血管膨大；大多数静脉畸形呈海绵状，柔软易压缩，可累及颊、颈、舌、唇，造成面部畸形。静脉畸形的窦腔内血流相对缓慢，可凝固而成血栓，久之可钙化为静脉石。

（一）临床表现

静脉畸形目前在临床上分为四型：Ⅰ型为孤立型，无明显回流静脉；Ⅱ型有正常回流静脉；Ⅲ型回流静脉发育异常；Ⅳ型回流静脉扩张。Ⅰ、Ⅱ型静脉畸形在临床占据大多数。在皮肤和黏膜表面，皮温不高，无波动感，可压缩，体位试验阳性，病变由大小不等的血窦组成，无完整被膜。深层组织内的静脉畸形，为了确定其部位、大小、范围及其吻合支的情况，可以应用静脉造影或磁共振血管成像（MRI或MRA）来协助诊断，并为治疗提供参考。

（二）治疗

静脉畸形的治疗方案选择取决于血管畸形的血管容积（体积）、解剖位置和深度。

1. 药物治疗

静脉畸形的药物治疗主要是硬化剂注射治疗，可作为单一的治疗方法，也可与手术、激光等联合治疗。主要适用于病变内子囊较密集的静脉畸形。平阳霉素是目前临床常用的硬化药物，与国外的博来霉素具有相似的化学结构。注射平阳霉素后的主要组织学变化是血管内皮细胞损伤，管壁不同程度增厚及管腔闭塞。注射平阳霉素的剂量一般是每次4～8 mg，总量不超过70 mg。2周左右注射一次。对于Ⅲ、Ⅳ型静脉畸形，由于血液高回流，病变广泛，所累及解剖位置结构复杂，并且无明显边界，过去采用手术等综合治疗效果不佳。注射平阳霉素后药物进入静脉腔内立即流走，难以发挥作用，所以对于这类的静脉畸形可采用联合治疗方法。北京大学口腔医院使用无水乙醇注射＋动力泵平阳霉素灌注的方法应用于数十例患者后取得了较好的疗效。

2. 激光治疗

对于舌部及口腔黏膜部位的Ⅰ、Ⅱ型表浅的静脉畸形Nd：YAG激光治疗可取得较好的治疗效果。其主要机制是病变内血红蛋白吸收激光热能量后产生凝固效应，组织立即萎缩，伤口愈合时间10～14天。治疗需要2次或3次，每次间隔的时间需6周以上。

3. 手术治疗

对于手术治疗需要根据静脉畸形的局部范围、深浅及患者的全身情况等因素综合考虑。大、中型多解剖间隙静脉畸形是手术治疗的适应证，但术中持续出血或渗血是令手术医师很麻烦的事情，所以手术医师应熟练掌握使用电刀、激光等热凝固原理止血的手段。

四、动静脉畸形

动静脉畸形（AVM）属于先天性血管畸形。头颈部是AVM的好发部位，以颅内病变居多，颌面部发病率相对较低，可分为软组织AVM、颌骨中心性AVM及混合型AVM。AVM的病理实质是动脉与静脉之间缺乏正常毛细血管网的连接，而由含大量微小动静脉瘘的畸形血管团代替，动脉血流经畸形血管团直接汇入静脉。临床表现为病变区着色、皮温增高并伴有搏动及吹风样杂音，可发生溃疡、坏死或出血。目前AVM的治疗方法主要包括血管内栓塞和手术治疗。

（一）诊断

典型的AVM通过临床检查，诊断一般不难。从病史看，患者常自幼发病，随年龄增长病变逐渐增大。早期病变可见皮肤着色、皮温增高；病变增大可扪及动脉搏动及皮肤震颤感，听诊可闻吹风样杂音；病变进一步发展可于患区出现溃疡及出血。颌骨AVM除了上述表现外，常因为牙源性出血就诊。影像学诊断方法包括B超、X线片、CT及MRI检查。B超可见患区存在动脉血流信号。上颌骨AVM的普通X线片可见蜂窝状、囊腔状或蜂窝囊腔状透射改变。对于下颌病变，常可见下颌管明显增宽迂曲，颏孔增大。增强CT可观察到软硬组织内畸形血管形态及范围，通过三维重现技术可以直观地显示病变的主要血管结构。尽管由于CT及MRI技术的发展，对于AVM血管结构的显示更加精细准确，但数字减影血管造影技术仍然是AVM影像诊断的金标准。

（二）动静脉畸形的栓塞治疗

栓塞治疗是高血流脉管畸形治疗的首选方法。AVM栓塞治疗的关键是将栓子栓堵在畸形中心的微小动静脉瘘中，而不是仅栓堵近心端供血动脉，同时要尽量避免栓子超流入肺，或经危险吻合支入颅。栓塞剂包括吸收性明胶海绵、聚乙烯醇、α-氰基丙烯酸正丁酯（N-butyl-2-cyanoacrylate，NBCA）、弹簧圈、可脱性球囊和无水乙醇等。吸收性明胶海绵为可吸收栓塞剂，可用于术前辅助性栓塞，也可用于疑有危险吻合存在时临时阻塞血管。聚乙烯醇为固体栓塞剂，NBCA为液体栓塞剂，常用于动静脉畸形的栓塞治疗。弹簧圈及可脱性球囊也是永久性栓塞剂，可用于栓堵动静脉瘘和动脉瘤。近年来有多位研究者采用无水乙醇进行动脉栓塞。无水乙醇可以直接破坏血管内皮，并使血红蛋白变性而形成血栓，故可永久性封闭动静脉畸形中的畸形血管网。

（三）软组织动静脉畸形的治疗

口腔颌面部软组织AVM可累及多个解剖区域，引起严重的面部畸形，并可发生大出血，甚至导致心力衰竭。治疗方法包括手术、硬化剂注射及血管内栓塞治疗等。部分病例经治疗达到了较好的效果，但有些病例治疗后多次复发，甚至呈进行性发展趋势，这与病变的部位、范围有关，也取决于病变的血管构筑特点。弥散型AVM畸形血管分布较稀疏，缺乏明确的畸形血管团，故栓塞宜采用动脉途径。这类病变有时栓塞短期疗效尚好，但长期疗效不满意，故重复栓塞后采取手术治疗仍是必要的。密集型AVM供养动脉及病变区静脉密集分布，呈团块状，这为瘤腔栓塞提供了条件。瘤腔栓塞可采用组织胶或无水乙醇，可达到根治病变或使病变得到长期控制的作用。对于存在明显面部畸形的AVM病变，单纯栓塞不能明显改善者，手术治疗仍然是重要的方法。

（四）颌骨AVM的栓塞与手术治疗

颌骨AVM发病率较低，下颌骨发生率高于上颌，多在10～20岁发病。临床表现为局部搏动、杂音、牙齿松动等，其危险性在于可引起致命的大出血。颌骨AVM的治疗既要考虑血管结构，也应考虑患区牙齿的情况。若有多个患牙明显松动，提示牙槽骨遭到广泛破坏，单纯栓塞难以使患牙重新获得固位，而栓塞后刮治疗效较确切。颌骨AVM的手术治疗一般采用颌骨刮治术，使患者的颌骨连续性得以保持并尽量保留其发育的潜力，避免行颌骨切除术。由于术中出血汹涌，即使对于栓塞治疗后的病例也应该做好充分的准备。病变区松动牙的处理不应过于保守，以避免术后感染或复发。术后定期拍片观察颌骨愈合情况。

五、淋巴管畸形

淋巴管畸形过去称为淋巴管瘤，是淋巴系统的畸形，由淋巴管发育缺陷造成的。常发生在人体含丰富淋巴管组织的部位，可以局限，也可以弥散，可以在面部浅层或深层。常见于儿童及青年。病变由淋巴管组成，管腔大小不等，多扩张成子囊。内含淋巴液，在黏膜表面呈现许多散在孤立白色圆形结节，常与毛细血管畸形并存。按其临床特征及组织结构可分为微囊型、大囊型及混合型三类。所有病变在出生后就可以存在，男女发生率无明显差别。头颈部淋巴管畸形占全身病变的70%以上。淋巴管畸形为发育畸形，属良性病变，很少有自愈的报道。

（一）临床特点与诊断

按囊腔体积大小区分微囊型和大囊型淋巴管畸形。一般认为囊腔直径小于1 cm为微囊型，直径大于2 cm为大囊型。

1. 微囊型

微囊型多见于婴幼儿。好发在舌、颊、唇黏膜，皮肤少见。由衬有内皮细胞的淋巴管扩张而成。淋巴管内充满淋巴液，在皮肤或黏膜上呈现孤立的或多发性散在的小圆形囊性结节状或点状病损，无色、柔软，一般无压缩性，肿瘤边界不清楚。口腔黏膜的淋巴管畸形有时与血管畸形共存，出现黄、红色小疱状突起，称为血管淋巴管畸形。

2. 大囊型

大囊型又称为囊性水瘤，由数个大囊腔组成，是由于颈部胚胎发育时颈囊发育畸形，主要发生于颈侧区。一般为多房性囊腔，彼此间隔，内有透明、淡黄色水样液体，不能压缩，周围有较厚的囊壁，囊壁由较厚纤维组成，衬以单层扁平细胞。囊腔大小不一，表面皮肤色泽正常，呈充盈状态，扪诊柔软，有波动感。与深层血管畸形不同的是透光试验阳性，体位移动试验阴性。囊型淋巴管畸形可在头颈部潜在间隙中延伸，上可至颅底，下可达纵隔和胸腔，囊腔造影可帮助明确其真实波及范围。穿刺检查可抽出淡黄色透明淋巴液。

（二）治疗

淋巴管畸形的治疗，主要是采用外科手术切除，对范围较大的肿瘤可分期切除。囊性水瘤宜争取早期手术。颈部囊性水瘤由于胚胎发育关系（一般认为系来自胚胎期的原始颈淋巴囊）常包绕颈部重要血管和神经，术前应在思想上、技术上作好充分准备。

毛细管型淋巴管瘤对低温或激光治疗有一定的效果，但还不够理想。

发生在舌、颊、唇等部位的淋巴管畸形以及囊性水瘤。过去多以手术切除为主，近年来有对婴幼儿采用局部注射平阳霉素治疗的报道，取得较好的疗效。该疗法尤其适用于不易手术切除的儿童巨大型囊性水瘤，也可作为手术后残留瘤组织的补充治疗。

第四节　口腔颌面部软组织良性肿瘤及瘤样病变

口腔颌面部良性肿瘤性病变除颌骨肿瘤、脉管畸形和唾液腺肿瘤外，尚存在各种其他组织发生的良性肿瘤性病变，其中尤以各种软组织良性肿瘤性病变为最常见。本节仅就口腔颌面部多发并具有一定特征的软组织良性肿瘤及瘤样病变叙述。瘤样病变是指具有肿瘤的某些特征，但其本质是炎症或增生性疾病。对口腔瘤样病变的认识，不仅需要组织学诊断，也须熟知其临床表现和生物学行为。许多瘤样病变与刺激因素有关，需深知消除刺激因素的重要，有助于防止切除后的复发。

一、乳头状瘤样病变

口腔常见的乳头状瘤样病变有三种，即乳头状瘤、炎症性乳头状增生和疣状增生。

乳头状瘤是口腔黏膜最常见的良性上皮性肿瘤，好发于唇、舌、腭及颊黏膜。肿瘤一般呈现为外突的带蒂肿块，表面呈白色菜花状。大小从直径几毫米到2～3 cm。肿块基底无浸润。大多呈孤立单个病变，少数病例可多发。组织病理上乳头状瘤有多个手指样突出体，每个突出体中心为纤维血管条索，表面覆盖过度角化的复层鳞状上皮，因此临床呈现为白色斑块性病变。手术切除是最佳治疗。手术时应将基底部彻底切除以防复发。

炎症性乳头状增生绝大多数是由于不良修复体的刺激所引起，最常发生于上腭和义齿边缘压迫的龈颊沟部。临床表现为多个疣样乳头生长，颜色暗红呈水肿样，一般无痛。组织病理呈现为多个乳头状突起，表面覆盖不全角化的复层鳞状上皮，其下的结缔组织显示水肿并有慢性炎症细胞浸润。腭部病变可以显示腺泡萎缩、间质纤维化及炎性细胞浸润，小唾液腺导管上皮鳞状细胞化生，可有黏液池样积聚。此种情况不要误诊为黏液表皮样癌。炎症性乳头状增生虽然在不戴义齿后情况有所改善，但完全恢复正常不容易，手术切除有时是必要的。

疣状增生的原因不明，近些年由 Shear 和 Pindborg 将其明确划分出来。临床上常和白斑并存而与疣状癌不易区分。临床病理有两个基本类型：一种是由长而狭窄、重度角化的疣状突起所组成，临床表现为白色；另一种是由较宽而平、非重度角化的疣状突起所组成。两种病变的周围可以有均质性白斑存在，病变的特点主要是表面上皮呈疣状突起，并不向深面的结缔组织伸展。后一点是与疣状癌区分的重要标志。深面结缔组织内有炎性细胞浸润表现。

二、纤维瘤及其他纤维组织病变

（一）纤维瘤

纤维瘤是由致密纤维结缔组织组成的肿块性病变。口腔常见，可发生于任何部位，但以颊、舌、下唇及牙龈较多。临床上纤维瘤的颜色可从淡红到白色，表面光滑并高出于黏膜面。扪诊较硬，有蒂或无蒂。大小从直径几毫米到 1～2 cm。由于本病常合并创伤刺激，因此不被认为是真性肿瘤。去除刺激因素并将肿块切除可以治愈。

（二）纤维瘤病

纤维瘤病是由具浸润性的成纤维细胞增殖构成的一组病变。光镜下显示够组织病理特点是由形态及大小一致、分化成熟的成纤维细胞组成，可以浸润肌肉或脂肪，罕见分裂象。病变中没有炎症反应或有轻度炎性细胞浸润。尽管纤维瘤病治疗后有复发倾向，但不发生转移。病变发展呈良性过程，但如累及重要器官也可致命。

纤维瘤病可发生于任何年龄的不同部位，但有些类型主要见于婴幼儿或青少年，有些则见于成年人。青少年或婴幼儿的纤维瘤病包括婴儿纤维错构瘤、儿童侵袭性婴儿纤维瘤病、先天性局部单发或全身性纤维瘤病、遗传性牙龈纤维瘤病等。从组织病理表现看，这些病变中有些细胞成分非常丰富，有些间质细胞很原始，加之其浸润性表现而常会被误诊为肉瘤。特别是儿童的侵袭性纤维瘤病和真正的纤维肉瘤难以区别，最后确诊要看临床发展过程。这一点给临床治疗带来一定的困难，特别是发生于颌骨者。以往我们曾经认为肉瘤中纤维肉瘤的预后较好，可能有些病例并非真性纤维肉瘤，而是肉瘤样的、侵袭性的纤维瘤病。因此，在处理这类病变时，不妨在不影响器官发育且不致严重畸形的情况下尽可能切除病变组织，严密观察。婴儿性纤维错构瘤几乎都发生于婴幼儿，多见于 2 岁以下男孩，男女之比约为 2～3：1。迄今尚未见本病有发生于成人的报告。纤维性错构瘤发生于皮下，呈圆形肿块，无包膜。镜下主要特点为由下列组织混合组成：密集条索状的胶原纤维组织，圆形、椭圆形或星形的原始间质细胞被黏液样基质所分开并有脂肪组织混杂其中。切除不彻底可复发，但无侵袭性的潜在恶性。先天的全身性纤维瘤病变极罕见，由于有重要脏器受累，故一旦发生常常是致命的。局部单发者预后较好，切除后不复发。

成年人中常见者除发生于掌、跖的纤维瘤病外就是硬纤维瘤病。头颈区域颈部常见，但舌、磨牙后区、唇颊及腮腺等都有发生本病的报道。硬纤维瘤病可以呈现为孤立活动的，也可以是弥散性但边界明确的肿块，无自发痛，表面皮肤或黏膜可以产生溃疡。生长速度不定，有时一段时间生长很快而后又停止。镜下见狭长的成纤维细胞被丰富的胶原纤维所分开。细胞核大小一致，分裂象极少。可浸润周围组织（如肌肉、骨等）而无明确边界，但不侵入血管及神经。手术彻底切除很困难。据 Barnes 等收集文献报道，发生于头颈部的 113 例，复发率在 32%～70%，由于硬纤维瘤病涉及重要器官而致命者 6 例。

（三）结节性筋膜炎

结节性筋膜炎是一种良性、非肿瘤性、具自限性的纤维组织增殖性疾病。明确诊断本病的重要性在于一些生长迅速并包含有核分裂象的病例可能被误诊为肉瘤。据相关文献分析发生于口腔颌面区域的 41 例表明，患者以青壮年居多，罕见发生于儿童。男性稍多于女性。病变好发部位是下颌角、下颌下缘及颧弓，位于皮下呈现为硬而界限清楚的无痛性肿块。生长可能很迅速，亦可以缓慢生长或生长到一定大小而长期无变化。组织病理为梭形成纤维细胞所组成，核深染并可见核仁，有分裂象，但细胞并无明显的异形性。间质呈多突起的黏液细胞样，并有粗短成束的胶原纤维。最重要的诊断依据是存在有较多的裂隙，很类似血管腔而无内皮细胞衬里；肿块周边的组织有淋巴细胞、浆细胞和组织细胞。病变可以浸润邻近的脂肪、肌肉组织。局部切除是最佳治疗方法。即使手术标本显示未切除干净，也不必进一步处理，因为结节性筋膜炎显示有自限性倾向。若有复发而明确诊断为本病，除非为矫正面容外观，也不必再次手术。

三、神经组织肿瘤及瘤样病变

（一）创伤性神经瘤

创伤性神经瘤是由于周缘神经被切断后远侧端神经纤维变性，而近心端产生增殖修复性反应而致。如果被切断的两断端间的间隙很小，两断端可愈合再接而无任何并发症。但如两断端间间隙较大，其间充满了血凝块、感染性的组织及瘢痕，两断端间不能相接，增殖的施万细胞和轴索呈不规则性的生长而形成创伤性神经瘤。这种病变显然是无包膜的，大小一般直径在 1~2 cm，其症状主要是触痛。如症状较重可考虑切除。

（二）神经鞘瘤

神经鞘瘤是发生自施万细胞、缓慢生长、具有包膜的良性肿瘤。25%~45%发生于头颈部，最常见的部位为颈侧部。男性为女性的 2~4 倍。口腔常见发生于舌及唇颊部。颈部神经鞘瘤多发生自颈交感神经及迷走神经，少数发生自舌下神经，手术中可以辨认其神经来源。临床表现为缓慢生长的无痛性肿块，出现于颈前三角区上部。肿块多为单个椭圆形，表面光滑、境界清楚，活动，肿瘤可将颈动脉推向表浅移位而显示搏动，但搏动沿血管走行方向存在而并非在瘤体任何部位，听诊无杂音，可与颈动脉体瘤区别。肿瘤压迫颈交感神经可产生 Homer 综合征（患侧瞳孔缩小、上睑下垂、睑裂张开不全、同侧面颈部潮红、少汗或无汗征象）。压迫迷走神经可有刺激性干咳。镜下特点见瘤细胞特别细长，呈梭形，边界不清楚。瘤细胞密集呈栅栏状排列，也有部分呈小漩涡状。肿瘤有完整、较厚包膜。手术应避免切断神经，在充分显示神经干及肿块后，可沿肿块长轴剖开包膜，逐层分离将瘤体剥出。术后复发少见。

（三）神经纤维瘤

神经纤维瘤可以单发或多发，单发者常为局限性、界限不清的无包膜肿块。多发性神经纤维瘤是神经纤维瘤病的一个组成症状。口腔颌面部任何部位均可发生，肿块位于皮肤、皮下或黏膜下，扪诊较软。神经纤维瘤也发生自施万细胞，瘤细胞也由梭形细胞组成，和神经鞘瘤的区别在于神经纤维瘤无包膜，瘤细胞不呈栅栏状排列，混有胶原纤维束。和皮肤相连的病变中常包含有汗腺、脂肪组织等。手术难以彻底切除，也无法辨认发生自哪支周缘神经。

（四）神经纤维瘤病

神经纤维瘤病是一种遗传性、皮肤具咖啡色素斑、有多发性神经纤维瘤的非肿瘤性病变。由于本病由 VonRecklinghausen 于 1882 年首先作了详细描述，故本病常以他的名字命名，称之为 Recklinghausen 病。咖啡色素斑界限清楚，呈棕褐色，大小在 2 cm 直径左右，最常见于躯干及臀部皮肤。如果一位患者有 6 个以上的咖啡色素斑，直径在 1.5 cm 以上，即使没有家族史，也可以诊断为神经纤维瘤病。神经纤维瘤病没有良好的治疗方法，手术仅能从美容观点作有限的部分切除，达不到理想的效果。文献报道本病有少数发生恶性变，其临床表现为突然生长加快、出现疼痛等。

（五）颈动脉体瘤

颈动脉体瘤又称化学感受器瘤或颈动脉副神经节瘤，不常见，但在颈部肿块的鉴别诊断及其治疗中的特殊性占有重要地位。

颈动脉体瘤发生自颈内、颈外动脉分叉间化学感受器。肿瘤表面光滑或呈结节状，剖面紫红，有薄层包膜，有丰富的血管支。瘤细胞呈多边形或梭形，细胞质嗜伊红，细胞核核仁明显。瘤细胞巢有毛细血管围绕或瘤细胞包绕脉管。基质为纤维组织，富含血管。

颈动脉体瘤生长缓慢，一般无明显症状，就诊主诉为颈部肿块。临床检查肿块位于颈动脉三角区，下颌角下方与胸锁乳突肌前缘间。触诊肿物中等硬，不可压缩，边界清楚。瘤体有搏动，听诊有吹风样杂音。肿块可左右推动而上下移动甚微。肿块一般为单侧，双侧者极少。少数为恶性，可发生远位转移。

颈动脉体瘤的临床诊断有时是困难的。鉴别诊断中应当鉴别的疾患有：特异性或非特异性淋巴结炎、下颌下腺肿瘤、鳃裂囊肿、神经鞘瘤等。拟诊为颈动脉体瘤时宜行血管造影（经股动脉插管或颈总动脉穿刺）或 CT 检查。CT 检查加血管增强则更为必要。

颈动脉体瘤的诊断一经确定，外科手术前必须作好充足的准备。其中最重要的准备工作之一是阻断患侧颈动脉的供血，以有效地促使脑血管建立足够有效的侧支循环。这种方法称 Matas 试验，即指压患侧颈总动脉阻断血运，指测颞浅动脉有无搏动以确认压迫有效性。从数分钟逐渐至 30 分钟以上，患者无脑缺血征象后方可手术。这并不是说只要阻断血运合乎要求标准就不会产生脑血管并发症，但训练和不训练，产生脑血管并发症的情况确有不同。

较小的肿瘤可以剥离切除。切除、结扎颈外动脉一般无问题，但必须保证颈内、颈总动脉完整性。不少病例需将动脉外膜连同肿瘤剥出，有时很难不损伤动脉内壁而破裂出血。此时需在阻断动脉血液循环的情况下予以缝合。如不能止住出血或肿瘤与颈内动脉或分支部粘连甚紧，可结扎颈总动脉或切除一段作血管移植（自体静脉或尼龙血管等）。

（六）婴儿黑色素性神经外胚瘤

黑色素性神经外胚瘤 80% 见于婴儿，90% 在 1 岁以下。性别无差异。2/3 的病例发生于上颌前部，在牙槽嵴呈现蓝黑或灰红色肿块，无蒂。少数病例增长速度较快。X 线片常显示骨吸收破坏。光镜检查特点是由密集的纤维血管组织构成无包膜的肿块，其中包含有小巢状或受压成条索状的嗜碱性肿瘤细胞。一种颇似淋巴样细胞，瘤细胞小而圆，核深染，细胞质少；另一种为上皮样细胞，细胞体积较大，形状不规则，核染色浅，细胞质丰富，内含大量黑色素颗粒。核分裂象罕见。治疗方式为手术切除并将破坏骨质刮除。切除彻底者罕见复发，但不彻底可复发，文献报告复发率不超过 15%。黑色素神经外胚瘤系良性，不应做放射治疗。

（七）颗粒细胞瘤

颗粒细胞瘤不常见，但在口腔常发生于舌体。颗粒细胞瘤的组织发生曾被认为来源于肌细胞、成纤维细胞或组织细胞等，虽然近年研究认为肿瘤来自施万细胞（Schwann cell），但可能是更原始的间叶细胞，这些细胞发生施万瘤及颗粒细胞瘤。颗粒细胞瘤最常发生于皮肤，口腔中舌的发生率占首位。唇颊、牙龈、口底等处均有报告发生。青年人常见。临床表现为硬的白色或黄色肿块，一般无疼痛且缓慢生长，但也有生长迅速者。扪诊肿块有清楚界限，但剖检肿块无包膜。镜检瘤细胞呈多边形，胞质嗜伊红，呈颗粒状，胞核呈圆形或椭圆形。细胞周界基本清楚，成团或成排排列，由纤维组织分隔成组。丝状分裂象及坏死罕见。可能会见到瘤细胞"侵犯"神经的现象，但这并非恶性象征。覆盖肿瘤的表面上皮常显示过度增生。颗粒细胞瘤也有恶性者，主要表现在核的变化上，即染色质加深、核仁增大或数目增加并可见核分裂象，亦可见坏死现象。颗粒细胞瘤的治疗为外科手术切除，要有足够的周界正常组织，不完全切除必然导致复发。

四、血管性肿瘤

血管外皮细胞瘤是不常见的血管性肿瘤。肿瘤发生自毛细血管网状纤维鞘膜外面呈梭形的血管外皮细胞。由于毛细血管无所不在，因此身体任何部位均可发生，15%～25% 发生于头颈部。鼻腔最常见，腮腺、口底、舌等均有报告发生。血管外皮细胞瘤临床确诊困难。肿块生长缓慢，没有显著不适，可以多年无变化。在鼻腔者极似鼻息肉。确诊依靠病理。镜下特点是肿块包膜不完整，可为许多由正常内皮细胞构成的小血管腔，周围绕以不同厚度的纤维鞘。瘤细胞在鞘外，呈椭圆形或短梭形，大小较一致，围绕血管纤维鞘呈放射状排列。血管鞘外的网状纤维丰富，包绕瘤细胞团。血管外皮细胞瘤手术切除后复发率很高，且可以发生转移。

局部广泛切除是唯一最佳治疗方法，但常由于病变所在位置受解剖条件限制不能彻底切除，复发也就必然。尽管血管外皮细胞瘤有丰富的毛细血管网，但对放射治疗不敏感。长期随诊是必要的，要注意有无转移发生。

五、骨化性肌炎

骨化性肌炎是非肿瘤性骨形成于肌组织内，临床表现有两种类型：局限型和弥散型。局限型者为某一肌组织受累；弥散型者为一组肌组织或全身多处肌组织发病。骨化性肌炎发生的原因一般认为和创伤有关。肌组织受创伤后发生进行性肿胀，在头几周内发展甚快，约在受创伤后 2～3 个月达高潮，之后趋向于稳定。一般在1个月左右即可见肌组织内有钙化物，4～5个月后即可见有成熟性骨组织。口腔颌面部骨化性肌炎常见发生于咬肌、颞肌、翼内外肌，二腹肌也有报告发生。临床表现为在肌组织内可扪及界限不清的硬块，影响开口。X线片可见受累的肌组织内有密度增高的钙化物。治疗与否决定于患者存在的症状，严重影响开口者可将其切除。手术时机应选择在病变稳定期。值得注意的是，如怀疑肌组织有发生骨化性肌炎可能时，绝对禁忌按摩，以免病变范围扩大。理疗有助于肌组织炎症消散。

六、嗜酸性淋巴肉芽肿

嗜酸性淋巴肉芽肿为我国金显宅、司徒展于1937年首先报道。日本在1948年由木村哲二报告类似疾病，后人称之为"木村病"。本病有明显的发病地域性，主要见于中国、日本及亚洲东部等国家。

嗜酸性淋巴肉芽肿最常见发生于青壮年男性，男女之比约为10∶1。85％发生于颌面部，其中又以腮腺区最为常见。临床表现可分为结节型和弥散型。结节型者原发于淋巴结，单个或多个；弥散型病变发生于皮下组织，侵犯皮肤、肌肉和腺体，但不侵犯骨组织。病变区皮肤松软，扪诊可触及结节状硬韧块。病史久者可见皮肤粗糙增厚，呈橘子皮状。由于受累区皮肤瘙痒，常见抓痕。组织病理特点为大量淋巴细胞增生并形成滤泡，有不同程度的嗜酸性粒细胞浸润或呈灶性聚集。末梢血象检查白细胞分类嗜酸性粒细胞可增加。怀疑本病时应作嗜酸性粒细胞直接计数，可超过正常值数倍（正常值在0.05×10^9～0.3×10^9/L），具诊断意义。放射治疗对嗜酸性淋巴肉芽肿有独特效果，一般给予20～30 Gy即可治愈。如有复发尚可再做放射治疗。局限性的单个病变也可手术切除，视情况可辅以放射治疗，剂量在15～20 Gy。目前本病尚未见恶性变报道，但有个别患者末梢血象嗜酸性粒细胞持续居高不降。激素治疗虽有效，但停药后又回升，且不宜久用。化疗药物也尚无确切效果。

参考文献

[1] 朱亚琴. 住院医师规范化培训口腔科示范案例 [M]. 上海：上海交通大学出版社，2016.

[2] 徐培成，钱文昊. 齿科精细治疗病例精粹 [M]. 上海：上海科技教育出版社，2016.

[3] 陈美玲，杜光. 慢性病用药指导丛书口腔科疾病用药分册 [M]. 武汉：湖北科学技术出版社，2015.

[4] 汪大林. 口腔科学 [M]. 上海：第二军医大学出版社，2013.

[5] 杜永成. 外科诊断要点与处理方法分册 [M]. 太原：山西科学技术出版社，2013.

[6] 屈永涛，张慧平. 耳鼻咽喉口腔恶性肿瘤非手术治疗 [M]. 武汉：华中科技大学出版社，2015.

[7] 张会明. 全科医师急症处理手册 [M]. 北京：金盾出版社，2016.

[8] 陈水堂. 现代临床口腔病诊断与治疗 [M]. 北京：科学技术文献出版社，2013.

[9] 赵吉宏. 口腔颌面外科门诊手术操作规范与技巧 [M]. 北京：北京大学医学出版社，2015.

[10] 张月云，王辉，杨亚丽. 实用口腔医学 [M]. 北京：科学技术文献出版社，2013.

[11] 王佃亮. 当代全科医师处方 [M]. 北京：人民军医出版社，2016.

[12] 文玲英，吴礼安. 实用儿童口腔医学 [M]. 北京：人民军医出版社，2016.

[13] 刘洋，刘铁英，陈惠军. 临床疾病概要 [M]. 武汉：华中科技大学出版社，2015.

[14] 孙正. 口腔科 [M]. 北京：中国医药科技出版社，2014.

[15] 胡勤刚. 口腔颌面外科查房手册 [M]. 北京：人民卫生出版社，2015.

[16] 方天海. 五官科学 [M]. 西安：第四军医大学出版社，2014.

[17] 毛玉龙. 现代口腔临床与护理 [M]. 北京：科学技术文献出版社，2014.

[18] 史宗道. 口腔临床药物学 [M]. 北京：人民卫生出版社，2012.

[19] 左金华，韩其庆，郑海英. 实用口腔科疾病临床诊治学 [M]. 北京：世界图书北京出版公司，2013.

[20] 杜永成. 口腔科诊断要点与处理方法分册 [M]. 太原：山西科学技术出版社，2013.

[21] 《临床路径治疗药物释义》专家组. 临床路径治疗药物释义口腔科分册 [M]. 北京：中国协和医科大学出版社，2013.

[22] 张会明. 全科医师诊断治疗要点手册 [M]. 北京：金盾出版社，2014.